中耳临床解剖

Comprehensive and Clinical Anatomy of the Middle Ear

2nd Edition

Salah Mansour

Jacques Magnan

Hassan Haidar Ahmad　著

Karen Nicolas

Stéphane Louryan

沈志森　沈　毅　**主译**

邓红霞　叶　栋　**副主译**

上海科学技术出版社

图书在版编目（CIP）数据

中耳临床解剖 /（黎巴嫩）萨拉赫·曼苏尔等著；
沈志森，沈毅主译. -- 上海：上海科学技术出版社，
2024.1
　　书名原文：Comprehensive and Clinical Anatomy
of the Middle Ear(Second Edition)
　　ISBN 978-7-5478-6312-1

　　Ⅰ．①中… Ⅱ．①萨… ②沈… ③沈… Ⅲ．①中耳—
人体解剖学 Ⅳ．①R322

中国国家版本馆CIP数据核字(2023)第168659号

First published in English under the title
Comprehensive and Clinical Anatomy of the Middle Ear, edition: 2
by Salah Mansour, Jacques Magnan, Hassan Haidar Ahmad, Karen Nicolas and
Stéphane Louryan
Copyright © Springer Nature Switzerland AG, 2019
This edition has been translated and published under licence from
Springer Nature Switzerland AG.

上海市版权局著作权合同登记号 图字：09-2022-0656 号

本书翻译由宁波市医疗卫生品牌学科资助（PPXK2018-02）。

中耳临床解剖

Salah Mansour
Jacques Magnan
Hassan Haidar Ahmad　　著
Karen Nicolas
Stéphane Louryan

沈志森　沈　毅　主译
邓红霞　叶　栋　副主译

上海世纪出版(集团)有限公司
上海科学技术出版社　出版、发行
（上海市闵行区号景路159弄A座9F-10F）
邮政编码201101　www.sstp.cn
上海展强印刷有限公司印刷
开本 889×1194　1/16　印张 13.25
字数 300千字
2024年1月第1版　2024年1月第1次印刷
ISBN 978-7-5478-6312-1/R·2831
定价：168.00元

内容提要

　　本书由国际著名耳科学专家 Salah Mansour 及其团队编写，共 8 个专题，主要从胚胎发育和解剖学的角度讲解中耳结构特点，而 CT 影像、耳内镜及显微镜图片、三维重建图像，则更形象、具体地展示了正常中耳的解剖细节、中耳力学原理、先天性中耳畸形结构等。本书汇集编者丰富的耳科手术经验、耳内镜技术及中耳临床解剖新知识，为耳科临床医师及研究生提供了中耳疾病精准诊断和中耳手术的基础知识与先进理念。

　　本书内容新颖、翔实，具有较高临床参考价值，为耳科临床医师更好地实施耳科手术提供指导和帮助。

献 词

感谢我的妻子 Ruth，感谢她一直以来给予我的爱和支持；感谢我的儿子、孙子和 Mansour 家族。

Salah Mansour

译者名单

主　译

沈志森　沈　毅

副主译

邓红霞　叶　栋

译　者（按姓氏笔画排序）

邓红霞　叶　栋　严降雨　李　群　吴益栋　吴淋蓉　汪际云
沈　毅　沈志森　张　建　张宇园　张雨娜　陈　晴　陈静静
周重昌　郑梦梦　郝文娟　胡　益　胡　燕　胡建道　施云斌
顾姗姗　黄钧涛　曹　炳　崔　翔　康　骋　裘世杰

编者名单

Salah Mansour
Amoudi Center
Mazraa Blvd
Beirut
Lebanon

Jacques Magnan
Clinique CAUSSE
Colombiers
France

Hassan Haidar Ahmad
Hamad Medical Corporation
Weill Cornell Medicine
Doha
Qatar

Karen Nicolas
Bsalim Hospital
Middle East Institute of Health
Mount Lebanon
Lebanon

Stéphane Louryan
Université Libre de Bruxelles
Faculté de Médecine
Laboratoire d'Anatomie
Biomécanique et Organogenèse
Brussels
Belgium

中文版前言

    本书由国际著名耳科学专家 Salah Mansour 及其团队编写。基于不断积累的手术经验、先进的耳内镜技术及相关影像系统，他们提出了先进的解剖学结构和概念，以最新临床与解剖观察结果，为读者提供更好的中耳解剖训练指导，提高手术效率。本书强化了中耳疾病诊断的解剖基础，提出了其他专著未提及的中耳显微及内镜手术步骤。尤其值得读者仔细阅读的是，本书在各个专题中阐述了胚胎学和解剖学的最新进展，论证了中耳力学原理与解剖理论结合对耳外科手术的影响，并以直观的内镜和影像插图，帮助读者理解其临床意义及操作技巧，是耳外科临床医师及研究生的一本非常全面的中耳临床解剖学参考书。

    本书内容新颖、翔实。我们翻译这本耳科专业书，以期提高广大读者的临床与科研能力。感谢宁波市医疗中心李惠利医院各位领导对本书翻译工作的大力支持，感谢各位翻译人员的辛勤付出，也感谢上海科学技术出版社的编辑在本书出版工作中的不辞辛劳。由于翻译团队水平有限，难免会有疏漏和不足，希望各位读者不吝指正。

沈志森　沈　毅

2023 年 8 月

英文版前言

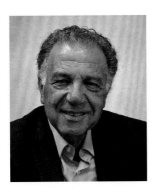

Comprehensive and Clinical Anatomy of the Middle Ear 第 1 版深受读者欢迎，受出版社邀请，我们编者团队撰写了第 2 版。基于不断积累的手术经验、先进的相关耳内镜技术及影像系统，我们提出了新的解剖学结构和概念。

虽然人体解剖学的基础知识较为"恒定"，但耳解剖学仍然是一门不断加深认知的学科。第 2 版增加了最新的观察结果，以便耳外科医师更好地进行解剖训练，提高手术效率。

第 1 版所描述的大部分解剖结构仍具有相当全面且实用的价值；第 2 版中报道了更多的解剖学细节及其重要功能，经补充和细化后强化了疾病诊断的解剖基础，提出更为精准的中耳手术步骤。

第 2 版的每一专题都阐述了胚胎学和解剖学的最新进展以及相关的内镜和影像图片，以方便医师更好地实施耳外科手术。并且，本书还介绍了中耳解剖力学的相关知识，以帮助读者理解其临床意义及中耳术腔结构布局的重要性。

我们新增 1 个专题来介绍中耳作为一个器官的精细结构及其在系统胚胎发育的进程，旨在为处理中耳解剖时提供一个整体的视角。

在第 2 版中，我们对大多数示意图、支架台解剖图、内镜图、显微镜图及成像演示图做了补充，这使我们能够更好地突出正常中耳解剖细节、先天性畸形和交叉的病理表现，希望为进行医学教学的教师和学生提供一本更全面、新颖的中耳功能解剖学参考书。为此，在第 2 版中，我们参考该学科最新相关文献，不仅汲取了专业人员大量的知识和实践经验，而且讨论了现代耳科学的前景和临床进展。

第 2 版是好友与同事密切合作的结果，也是对他们致力于医学教学和对当今专业领域所做贡献的一种褒扬。

Salah Mansour

Beirut, Lebanon

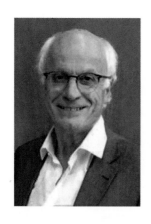

第 2 版让我们有机会重温我们的知识，增加我们的经验，并提供更新的专业知识，*Comprehensive and Clinical Anatomy of the Middle Ear* 符合我们同行专家的期望。因此，我为在 Salah Mansour 教授指导下与编者团队一起完成该书而感到荣幸。本版新增的解剖图证实了颞骨解剖是耳外科理论教学中一个不可或缺的环节。

Jacques Magnan

Colombiers, France

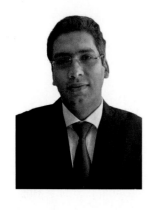

本书第 1 版的巨大成功，激励我们进一步深入挖掘与中耳解剖复杂结构和功能相关的最全面和最有趣的知识。我们旨在更新本专业（尤其是耳内镜检查）相关的最新进展，以便为医学生或老师提供一本完整的参考书。

我非常感谢编者团队成员之间的积极配合，他们精诚合作、共同努力，使整个编纂过程实现了有效的资源共享，而且乐趣无穷。

Hassan Haidar

Doha, Qatar

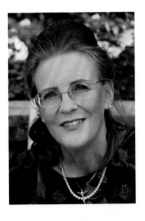

计算机断层扫描（CT）是研究中耳解剖结构最精确的影像学检查方法。耳科医师在术前、术后的临床与教学实践工作中，必须有颞骨邻近隔室、壁和内容物解剖结构等常见部位 CT 检查的相关知识储备，这些是每个耳科医师的基础知识。

为了展示详细的中耳解剖结构，我们在第 2 版精选了一些新的 CT 图像，并增加了解剖变异和病理两方面内容来扩充多个解剖结构的影像图谱。

衷心感谢 Mansour 教授及其他编者的积极合作与建设性意见：他们的贡献满足了耳科医师对影像学定位知识的需求。

希望此书能加强影像科与外科医师在临床实践中的持续沟通，我坚信，这种合作是促进这两个学科发展的关键。

Karen Nicolas

Mount Lebanon, Lebanon

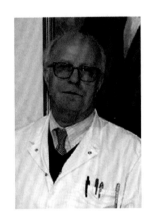

与第 1 版相比，第 2 版增加了关于中耳结构发育遗传学和比较解剖学的知识。

发育生物学逐渐替代胚胎学，它能解释诸多先天性畸形，尤其是某些异常解剖结构，可以从进化论和比较解剖学角度去理解。中耳听小骨与颞下颌关节解剖学的密切关系就可解释一些病理特征，如耳鸣。

中耳听小骨的胚胎起源仍存在一些争议，第 2 版对这方面进行了详细的讨论。

人胚胎组织切片数据来源于布鲁塞尔自由大学 Louis Deroubaix 解剖学和胚胎学博物馆的珍藏。

Stéphane Louryan

Brussels，Belgium

目　录

1 颞骨 ………………………………………………………………… 1
Temporal Bone

1.1 颞骨胚胎学 ……………………………………………………… 1

　　1.1.1 软骨性脑颅 ………………………………………………… 1

　　1.1.2 膜性脑颅和鳞骨 …………………………………………… 3

　　1.1.3 面颅 ………………………………………………………… 3

1.2 围产期颞骨的变化 ……………………………………………… 4

1.3 出生后颞骨的变化 ……………………………………………… 4

1.4 颞骨解剖 ………………………………………………………… 5

　　1.4.1 岩骨 ………………………………………………………… 5

　　1.4.2 鳞骨 ………………………………………………………… 5

　　1.4.3 鼓骨 ………………………………………………………… 5

　　1.4.4 茎突骨 ……………………………………………………… 6

　　1.4.5 颞骨裂 ……………………………………………………… 6

　　1.4.6 颞骨表面 …………………………………………………… 7

1.5 结论 ……………………………………………………………… 13

2 中耳 ………………………………………………………………… 15
Middle Ear Cavity

2.1 鼓室外侧壁 ……………………………………………………… 15

　　2.1.1 鼓室外侧壁胚胎学 ………………………………………… 16

　　2.1.2 鼓室外侧壁解剖 …………………………………………… 16

　　2.1.3 鼓膜力学 …………………………………………………… 21

2.2 底壁（颈静脉球壁） …………………………………………… 24

　　2.2.1 底壁胚胎学 ………………………………………………… 24

        2.2.2 出生后颈静脉球发育 ·· 24
        2.2.3 底壁解剖 ··· 25
    2.3 后壁 ··· 27
        2.3.1 后壁胚胎学 ··· 27
        2.3.2 后壁解剖 ··· 27
    2.4 上壁（鼓室天盖） ··· 31
        2.4.1 上壁发育 ··· 31
        2.4.2 上壁解剖 ··· 32
        2.4.3 手术相关解剖 ··· 33
        2.4.4 盖板裂隙与上半规管裂隙 ··· 34
    2.5 前壁（颈内动脉壁） ··· 36
        2.5.1 前壁的发育 ··· 36
        2.5.2 前壁解剖 ··· 36
    2.6 内壁（耳蜗壁） ··· 38
        2.6.1 内壁的胚胎学 ··· 39
        2.6.2 内壁解剖 ··· 41

3   中耳内容物 ··· 57
    Middle Ear Contents

    3.1 听小骨 ··· 57
        3.1.1 听小骨的胚胎学 ··· 57
        3.1.2 听小骨解剖 ··· 65
    3.2 听小骨关节 ··· 72
        3.2.1 听小骨关节的胚胎学 ··· 72
        3.2.2 听小骨关节解剖 ··· 72
    3.3 中耳肌肉 ··· 76
        3.3.1 中耳肌肉的胚胎学 ··· 76
        3.3.2 中耳肌肉解剖 ··· 76
    3.4 中耳神经 ··· 78
        3.4.1 面神经分支 ··· 78
        3.4.2 鼓室丛 ··· 78
    3.5 中耳血管 ··· 81
        3.5.1 中耳血管的胚胎学 ··· 81
        3.5.2 中耳血管解剖 ··· 83

3.6 中耳的黏膜皱襞 ································· 86

　3.6.1 黏膜皱襞的发育 ···················· 86

　3.6.2 黏膜皱襞解剖 ······················ 86

　3.6.3 鼓室隔 ······························ 91

　3.6.4 鼓峡 ······························· 93

4 中耳室 ···································· 99

Middle Ear Compartments

4.1 中耳室胚胎学 ··························· 99

　4.1.1 前囊 ······························· 99

　4.1.2 中囊 ······························· 100

　4.1.3 上囊 ······························· 100

　4.1.4 后囊 ······························· 100

4.2 原鼓室 ································· 100

　4.2.1 原鼓室的发育 ····················· 100

　4.2.2 原鼓室解剖 ······················· 102

4.3 下鼓室 ································· 103

　4.3.1 下鼓室各壁 ······················· 103

　4.3.2 下鼓室中的气房 ··················· 104

4.4 后鼓室 ································· 104

　4.4.1 外侧空间 ························· 105

　4.4.2 中间隙 ··························· 106

4.5 上鼓室 ································· 109

　4.5.1 上鼓室的上部单元 ················· 109

　4.5.2 上鼓室下端（鼓膜上隐窝）········· 113

4.6 中鼓室 ································· 117

　4.6.1 鼓膜隔室或囊袋 ··················· 117

4.7 中耳通气通路 ·························· 119

4.8 中耳通气压力调节 ······················ 119

　4.8.1 中耳黏膜 ························· 119

　4.8.2 黏膜细胞和 ET 压力联合调节 ······· 121

　4.8.3 中耳压力调节的神经控制 ··········· 122

5   乳突 ·· 125
     The Mastoid

     5.1   乳突及鼓窦胚胎学 ························ 125
     5.2   出生后乳突气化的形成 ················ 125
     5.3   乳突气房束 ································· 127
     5.4   乳突解剖学 ································· 127
            5.4.1   乳突表面标志 ·················· 128
            5.4.2   乳突腔的外科解剖 ············ 129
            5.4.3   鼓窦入口 ······················· 135
            5.4.4   乳突气房 ······················· 135
     5.5   CT 评估 ····································· 137
     5.6   乳突气房的作用 ························· 139
            5.6.1   气体交换 ······················· 139
            5.6.2   缓冲系统 ······················· 139
            5.6.3   中耳的作用机制 ·············· 139
            5.6.4   作为保护装置 ·················· 139

6   面神经 ·· 141
     Facial Nerve

     6.1   面神经的发育 ···························· 141
            6.1.1   面神经的连接 ·················· 143
     6.2   面神经解剖 ································· 143
            6.2.1   桥小脑角段 ···················· 145
            6.2.2   面神经内耳道段 ·············· 145
            6.2.3   面神经管（Fallopian 管） ··· 146
            6.2.4   面神经的血液供应 ············ 155

7   咽鼓管 ·· 159
     The Eustachian Tube

     7.1   咽鼓管的生长发育 ····················· 159
     7.2   出生后生长 ································· 160
     7.3   咽鼓管解剖学 ···························· 161
            7.3.1   咽鼓管的骨部 ·················· 162

　　　　7.3.2　连接段或峡部 ……………………………… 163

　　　　7.3.3　纤维软骨部 …………………………………… 164

　　7.4　ET 和 ICA 的局部解剖学 …………………………… 169

　　7.5　咽鼓管内的肌肉 ……………………………………… 170

　　　　7.5.1　腭帆张肌（TVP） …………………………… 170

　　　　7.5.2　腭帆提肌（LVP） …………………………… 170

　　　　7.5.3　咽鼓管咽肌 …………………………………… 171

　　　　7.5.4　鼓膜张肌（TTM） …………………………… 171

　　7.6　咽鼓管血管 …………………………………………… 171

　　7.7　咽鼓管神经 …………………………………………… 172

　　7.8　咽鼓管腔及黏膜的生理学 …………………………… 172

　　　　7.8.1　咽鼓管腔 ……………………………………… 172

　　　　7.8.2　咽鼓管黏膜 …………………………………… 172

　　　　7.8.3　咽鼓管动力学 ………………………………… 172

　　　　7.8.4　ET 的功能 …………………………………… 173

　　　　7.8.5　咽鼓管功能的神经控制 ……………………… 175

　　7.9　结论 …………………………………………………… 175

8　人类中耳系统发育 ………………………………………… 179
　　Human Middle Ear and Phylogenetic Impacts

　　8.1　中耳听骨链的比较解剖学与系统发育 ……………… 179

　　8.2　中耳系统发育与功能 ………………………………… 181

　　　　8.2.1　中耳力学 ……………………………………… 181

　　　　8.2.2　气体交换 ……………………………………… 182

　　8.3　中耳免疫 ……………………………………………… 182

　　　　8.3.1　中耳固有免疫 ………………………………… 183

　　　　8.3.2　适应性免疫与免疫记忆 ……………………… 184

　　　　8.3.3　中耳黏膜对微生物的反应 …………………… 184

　　　　8.3.4　中耳免疫耐受 ………………………………… 185

　　8.4　外耳道形成的最新研究成果 ………………………… 185

　　8.5　结论 …………………………………………………… 185

　　索引 ………………………………………………………… 187
　　Index

颞骨
Temporal Bone

沈志森，崔翔，曹炳　译

颞骨位于颅骨的下部和外侧部，并位于颅脑颞叶皮质的外侧。它是耳科医生解剖学习的基础，颞骨内的各种腔隙和隐窝包裹并构成了人体的听觉器官。颞骨是人体中最复杂的骨骼，尺寸小，三维结构复杂。

颞骨具有多种胚胎学起源，并发育成不同的结构。颞骨容纳了几个重要的结构，是耳显微外科解剖的重点。包括外耳、中耳和内耳，面神经（CN Ⅶ）、前庭蜗神经（CN Ⅷ），颈内动脉、颈静脉等。

这一专题将主要针对中耳解剖环境，而不是研究颞骨本身，要准确描述颞骨发展和实现中耳最终架构的过程。

我们的目标是展示中耳周围和内部关键结构之间的关系。颞骨表面解剖的细节是所有手术入路的基石，这将在描述相应解剖区域时再加以说明。

1.1 颞骨胚胎学

颞骨由鳞部、岩部、鼓部和茎突部这四部分融合生长而成。这些骨骼相互作用形成了最终的颞骨。

作为颅骨的一部分，颞骨在颅骨发育过程中不可或缺。人类头骨由三部分发展而来：

（1）软骨性脑颅或软骨颅。是由软骨内成骨形成的颅骨的一部分，它构成了颅底的大部分（筛骨、部分枕骨、颞骨和蝶骨）。软骨内成骨发生在软骨原基中，成软骨细胞变得肥大，并逐渐转变为成骨细胞，形成骨基质。相应的区域是"骨化中心"。

（2）膜性脑颅或神经颅。是由膜内成骨形成的颅骨的一部分，它构成了颅骨的穹窿（颞骨、枕骨和蝶骨的额部、顶部）。当膜结构中的簇间充质细胞在没有任何软骨基质的情况下产生成骨细胞时，就会发生膜内成骨。

（3）面颅或脏颅。头骨的一部分，来自内脏（鳃弓），并悬挂于头骨的剩余部分，包括面颅骨[1]。

颅骨的这三部分以下列方式积极参与颞骨的形成：

岩部的深部来源于软骨性脑颅，但浅部来源于膜性脑颅。鳞部来源于膜性脑颅，鼓部则部分来源于面颅[2]。

1.1.1 软骨性脑颅

颅底大部分由软骨性脑颅发育而来。人类颅底的形成是一个复杂的过程，始于胎儿发育的第4周。来自枕部体节的神经嵴细胞和轴旁中胚层细胞迁移到新出现的大脑和前肠之间。这些细胞在脊索周围和前方迁移，密集聚集在发育的颅底。当这些细胞在第7周早期凝聚成软骨时，软骨颅开始形成；这些细胞被称为索旁软骨细胞，并有助于基板的形成。这些索旁软骨形成蝶骨体、蝶骨大翼、蝶骨小翼以及筛骨垂直板和鸡冠。这些胚胎软骨融合在现有的脑神经和血管周围，形成神经孔的原基。

1.1.1.1 软骨耳囊

在妊娠的第8～9周，软骨耳囊在软骨颅的基部表现为突起。它由听泡周围的间叶组织发育而来。之后，耳囊被膜层（内、外骨膜层）包绕成为岩骨的囊外部分[3]（图1-1）。

在此过程后不久，随着乳突和鼓室盖的早期发育，耳囊的外侧和上部边界开始形成[4]。软骨凸从耳囊的外侧和上部生长，并向下和向外延伸至咽鼓管鼓室隐窝上方和Meckel软骨上方，形成鼓室盖和咽鼓管（ET）的外侧壁（图1-2，见2.5.1）。因此，鼓室和内耳的骨性部分起源于岩骨。此外，在软骨耳囊的外侧和下部，另一个软骨凸起在咽鼓管鼓室隐窝下方生长，形成颈板和鼓室底。在前内侧，另一层骨膜生长形成岩尖（图1-2）。

到了妊娠第16周，迷路达到了成人的大小。只有在这个时候，岩骨的第一部分才开始通过软骨内成骨过程骨化。耳囊内有14个不同的骨化中心，在胎儿期逐渐融合[4]。

骨化在岩骨的剩余部分继续进行，并在中期左右获得其最终形态。到妊娠第23周时，颞骨囊外部分的其余骨化过程通过周围骨膜的延伸继续进行，形成乳突、鼓室盖、中耳底板和咽鼓管壁（图1-2和图1-3）。中耳底部骨化在妊娠第24～29周来自颈板骨化中心的延伸[5]。耳囊的骨化在出生前不久完成[5]。骨化延迟或局部缺乏可以解释上半规管的裂开[6, 7]。

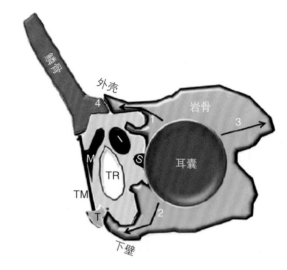

图1-2 （34周龄胎儿）软骨凸从耳囊中穿出的冠状面示意图

外缘和上缘或盖板从耳囊上部伸长到咽鼓管鼓室隐窝（TR），形成鼓室盖和咽鼓管壁的一部分（1）。外侧和下软骨翼，从耳囊生长形成颈板和鼓室底（2）。前内侧缘从耳囊向前内侧生长形成岩尖（3）。中耳的下壁由岩骨（2）的下板构成，岩骨（2）向外侧延伸以连接鼓骨（T）；融合平面构成鼓室下裂（*）。鼓骨（T）和鼓膜（TM）形成中耳腔的侧壁。鼓室盖由岩骨的盖部（2）和鳞骨的横板（4）融合而成。M：锤骨；I：砧骨；S：镫骨。

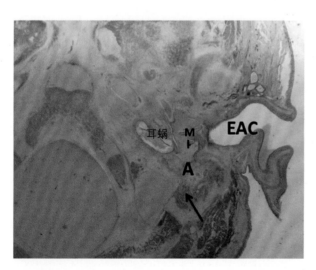

图1-1 6个月、250 mm人类胎儿的左侧颞骨

乳突区域包含外部骨膜层骨（箭头），并将转变为乳突骨。请注意，乳突气房（A）和耳蜗已经发育。M：锤骨；I：砧骨；EAC：外耳道。

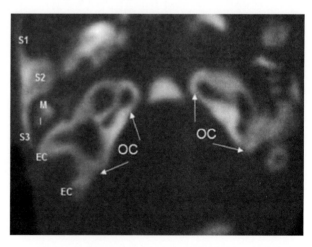

图1-3 22周220 mm胎儿的横断面CT扫描

耳囊（OC）的骨化和岩骨（EC）囊外部分的骨化过程开始并延伸形成乳突。鳞骨的下部由三部分组成：S1前部形成颧突，S2中部形成外耳道的顶部和部分鼓室盖，S3后部形成乳突的前部。请注意，岩骨和鳞状骨尚未融合。M：锤骨；I：砧骨。

1.1.2 膜性脑颅和鳞骨

颞骨的鳞部由膜内成骨发育而来，它在妊娠第8周由一个新出现的骨化中心转变形成[8]。

骨原基上半部和下半部的发育不同：

- 上部扁平且较薄；它变成了垂直部分。
- 到妊娠第16周时，由于鼓骨的存在，下部隆起并迅速向3个方向生长（图1-2）：

（1）前部：围绕鼓环向前延伸至颧骨原基。它被固定在鼓骨的前上部。它形成鳞骨的颧突，并参与颞下颌关节顶的形成。

（2）中部：向中间下沉，高于鼓环形成外耳道的上壁、上鼓室外侧壁和鼓室盖的外侧部分[9]。

（3）后部：在鼓环后方向后延伸，覆盖岩骨基底部的主要部分。它形成乳突的前部。

1.1.3 面颅

1.1.3.1 茎突

茎突直接来源于第二鳃弓的Reichert软骨。它由两部分发展而来：

（1）近端部分或基部，也称为鼓室，位于鼓骨附近。其骨化中心在出生前就已出现，并持续生长至4岁。在出生后第一年，它与岩乳突部分融合[10]。

（2）远端，茎突舌骨在出生后才开始骨化。只有在青春期后，它才与近端部分融合。

（3）茎突舌骨韧带可骨化，引起吞咽困难（茎突综合征）（图1-9）。

1.1.3.2 鼓骨

鼓环是为鼓膜提供物理支撑的C形骨。它由膜内成骨形成（图1-4）。

在妊娠第8周，鼓环出现在第一鳃弓下颌部的头部，位于第一鳃裂的腹侧和Meckel软骨的外侧。这种聚集将在圆周上延伸并在第一鳃裂周围形成C形结构[11]。在2周内，首先在Meckel软骨附近的凝聚物部分可以检测到骨化，然后，它通过凝聚物的其余部分发展形成完全发育的鼓环，在妊娠第11周时可很好地识别（图1-5）。

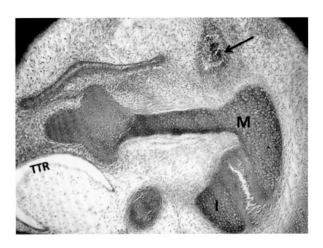

图1-4　E17小鼠胚胎中的鼓骨（矢状切片，甲苯胺蓝）

膜内成骨区（箭头），锤骨（M）和砧骨（I）的软骨原基也可见。咽鼓管鼓室隐窝（TTR）在pH4时的甲苯胺蓝染色。

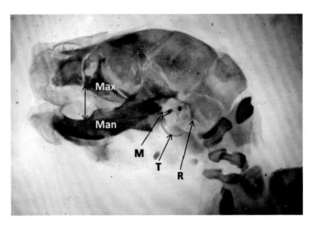

图1-5　小鼠胚胎第16天的骨骼染色

在蓝色区域，Meckel（M）和Reichert（R）软骨与听小骨原基（*）关系密切。在红色区域我们可以看到口腔周围（双箭头）的上颌骨（Max）和下颌骨（Man）。鼓环（T）也是红色的，并在膜内突起后骨化。

妊娠第12周，鼓环生长迅速，其整体尺寸随之增加。鼓环永远不会向上闭合，从而产生鼓切迹（Rivinus切迹），鼓膜的松弛部将植入其中。

妊娠第31周，鼓环与颞骨其他组成部分的融合首先从后部开始。鼓骨的前内侧段直到第37周才与颞骨连接。它在出生时就完全固定在颞骨上。

出生时，鼓骨的直径为9 mm，几乎是它的最终尺寸。此时，它呈环形，并向上打开[12~16]。

外耳道、锤骨柄的形成与鼓环形成密切相关[11]。鼓环对外耳道的发育起引导作用。鼓环的发育不良极有可能导致耳道闭锁[17]。此外，鼓环的形成对于锤骨柄插入鼓膜也至关重要[18]。一些导致外耳道形成异常的条件也导致锤骨柄严重发育不全，而锤骨的其余部分正常。这一事实在一些严重听力障碍的病例中得到证实，表现为锤骨柄缺失，而锤骨的其余部分正常[18, 19]。

1.2　围产期颞骨的变化

围产期时，鳞骨和鼓骨已经融合在一起；但是所形成的融合骨与岩部仍然分离[20]。在围产期早期，这两个节段开始从几个位置同时融合，从鳞部的内表面开始到岩骨盖部的外侧缘。该融合区成为岩鳞裂内侧面[7]。在乳突的岩部和鳞部之间继续向后融合；两部分不能完全融合导致在乳突内形成骨性隔膜，称为 Koerner 隔[21]（见 5.1）。位于乳突外表面的外侧面岩鳞裂标志着这两部分之间的融合平面。最后，鼓环下部向内侧与岩骨下突融合，形成鼓室下壁。

1.3　出生后颞骨的变化

除气化过程外，头部神经颅骨和肌肉脏颅骨施加的扩张压力和拮抗力是颞骨重塑和出生后变化的主要因素。

在鼓环与岩骨融合后，鼓环周围的骨向外侧延伸生长，这导致了骨性外耳道的发育[22]。鼓环的这种侧向延伸是由于两个鼓室结节的生长所致，一个来自鼓环的前部，另一个来自鼓环的后部（图 1-6）。这些突起向外侧生长，然后向下相

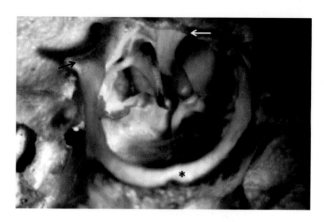

图 1-6　具有鼓室鼓环的新生儿颅骨（＊）

其具有前结节（白色箭头）和后结节（黑色箭头）。外耳道短，听小骨完全可见。

互靠近，形成外耳道的下壁。这样做的话，这些突起界定了两个开口：第一个在上部，即 Rivinus 切迹，第二个在下部，即 Huschke 孔[23]。

茎突基部的封闭与鼓骨的侧向延伸同时发生。此外，鼓环可改变其在于颅骨的方向。

出生时，鼓环位于颅骨下方，几乎水平。到第 3 个月，由于前脑迅速扩大引起岩骨向上外侧旋转，鼓环出现在颅骨的下外侧；几个月后，它达到了最终方向，接近垂直[21]。

乳突在出生时是平的。茎乳孔较浅，面神经位于鼓骨后外侧表面。由于乳突的气化，其外侧部分向下向前生长，因此茎乳孔被向内推到颞骨的下表面（见 5.2）。

茎突直到出生后才出现。它在侧向伸展的过程中附着在鼓骨上。茎突生长和骨化的进程是可变的，这解释了成人颅骨茎突的大小和形状的变化[24]。

颞骨鳞部在生命的前 4 年与颅顶一起快速生长，并以慢得多的速度持续到成年[7, 20]。

临床要点

鼓膜与鼓骨的方向变化相平行。出生时，鼓膜几乎处于水平面，这就解释了在新生儿耳镜检查穿刺中鼓膜暴露困难的原因。伴随着鼓环方位的改变，下鼓沟也相应地向外侧移动，因此鼓膜变得更加垂直，更容易观察。

临床要点

通常，Huschke 孔在 5 岁时通过骨生长而闭合。大约 7% 的成年人该孔未闭。在这种情况下，外耳道的皮肤可能会陷入残余的孔中，并迁移到外骨管的下壁下方，导致胆脂瘤的形成（图 1-7）。

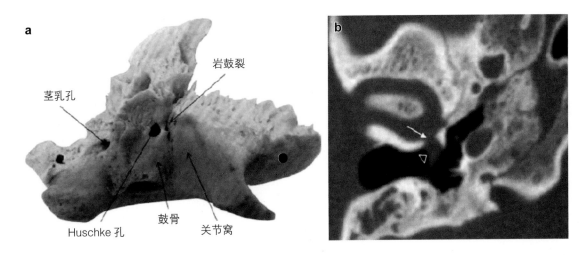

图 1-7　连续的 Huschke 孔

a. 颞骨下表面，显示连续的 Huschke 孔。b. 右耳外耳道的横断面 CT，显示连续的 Huschke 孔（白色箭头）和继发性胆脂瘤（三角形）。

1.4　颞骨解剖

颞骨是一对对称的骨，参与了颅底和颅顶的形成。它是由四块胚胎骨融合而成：岩骨、鳞骨、鼓骨和茎突。听觉系统有两个轴：

（1）前后轴由咽鼓管、中耳和乳突窦组成。

（2）外侧-内侧感觉轴由外耳道和内耳道组成。

这两个轴相交于中耳腔（图 1-8）。

颞骨与四块骨头相连：枕骨在后外侧，顶骨在上，蝶骨在前，颧骨在外侧。

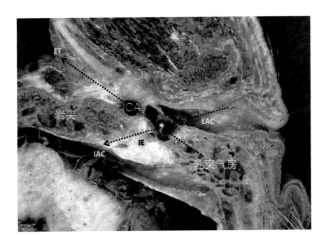

图 1-8　横切左侧颞骨（横断面从下方观察）

显示在外耳道（EAC）和内耳（IE）之间位于颞骨中心空腔的中耳腔（*）。中耳位于两个轴（黑色虚线箭头）的交叉点，即外-内耳道（EAC-IAC）轴和乳突-咽鼓管（乳突气房-ET）轴。ICA：颈内动脉。

1.4.1　岩骨

Petrous 来自拉丁语"Petra"，意思是岩石，它是人类颅骨中最坚硬的骨头。它容纳内耳、颈内动脉、咽鼓管和中耳的主要部分。

岩骨呈金字塔形，向前内侧突出，与横轴成 45° 角。这个锥体有一个后外侧基底（乳突）和一个前内侧顶点（岩尖）。它嵌在基枕骨和蝶骨大翼之间。其前上表面为颅内面，参与颅中窝底的形成。它的后上表面也是颅内面，并形成颅后窝前外侧壁。它的下表面相当于乳突的后内侧部分，位于颅外。

1.4.2　鳞骨

鳞骨是颞骨侧面的主要部分，分为两部分：

（1）垂直部是一块扁平的薄骨板，向上延伸形成颅中窝侧壁的一部分。

（2）水平部向前延长为颧突，起源于两个根：一个是悬垂于外耳道形成其上部的矢状后外侧根，另一个是形成颞下颌关节髁突的横向前内侧根。

1.4.3　鼓骨

颞骨的鼓部是沟状骨板。它位于鳞骨下方，前方为关节窝，后方为乳突。鼓骨的下表面有一块称为鞘突的骨板，它包围着茎突，并在颈动脉管附近与岩骨融合。

鼓骨形成骨性外耳道的前壁、下壁和后壁。它与乳突和鳞骨的附着处有两道裂：前上的鼓鳞突裂和后下的鼓乳突裂。在内侧，鼓骨与岩骨连接形成岩鼓裂。

鼓骨和鳞骨之间的连接处与 Rivinus 切迹相对应。

在内侧，鼓骨有一条狭窄的沟：鼓沟，鼓环插入其中。

1.4.4 茎突骨

茎突是一种长、细、尖的骨，长度可变，平均为 20～25 mm。它位于茎乳孔的前内侧。

茎突骨尖位于颈外动脉和颈内动脉之间咽壁外侧，紧靠扁桃体窝后方。茎突上有三块肌肉和两条韧带：茎突咽肌、茎突舌骨肌和茎突舌肌。茎突舌骨韧带，从茎突顶端延伸至舌骨小角；茎突下颌韧带，起始于茎突舌肌附着处，终止于下颌角[10, 22, 25～27]。

> **临床要点**
>
> 茎突韧带的骨化过程可累及整个韧带，引起颅骨和舌骨之间的骨性延长，这在临床上可能表现为吞咽痛、Eagle 综合征（图 1-9）。

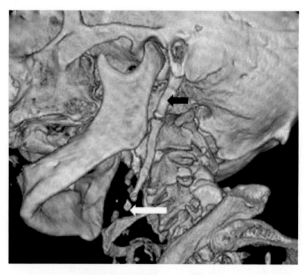

图 1-9 CT+3D 重建

茎突舌骨韧带从茎突（上箭头）到其在舌骨上的附着点（下箭头）完全骨化。

1.4.5 颞骨裂

在形成颞骨的四块骨骼的融合线处形成四个内在裂缝。

1.4.5.1 岩鳞裂

岩鳞裂或骨缝连接岩骨和鳞骨，并直接开口于乳突窦。这是一条狭窄的裂隙，与岩鼓裂相连。

有时在乳突的外表面可见连接乳突的鳞部和岩部的外岩鳞裂（图 1-10）。内岩鳞裂位于鼓室盖，连接其鳞部和岩部。

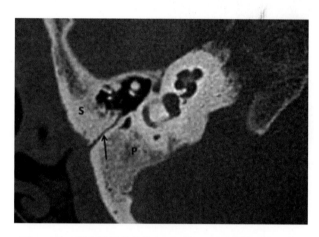

图 1-10 遗传性颅骨发育不全患儿右侧颞骨横断面 CT

突出的岩鳞裂（黑色箭头）可能被误认为是颞骨骨折。S：鳞骨；P：岩骨。

1.4.5.2 鼓乳裂

鼓乳裂或骨缝将鼓骨固定在乳突上。该裂隙位于外耳道的后下部（图 1-12）。

迷走神经的耳支，即 Arnold 神经，穿过鼓乳突裂，支配部分外耳道皮肤。

1.4.5.3 鼓鳞裂

鼓鳞裂连接鼓骨和鳞骨。鼓鳞裂位于外耳道的前上部，向内侧延伸至岩鼓裂和岩鳞裂（图 1-11 和图 1-12）。

1.4.5.4 岩鼓裂

岩鼓裂又称 Glaserian 裂，位于鼓骨内侧和下颌窝之间。其中通过鼓索、鼓室前动脉和锤骨前韧带（图 1-11）。

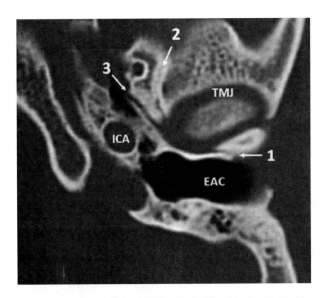

图1-11　左耳的横向计算机断层扫描，显示三种不同的缝合线呈Y形

它们共同形成了Glaserian裂、鼓鳞裂（1）、岩鳞前裂（2）和岩鼓后裂（3）。ICA：颈内动脉；EAC：外耳道；TMJ：颞下颌关节。

临床要点

在创伤时，这些正常的裂隙，尤其是明显的裂隙，可能被误解为颞骨骨折（图1-10和图1-11）。

岩鳞裂可开放至20岁，为感染沿中耳扩散至颅内提供了途径。

1.4.6　颞骨表面

颞骨有四个表面：外表面、后表面、上表面和下表面。

1.4.6.1　外表面（图1-12）

鳞部构成颞骨外表面的主要部分，并作为扁平骨向上延伸以覆盖大脑颞叶的一部分。

鳞部的外侧面显示出颞中动脉的垂直沟，并作为颞肌的附着区。

鳞部的内侧面为脑膜中动脉的分支形成凹槽。外耳道位于鳞部的下方。鼓骨形成骨性外耳道的前壁、下壁和后壁。鼓部与鳞部之间的裂孔相当于Rivinus切迹，外耳道前方为颞下颌关节，一块薄壳将它们隔开。

颞骨外侧面的几个重要的标志：

- 乳突：是指位于颞骨外侧面后下缘的骨突。两块骨有助于乳突的形成：前上部由鳞骨形成，岩骨形成后下部。外侧为胸锁乳突肌的附着点，内侧为二腹肌的后腹（见5.2）。
- 颧突：起源于外耳道上方。它离开鳞骨，向前突出，与颧骨结合。在颧骨突的下表面是下颌窝或关节窝，它容纳了下颌骨的髁突。关节窝的前界为关节突，关节盂后突为其后

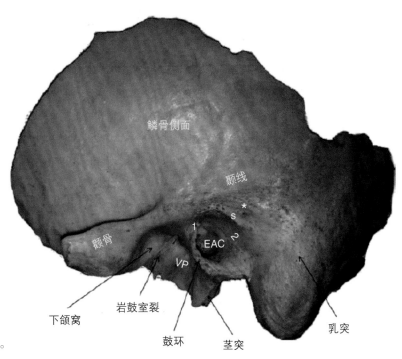

图1-12　左颞骨的外侧面

鼓鳞裂（1），鼓乳裂（2）。EAC：外耳道；S：Henle棘；*：外耳道上三角；VP：鞘突。

界。关节窝通过岩鼓裂与中耳相通。

- 颞线或乳突上嵴：在外耳道后方，颧突延长为一条模糊的线或乳突上嵴。这个嵴用于颞肌的附着。它是颅中窝硬膜水平的一个重要标志。

- 外耳道的 Mac Ewen 三角：位于外耳道后上壁和颞线之间。这个三角与鼓窦的内侧相对应。

- Henle 棘：植入外耳道后上缘的骨棘，在内侧与鼓窦口相对应。

- 盾板：是在中耳腔外侧壁和外耳道上壁交界处形成的尖锐骨刺，是鳞骨的一部分。

1.4.6.2　后表面

颞骨的后表面完全由岩部形成。它代表颅后窝的前外侧壁。该表面的上方受岩上静脉窦沟的限制，岩上静脉窦沟将岩骨的上表面和后表面分开。外侧可见乙状沟和导静脉管内口。

后表面最重要的特征是内耳道，它位于该表面的中心，在乙状沟的顶点和前缘之间。内淋巴囊是该表面横向的一个重要结构，该囊位于后半规管的内侧（图 1-13）。

内耳道的平均大小为水平 1 cm，垂直 0.5 cm。颈静脉球最高缘至内耳道下缘的平均距离约为 0.5 cm[28]（图 1-14）。内耳道外侧缘到内淋巴囊

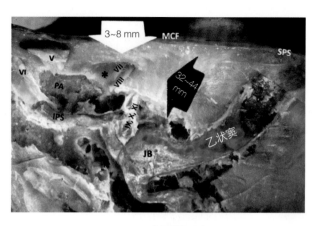

图 1-14　右颞骨后表面

显示内耳道（＊）与乙状窦（黑色箭头）、颅中窝（MCF，白色箭头）和颈静脉球（JB）的关系。SPS：岩上窦；IPS：岩下窦；PA：岩尖；Ⅴ：第 5 对脑神经；Ⅵ：Dorello 管内的第 6 对脑神经；Ⅸ、Ⅹ、Ⅺ：第 9、第 10、第 11 对脑神经。

的平均距离约为 1 cm[29]。

基于上述这些数据，可以安全地从耳道的后方钻除 0.5 cm 骨质，而不会损伤任何结构。

1.4.6.2.1　乙状窦后入路（图 1-15）

乙状窦后入路是治疗颞骨后表面和桥小脑角不同病变的通用入路。该入路所形成的狭窄通道可充分暴露桥小脑角和内耳道的内容物。这是显露内耳道最常用的入路，其入路平行于岩部表面。乙状窦后入路可以切除不同大小的肿瘤，同时保留面部和耳蜗功能。

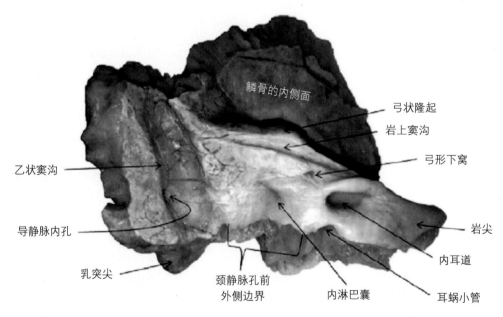

图 1-13　左颞骨后表面

1.4.6.3　上表面（图 1-16）

颞骨的上表面形成颅中窝底的一部分，它的后内侧为岩上窦沟。

上表面从外侧到内侧有几个结构，是颅中窝入路中重要的手术标志。

- 鼓室盖：这个表面的最外侧部分包含鼓室盖，它将颅中窝与中耳分开。其他部分由鳞骨的尾侧形成，向内侧延伸与岩骨相连。岩骨形成了外部的主要部分。两骨的融合线形成岩鳞裂。
- 弓状隆起：弓状隆起是重要的手术标志。它位于上表面的后部，靠近岩上窦，距离颅骨内板 20～25 mm[30, 31]。它相当于上半规管的

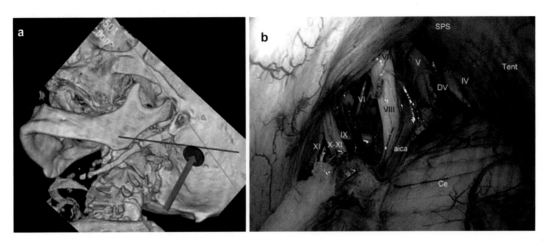

图 1-15　乙状窦后入路

a. 入颅部位（黑洞）位于乙状窦后方（红线）和侧窦下方（绿线），可充分暴露颞骨后表面和桥小脑角。b. 左桥小脑角。Tent：天幕；Ⅳ：滑车神经；SPS：岩上窦；DV：Dandy 静脉；Ⅴ：三叉神经；Ⅶ：面神经；Ⅷ：前庭蜗神经；AICA：小脑前下动脉；Ⅵ：外展神经；Ⅻ：舌下神经；Ⅸ：舌咽神经；Ⅹ：迷走神经；Ⅺ：副神经；CE：小脑。

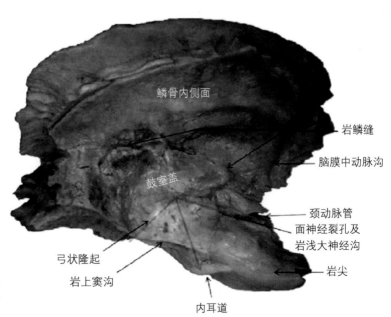

图 1-16　左颞骨内侧视图

红线表示内耳道相对于弓状隆起、岩浅大神经（GSPN）、脑膜中动脉（MMA）之间的关系。

管壁。弓状隆起的后部通常向外侧旋转至上半规管的后脚，而前部位于上半规管的前脚之上[30, 32]。

- 岩浅大神经和膝状神经节（图1-17）：颞骨的上表面也以膝状神经节和岩浅大神经为标志，岩浅大神经从膝状神经节走行至颅中窝。膝状神经节距颅骨内板2.7 mm。胚胎学上，两个骨板形成膝状神经节的骨顶和岩浅大神经骨管的近端部分：内侧板是岩骨的骨膜衍生物，外侧板是鳞骨的膜性衍生物。

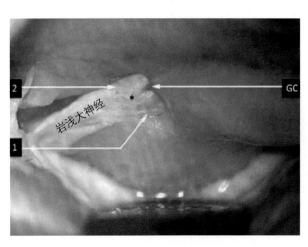

图1—17 右侧面神经的颅中窝观

钻出覆盖膝状神经节骨质后的视图（*）。GC：膝状嵴；1：面神经迷路段；2：面神经鼓室段（由Tardivet博士提供[33]）。

手术意义

15%～20%的病例中，膝状神经节可能裂开。在这些病例中，当硬脑膜自颞骨上表面隆起时，经颅中窝入路损伤面神经的风险非常高[30, 34, 35]（图1-18）。

在颅中窝入路中，内耳道距离岩骨上缘3～8 mm。由岩浅大神经和弓状隆起形成的角的二等分标志着内耳道的位置（图1-16）。

- 岩尖：岩尖位于蝶骨后缘和枕骨基底部之间的角间隔处。其主要部分位于耳蜗前面。颈内动脉穿过岩尖，通过位于岩尖和蝶骨之间的破裂孔离开岩骨（图1-19）。

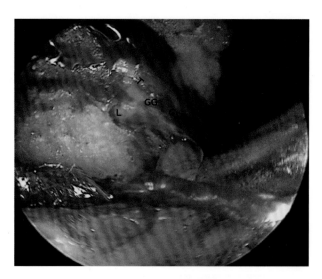

图1-18 左侧颅中窝入路显示膝状神经节（GG）裂开
T：鼓室段；L：迷路段；GSPN：岩浅大神经。

1.4.6.3.1 颅中窝入路

颅中窝入路是一种经硬膜外进入颞骨上表面和内耳道的入路。该入路是通过一个小的颞部开口进入的，由于可用的硬膜外空间有限，并且不希望对颞叶施加过多的牵拉，因此很难观察（图1-20）。

常见的耳显微外科颅中窝入路指征是面神经减压、上半规管裂孔修复（图1—20），修复较大的脑膜缺损和脑膜脑膨出，以及切除小的听神经管内听神经瘤。

颞骨上表面缺乏明确的标志，这使得该入路在技术上很困难。两个重要的标志是岩浅大神经和弓状隆起。使用颅中窝入路进入内耳道需要对颞叶的解剖有深入的了解，要避免损伤耳蜗、迷路和面神经等重要结构（图1-21）。

1.4.6.4 下表面（图1-22）

颞骨的下表面在后外侧代表乳突的下部和二腹肌切迹。二腹肌切迹的前方和茎突的后方是茎乳孔，面神经由此离开颞骨。二腹肌切迹的内侧是枕动脉的浅沟。

更靠前的是鼓骨的下表面，它形成下颌窝的后界，并向下扩展形成鞘突。

茎乳孔和茎突的前内侧是颈静脉孔，它由岩骨的前外侧和枕骨的后内侧形成。

图 1-19　左侧岩骨的前内侧切面

显示岩尖和颈动脉管（CA）从颞骨前外侧到岩尖的出口。注意颈动脉管外侧的内耳道峡部和鼓膜张肌（TTM）的位置。

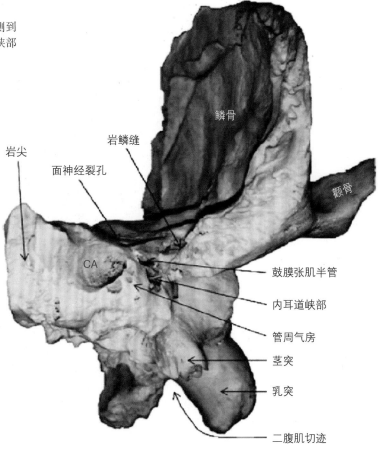

鳞骨

颧骨

岩尖

面神经裂孔

岩鳞缝

CA

鼓膜张肌半管

内耳道峡部

管周气房

茎突

乳突

二腹肌切迹

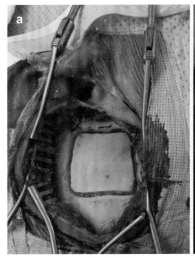

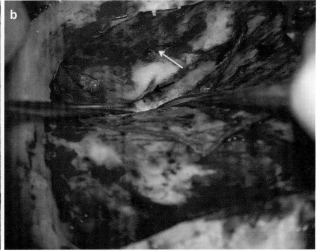

图 1-20　经颅中窝入路行左侧上半规管裂孔填塞术

a. 切开并提升皮瓣：从耳屏向上 4～5 cm 至螺旋根上方，并稍微弯曲至前额；皮肤切开至 TP 筋膜水平。在 TP 筋膜平面上提升皮瓣和肌瓣。用骨膜剥离器将颞肌抬离颅骨。颞部开颅术：以颧骨为中心的 4 cm×5 cm 骨瓣（颧骨估计中窝底水平）。取下骨瓣，留待后用。b. 牵拉颞叶（可以明智地使用双极烧灼来收缩硬脑膜，减少机械牵拉的需要）。从后向前仔细剥离颅中窝底的硬膜（防止撕脱 GSPN）。将硬膜从 GSPN 上剥离，注意将神经留在下方，同时将硬膜与颞叶一起抬起。弓状隆起和 SSCC 裂开清晰可见（黑色箭头）。注意相关的被盖缺陷（白色箭头）。

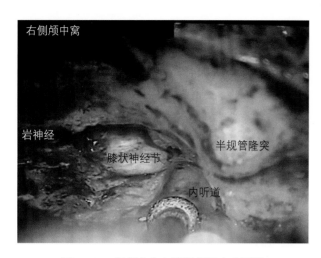

图 1-21　经颅中窝入路逆行至右内耳道
识别岩神经后，逆行钻孔，直到识别膝状神经节，然后识别面神经迷路段并向内侧追踪，直到暴露内耳道硬膜。

颈静脉孔被颈静脉棘和纤维带分成两个纤维骨腔：

（1）血管部：后外侧血管室，较大，接受颈内静脉、迷走神经（CN Ⅹ）和迷走神经耳支、副神经（CN Ⅺ）和脑膜后动脉。

（2）神经部：前内侧神经室，较小，接受舌咽神经（CN Ⅸ）、鼓室神经和岩下窦[36]。

- 颈静脉窝后方是 Arnold 神经的小管。

- 在颈静脉窝的内侧，有岩下窦沟和耳蜗导水管开口。

颈内动脉孔位于颈静脉孔的前方，颈静脉棘将其与颈内动脉孔的前缘分开，我们发现 Jacobson 神经通过颈静脉棘进入鼓室（图 1-23）。

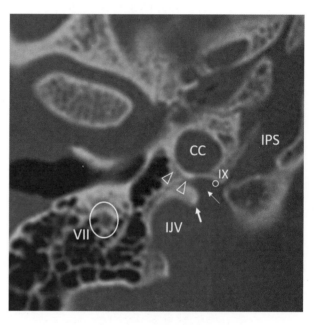

图 1-23　轴位 CT 扫描
颅底、颈内动脉（CC）、岩下窦（IPS）、神经部（细箭头）、第 9 神经节（圆圈）、颈静脉棘（粗箭头）、颈内静脉血管部（IJV）和鼓室小管（箭头）的轴位 CT 扫描。

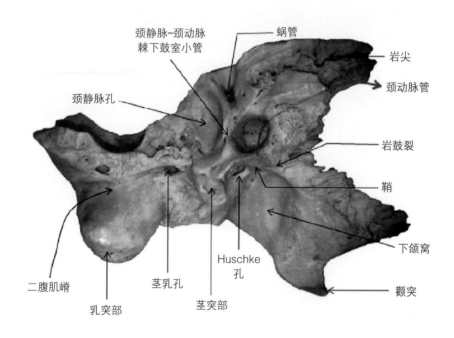

图 1-22　左颞骨的下方视图
红色箭头穿过颈动脉管。

在内侧,岩尖附近,下表面是腭帆提肌和咽鼓管软骨部的附着点。

1.4.6.4.1 Fisch 颞下窝入路(ITF)

颞骨下表面和颅底肿瘤的处理是最具挑战性的手术之一。在过去,这些肿瘤与颈动脉、颈静脉和第 5、第 6 对脑神经的密切联系使许多患者无法手术。

由 Fisch 开创的颞下窝入路的发展,使得以前被认为不可切除的侧颅病变的切除成为可能。

这些方法被分类为 Fisch A 型、B 型和 C 型。

- ITF A 型(图 1-24):该入路用于切除累及岩部颈内动脉垂直段的颈静脉孔肿瘤,主要是 C 类和 D 类血管球瘤。步骤见图 1-24,该入路的关键点是面神经前移术,这提供了迷路下和颈静脉孔区域以及颈内动脉垂直部分的最佳暴露。

- ITF B 型:该方法提供了到达斜坡和岩尖的入路,适用于累及岩骨颈动脉水平部的血管球瘤、斜坡脊索瘤和岩尖先天性胆脂瘤。

在该入路中,皮肤切口向前延长,颧弓被分开,并且骨骼化岩骨颈动脉。然后分离颞下颌关节,将咽鼓管连同相关软组织向前分离,并根据需要分离脑膜中动脉和下颌神经。

- ITF C 型:该入路是 B 型入路的前方延伸,可显露鞍旁、鼻咽、翼上颌窝和咽鼓管。它广泛用于青少年鼻咽血管纤维瘤和放疗失败后的鳞状细胞癌。

1.5 结论

重要的神经血管结构,复杂的三维关系,以及耳朵包埋在颞骨中的方式,对受训者和外科医生提出了重大的学习挑战。结构化精细的尸体解剖是有必要的,以便在理解颞骨的正常解剖和外科解剖方面取得良好进展。

耳外科手术的成功取决于动手,掌握颞骨解剖标志的知识:只有学习方法学才能提升技能。

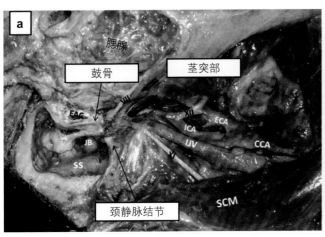 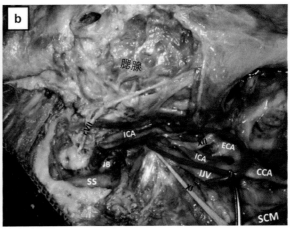

图 1-24 右侧 ITF A 型

a. 标准的曲线形耳后切口延伸至上颈部。前部皮瓣在乳突上提升至骨膜浅层,在颈部提升至颈阔肌深层。外耳道(EAC)在骨-软骨交界处被切断,皮瓣继续向前覆盖腮腺 2～3 cm。面神经(Ⅶ)从腮腺中分离出来。接下来解剖上颈部,显露颈部大血管(IJV:颈内静脉;CCA:颈总动脉;ECA:颈外动脉;ICA:颈内动脉)和脑神经。迷走神经(CN Ⅹ)和副神经(CN Ⅺ)在它们离开颈静脉孔时被识别,而舌下神经(CN Ⅻ)穿过颈动脉分叉处。胸锁乳突肌(SCM)从乳突尖外侧和内侧并用耳后皮瓣。接下来执行斜面良好的管壁下乳突切除术,乙状窦(SS)和颈静脉球(JB)完全轮廓化。识别整个鼓室和乳突层面面神经并将其从膝状神经节到茎乳孔减压至其圆周的 270°。b. 骨性 EAC 和鼓骨被去除,面神经前移,茎突被移除以允许暴露完整 ICA。

参考文献

[1] Leland Albright A, David Adelson P, Pollack F. Principles and practice of pediatric neurosurgery, vol. 2. New York: Thieme Publishers; 2007. p. 668–9.

[2] Le Douarin NM, Kalcheim C. The neural crest. 2nd ed. Cambridge: Cambridge University Press; 1999.

[3] Doden E, Halves R. On the functional morphology of the human petrous bone. Am J Anat. 1984; 169(4): 451–62.

[4] Bast TH. Ossification of the optic capsule in human fetuses. Washington, DC: Carnegie Institution of Washington; 1930.

[5] Dahm MC, Shepherd RK, Clark GM. The postnatal growth of the temporal bone and its implications for cochlear implantation in children. Acta Otolaryngol Suppl. 1993; 505: 1–39.

[6] Zhou G, Ohlms I, Ohlms I, Amin M. Superior semicircular canal dehiscence in a young child; implication of development defect. Int J Pediatr Otorhinolaryngol. 2007; 71(12): 1925–8.

[7] Jacquot S, Bertholon P, Chaudron S, Prade J-M, Martin C. Déhiscence du canal semi-circulaire supérieur. Fr ORL. 2006; 91: 249–25610.

[8] Tortori-Donati P, Rossi A, editors. Pediatric neuroradiology: brain, head, neck, and spine. New York: Springer; 2005. p. 1255–65.

[9] Schuknecht H. Pathology of the ear. Cambridge: Harvard University Press; 1974. p. 503.

[10] Monsour PA, Young WG. Variability of the styloid process and stylohyoid ligament in panoramic radiographs. Oral Med Oral Pathol. 1986; 61: 522–6.

[11] Mallo M, Gridley T. Development of the mammalian ear: coordinate regulation of formation of the tympanic ring and the external acoustic meatus. Development. 1996; 122: 173–9.

[12] Ars B, Decraemer W, Marquet J, Ars-Piret N. Sulcus tympanicus. In: Comptes-rendus du Congrès de la Société Française d'ORL. Paris: Arnette; 1980. p. 401–68.

[13] Ars B, Ars-Piret N. Mouvements embryogéniques de l'anneau tympanique. In: Martin H, editor. Comptes rendus du Congrès de la Société Française d'ORL. Paris: Arnette; 1981. p. 117–9.

[14] Ars B. Pars Tympanica Ossis Temporalis. Academicalthesis, thèse d'agrégation de l'Enseignement supérieur, University of Antwerp; 1982.

[15] Ars B. La partie tympanale de l'os temporal. Cahiers ORL. 1983; 18: 435–523.

[16] Anson BJ, Bast TH, Richamy SF. The fetal and early postnatal development of the tympanic ring and related structures in man. Ann Otol Rhinol Laryngol. 1955; 64: 802–22.

[17] Michaels L, Soucek S. Development of the stratified squamous epithelium of the human tympanic membrane and external canal: the origin of auditory epithelial migration. Am J Anat. 1989; 184: 334–44.

[18] Mallo M, Schrewe H, Martin JF, Olson EN, Ohnemus S. Assembling a functional tympanic membrane: signals from the external acoustic meatus coordinate development of the malleal manubrium. Development. 2000; 127(19): 4127–36.

[19] Yamada G, Mansouri A, Torres M, Stuart ET, Blum M, Schultz M, De Robertis EM, Gruss P. Targeted mutation of the murine goosecoid gene results in craniofacial defects and neonatal death. Development. 1995; 121(9): 2917–22.

[20] Eby TL, Nadol JB. Postnatal growth of the human temporal bone. Implications for cochlear implants in children. Ann Otol Rhinol Laryngol. 1986; 95: 356–64.

[21] Wright A. Chapter 1: Anatomy and ultrastructure of the human ear. In: Kerr GA, editor. Scott Brown's otolaryngology, vol. 1. 6th ed. London: Butterworth Heinemann; 1997. p. 1–50.

[22] Gulya AJ. Developmental anatomy of the temporal bone and skull base. In: Glasscock ME, Gulya AJ, editors. Glasscock-Shambaugh surgery of the ear. 5th ed. Hamilton: BC Decker Inc.; 2003. p. 4–7.

[23] Ars B. Foramen of Huschke. Valsalva. 1984; 60(3): 205–11.

[24] Simms DL, Neely JG. Growth of the lateral surface of the temporal bone in children. Laryngoscope. 1989; 99(8 Pt 1): 795–9.

[25] Moffat DA, Ramsden RT, Shaw HJ. The styloid process syndrome: aetiological factors and surgical management. J Laryngol Otol. 1977; 91(4): 279–94.

[26] Jung T, Tschernitschek H, Hippen H, Schneider B, Borchers L. Elongated styloid process: when is it really elongated? Dentomaxillofac Radiol. 2004; 33(2): 119–24.

[27] Gözil R, Yener N, Calgüner E, Araç M, Tunç E, Bahcelioğlu M. Morphological characteristics of styloid process evaluated by computerized axial tomography. Ann Anat. 2001; 183(6): 527–35.

[28] Kolagi S, Herur A, Ugale M, Manjula R, Mutalik A. Suboccipital retrosigmoid surgical approach for internal auditory canal— a morphometric anatomical study on dry human temporal bones. Indian J Otolaryngol Head Neck Surg. 2010; 62(4): 372–5.

[29] Koval J, Molcan M, Bowdler AD, Sterkers JM. Retrosigmoid transmeatal approach: an anatomic study of an approach used for preservation of hearing in acoustic neuroma surgery and vestibular neurotomy. Skull Base Surg. 1993; 3(1): 16–21.

[30] Chopra R, Fergie N, Mehta D, Liew L. The middle cranial fossa approach: an anatomical study. Surg Radiol Anat. 2003; 24(6): 348–51; discussion 352–3.

[31] Clerc P, Batisse R. [Approach to the intrapetrosal organs by the endocranial route; graft of the facial nerve]. Ann Otolaryngol. 1954; 71(1): 20–38.

[32] Kartush JM, Kemink JL, Graham MD. The arcuate eminence. Topographic orientation in middle cranial fossa surgery. Ann Otol Rhinol Laryngol. 1985; 94(1 Pt 1): 25–8.

[33] Tardivet L. Anatomie Chirurgicale du nerf facial intrapetreux, Thèse Med, Aix Marseille University; 2003.

[34] Dobozi M. Surgical anatomy of the Geniculate ganglion. Acta Otolaryngol. 1975; 80(1–2): 116–9.

[35] Rhoton AL Jr, Pulec JL, Hall GM, Boyd AS Jr. Absence of bone over the geniculate ganglion. J Neurosurg. 1968; 28(1): 48–53.

[36] Roche PH, Mercier P, Sameshima T, Fournier HD. Surgical anatomy of the jugular foramen. Adv Tech Stand Neurosurg. 2008; 33: 233–63.

中耳
Middle Ear Cavity

沈毅，胡益，黄钧涛　译

中耳鼓室是一个不规则的含气空腔，位于颞骨外耳道和内耳之间（图 2-1），处于两条重要轴线交汇处：一条轴线位于外耳道和内耳之间，另一条轴线位于乳突鼓窦和咽鼓管后前方（图 1-8）。

为了便于叙述，可以把鼓室简化为一个具有四壁、一顶和一底的盒状结构。由于其内侧壁隆起、外侧壁凹陷，中鼓室中心处呈收缩状。中鼓室深度在鼓膜脐部为 2 mm，在上鼓室为 6 mm，在下鼓室为 4 mm。在矢状位，中耳腔的宽度和高度均为 15 mm（图 2-2）。

中耳鼓室外侧壁为鼓膜，下壁为颈静脉球，后壁为乳突，上壁为鼓室天盖，前壁为颈内动脉壁，内侧壁为耳蜗。

2.1　鼓室外侧壁

中耳鼓室外侧壁由鼓膜、鼓环和上鼓室外侧壁组成（图 2-2）。是唯一在临床体检时可见的鼓室壁，是多数中耳病变发生的部位，也是耳科手术时的中耳经典入路。

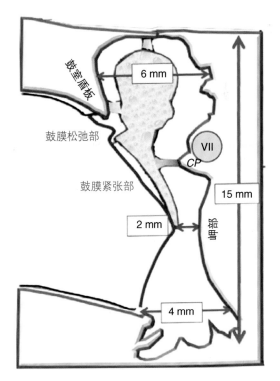

图 2-2　中耳腔示意图

Ⅶ：面神经；CP：匙突。

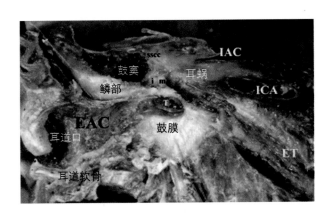

图 2-1　右侧颞骨的斜切面

中耳鼓室位于颞骨外耳道和内耳之间。T：鼓膜；i：砧骨；m：锤骨；sscc：上半规管；ET：咽鼓管；IAC：内听道；ICA：颈内动脉。

2.1.1 鼓室外侧壁胚胎学

鼓室外侧壁骨部和膜部发育始于宫内胚胎发育第 4 周[1]。胚胎发育过程均位于一个宽度仅 1 mm 的区域内。漏斗状外胚层从第一鳃裂向内凹陷，达第一鳃裂处向外翻折形成内胚层，该结构称为鼓室隐窝。外、内胚层接触时间较短。

胚胎发育第 5 周，由于头端生长、屈曲和伸展，发育形成颈部的区域产生张力和压力。在头端张力影响下，间充质进入内、外胚层之间。发育第 7 周时，该间充质将有助于鼓膜纤维层和锤骨柄形成（图 2-3）。

胚胎发育第 8 周时，外胚层底部的上皮细胞增生，形成致密的上皮层，毗邻内胚层。之后，该外胚层板向上延伸至骨性外耳道，形成鼓膜。当鼓膜外观初具时，便已形成三层结构，呈椭圆状，水平直径约为 2 mm。

人类出生时，鼓膜几乎呈水平位（图 2-4a）。随着鼓环方向改变，下方鼓沟被推至侧面，使鼓膜变得更加垂直（图 2-4b）（见 1.3），这也解释了新生儿在耳镜检查或鼓膜穿刺时，难以良好地完整暴露鼓膜。

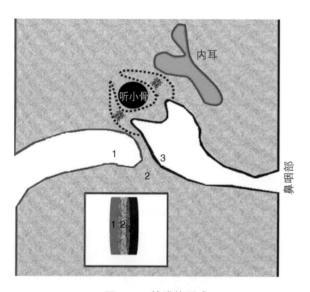

图 2-3　鼓膜的形成
鼓膜由外胚层（1）、中胚层（2）、内胚层（3）三个胚层组成。

> **临床要点**
> **先天性胆脂瘤**
> 　　先天性胆脂瘤由残留的鳞状上皮结晶组成，此类结晶源于中耳残留上皮，在胎儿发育期间便可见，通常在妊娠晚期消失。此类上皮残留不消退可致先天性胆脂瘤[2, 3]。

2.1.2 鼓室外侧壁解剖

鼓室外侧壁部分为骨性，部分为膜性。外侧壁中央部分由鼓膜及其附着的鼓环组成。鼓膜上方为骨性的上鼓室外侧壁。

2.1.2.1 上鼓室外侧壁

上鼓室外侧壁是上鼓室的骨性壁，是颞骨鳞部的一部分。它是一块楔形骨板，将上鼓室与颞骨乳突横向分开（图 2-5）。

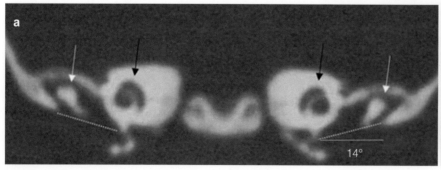
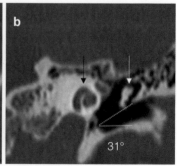

图 2-4　冠状位 CT 重建
a. 胎儿颞骨前 1/3 处，显示鼓膜水平部（左侧夹角 14°）。b. 成人左耳（鼓膜倾斜角为 31°）。锤砧关节（白色箭头），耳蜗（黑色箭头）。

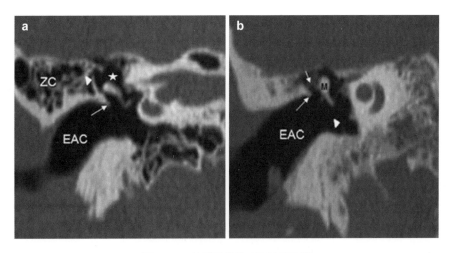

图2-5　右耳冠状位CT重建图像

a. 盾板为一尖锐骨刺（▲），上鼓室外侧壁（白色箭头）将上鼓室（＊）和颞部气房（ZC）分隔。b. Prussak间隙内陷袋的角质上皮细胞碎片（短箭头）侵蚀鼓室盾板（长箭头）。鼓膜（▲）；M：锤骨；EAC：外耳道。

上鼓室外侧壁位于外耳道顶部平面以下部分称为鼓室盾板（scutum，拉丁语意为盾牌）。

鼓室盾板为上鼓室外侧壁和外耳道上壁交界形成的薄而尖锐的骨性隆起。盾板参与形成深部外耳道，并附着于鼓膜松弛部（Prussak间隙外侧壁）（图2-5）。

> **临床意义**
>
> 鼓室盾板是继发性胆脂瘤内陷袋最早侵犯的骨性结构（图2-5b）。

2.1.2.2　鼓环

鼓环位于鼓骨最内侧，呈"C"形，是鼓膜附着处。鼓环内侧的凹陷为鼓沟，是鼓膜附着之处。

鼓环上端结构缺失而形成鼓切迹，鼓膜松弛部附着于鼓切迹。因此处缺少鼓沟和鼓环，故松弛部更易回缩而形成内陷袋（图2-6）。

2.1.2.2.1　鼓沟

鼓沟位于外耳道内侧，为鼓膜附着之处。鼓沟的外侧缘较内侧缘高。鼓沟平均深度约为1 mm，但不恒定，在6点方向其深度最大，并沿鼓室棘方向逐渐变浅，在鼓切迹处完全消失。鼓沟后上方较浅。

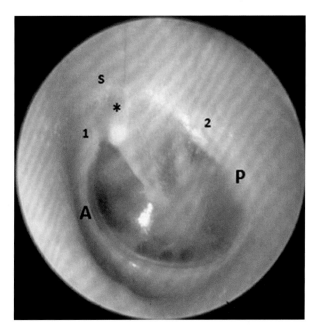

图2-6　左耳鼓膜

鼓切迹（＊）以锤骨前襞（1）和锤骨后襞（2）为界。注意鼓膜附着于鼓室盾板（S），该区域无鼓环。注意鼓环前方（A）和后方（P）的大小差异。

2.1.2.2.2　鼓室棘

在鼓膜和上鼓室外侧壁交界处，可见两处隆起：分别为鼓室前、后棘（图2-6）。

（1）鼓室前棘：位于鼓环前上端，为鼓切迹前缘。

（2）鼓室后棘：位于鼓环后上端，为鼓切迹后缘。

2.1.2.2.3 鼓室小管

鼓环内侧近鼓室棘处有三个孔隙（图2-7）：

（1）岩鼓裂（Glaserian裂）：岩鼓裂开口于鼓膜附着处前上方，为一长约2 mm的裂隙，包含锤骨前韧带，鼓室前动脉（颌内动脉分支）从此处进入中耳鼓室腔内（图1-11）。

（2）鼓索小管前部（Huguier管）：鼓索小管前部为一独立的鼓室小管，位于岩鼓裂内侧；鼓索神经通过鼓索小管前部从鼓室进入颞下窝。

（3）鼓索小管后部：鼓索小管后部位于鼓室后棘内侧，为一微小管道。鼓索神经经该管道进入鼓室。其位于鼓膜内侧，与锤骨柄处于同一平面。

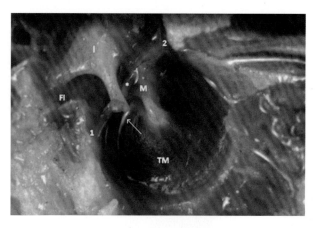

图2-8 左耳鼓室外侧壁内侧视图

鼓环后上方（白色箭头）不完全插入鼓沟。1：鼓索小管后部；2：鼓索小管前部；FI：砧骨窝；TM：鼓膜；M：锤骨；I：砧骨；*：鼓索。

临床意义

鼓沟深度的变化反映了鼓环连接的稳定性。在后上象限，鼓环并未完全与鼓沟相连（图2-8）。鼓膜后上象限与鼓环连接不紧密，鼓膜松弛，容易发生鼓膜内陷和上皮堆积[4]。

2.1.2.3 鼓膜

外耳道和中耳鼓室以鼓膜（TM）为界。鼓膜为一近圆形薄的半透明膜性结构，宽约8 mm，高9～10 mm，厚约0.1 mm，平均面积85 mm²。鼓膜位于外耳道末端，呈角度倾斜，使鼓膜面积较外耳道大。因其与外耳道底壁成40°夹角，鼓膜下方较上方更靠内侧（图2-1和图2-9）。鼓膜与外耳道后上壁夹角呈140°，与外耳道前下壁夹角呈30°。

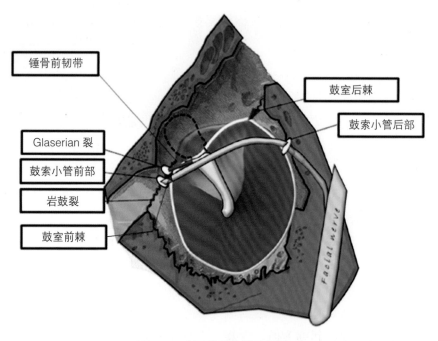

图2-7 右耳鼓膜内侧示意图

显示岩鼓裂内含有锤骨前韧带（AML），内侧从鼓索至颞下窝的鼓索小管前部（Huguier管）。鼓索通过鼓索入口进入中耳。

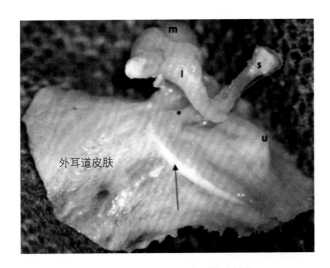

图 2-9　左耳鼓膜同种异体移植物
鼓环（黑色箭头），锤骨后襞（*）。I: 砧骨；m: 锤骨；u: 鼓膜脐部；s: 镫骨。

鼓膜横断面近似圆锥形，其顶点指向中耳鼓室内侧。生理条件下，其圆锥角度为 132°～137°[5]，锥体深度为 1.42～2 mm[6, 7]。

锤骨柄牢固地附着于鼓膜表面，并将鼓膜组织向中心处牵拉。该特殊区域称为鼓膜脐部（图 2-21）。

鼓膜边缘经鼓环附着于鼓室侧壁。

锤骨前、后韧带将鼓膜分为两部分，上方面积较小部分称为鼓膜松弛部，下方面积较大部分称为鼓膜紧张部。紧张部是鼓膜主要部分，非常致密，沿鼓环向鼓沟方向逐渐增厚。鼓膜松弛部（又称 Shrapnell 膜）组织疏松，与鼓切迹相连，并直接附着于鼓室盾板[8]。

2.1.2.3.1　鼓环

鼓环（又称 Gerlach 环）为一呈马蹄状纤维软骨结构，以维持鼓膜与鼓沟的连接（图 2-9），在鼓切迹处（鼓环上方）无该结构。

鼓环横截面呈三角形，顶部指向紧张部，底部与鼓沟连接[9]。

在鼓室棘水平，鼓环向锤骨外侧延伸，形成锤骨前、后襞，并将鼓膜分为松弛部和紧张部（图 2-9）。前后襞之间的黏膜隆起称为前、后鼓室锤骨襞。

鼓环直径不均一，鼓环直径从 6 点方向向

两侧逐渐变小，至鼓室前、后棘可达最大直径的 15% 左右[4, 10]（图 2-6）。

2.1.2.3.2　鼓膜显微结构

虽然鼓膜紧张部和松弛部均由三层结构组成：外侧上皮层、内侧黏膜层和中间纤维层（间充质来源的结缔组织固有层），但两者结构存在差别（图 2-10）。

（1）上皮层：薄的上皮层与外耳道上皮连接，为一典型的由四层不同细胞组成的角化上皮。鼓膜上皮层和外耳道骨性部分是一种特殊类型的皮肤，不包含任何腺体或毛囊，具有其他上皮没有的横向迁移潜能。上皮细胞仅在到达耳道软骨时才从鼓膜中心以离心方向向外侧迁移。这也解释了耳道的自洁功能[11]。

（2）黏膜层：鼓膜黏膜层是中耳鼓室黏膜的延续。是由单层细胞组成的薄细胞层。

（3）固有层：是鼓膜中间层，由纤维组织组成。纤维数量及其排列方式是紧张部和松弛部的主要区别。

紧张部

紧张部固有层附着在锤骨柄和鼓骨之上，由两层致密的胶原纤维组成：分别以放射状和环状方向排列[12, 13]（图 2-11）。

（1）放射状纤维层附着于锤骨柄，向外辐射至鼓环。

（2）环状纤维层位于放射状纤维层内侧，其纤维呈同心圆方向排列，附着于锤骨柄。环状纤维使周围的放射状纤维更加稳定，并致鼓膜边缘增厚，从而形成鼓环。

放射状纤维在锤骨柄处更为致密，而环状纤维层在外周处更厚。此类胶原纤维在鼓膜平面内呈现出异于鼓膜平面外的弹性和对称性（图 2-11）[5]。

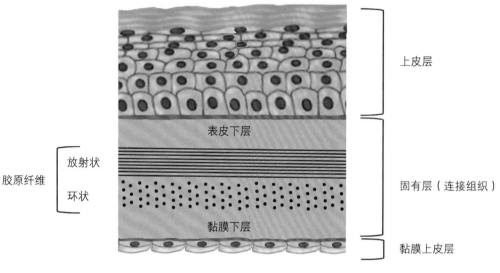

图 2-10　显微镜下鼓膜的三层显微结构

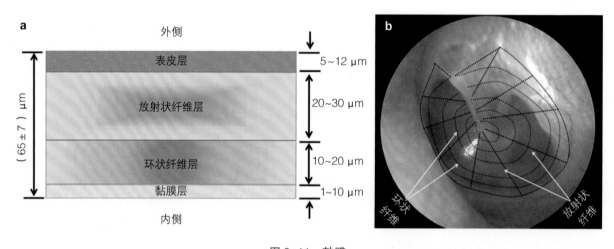

图 2-11　鼓膜
a. 鼓膜横断面示意图，显示了不同显微层的排列和厚度。b. 人鼓膜纤维排列方向示意图。

需要指出的是，鼓膜整体厚度并不均一，是从外周到脐部方向呈锥形。

松弛部

松弛部固有层由少量弹性纤维和胶原纤维组成，无特殊排列，并逐渐与皮肤真皮层融合[14]。

2.1.2.3.3　鼓膜血供

（1）内侧面：由鼓室前动脉（颌内动脉分支）和茎乳孔分支（耳后动脉分支）吻合形成的血管环供应（图 2-12）。

（2）外侧面：由起源于颌内动脉耳深支的动脉供应。

2.1.2.3.4　鼓膜神经

支配鼓膜的神经来自下颌神经（CN V₃）耳颞支、舌咽神经（CN Ⅸ）鼓室支和迷走神经（CN Ⅹ）耳支。

（1）外侧面：与外耳道皮肤相似，鼓膜外侧面由以下神经分支支配（图 2-13）。

（a）下颌神经（CN V₃）耳颞支支配鼓膜外侧面前部象限。

（b）面神经（CN Ⅶ）耳支支配鼓膜后上象限。

（c）迷走神经（CN Ⅹ）耳支（Arnold 神经）

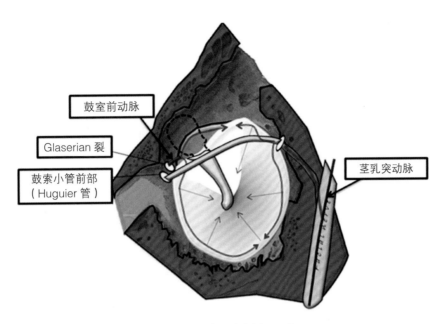

图 2-12 左鼓膜的内侧面示意图

揭示了鼓膜的血供。

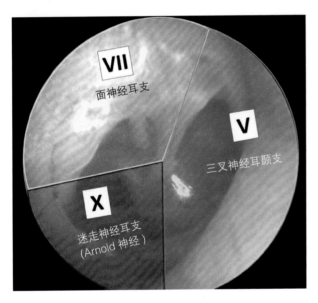

图 2-13 鼓膜外侧面的支配神经

它与鼓膜外侧面的血管分布图相似。

支配鼓膜后下象限。

（2）内侧面：鼓膜内侧面与中耳相似，主要由舌咽神经（CN Ⅸ）鼓室丛神经支配。

2.1.3 鼓膜力学

在进化过程中，人类中耳起着两个主要作用：阻抗匹配和传递声能作用。鼓膜作为中耳的一部分，在发挥中耳功能中起着重要作用。

临床应用：鼓膜内陷袋

松弛部内陷袋

松弛部是鼓膜内陷袋最易发生的区域，因其为鼓膜最薄弱部分。主要原因为：

- 其固有层具有少量无组织纤维。
- 在缺乏鼓环-鼓沟连接情况下，其松弛部直接与鼓室盾板相连接，类似于一根韧带将鼓膜固定于周围骨质之上[15]。

紧张部内陷袋

紧张部内陷袋在其后上象限更常见。主要原因为：

- 该部分鼓膜血供更丰富，故更易发生炎症反应，导致胶原酶分泌和胶原纤维破坏。使得该部分鼓膜容易萎缩，在中耳负压情况下容易发生内陷。
- 后上部的中间纤维层缺乏发育良好的环状纤维层。
- 该平面鼓环与鼓沟的连接较薄弱（鼓沟较浅）[4]。

相反，鼓膜前上象限不易发生内陷，因其与鼓沟结合紧密，环状纤维排列更好，且以锤骨前韧带为支撑[4]。

鼓膜独特的解剖结构和构成特性有助于其运动。因此，鼓膜功能发挥取决于其特定运动，以及该运动如何将声能传递到中耳听骨链。鼓膜的不同部位随着不同声音频率发生不同的运动方式：

- 在低频声音下，整个鼓膜呈杠杆式振动方式（整个鼓膜和锤骨作为一个振动单位）。
- 在高频声音下，鼓膜呈区段式振动方式[16]。

2.1.3.1　中耳阻抗匹配作用

传入外耳道的声音经过空气传播，但内耳为液态环境，声能传递引起的机械振动转化为神经冲动。外耳（空气）和内耳（液体）之间存在阻抗不匹配，中耳主要功能是将相对低阻抗的空气声能与内耳高阻抗液相匹配。例如，在中耳结构与功能缺失情况下，因耳蜗内液体的高阻抗，99.9% 声能在卵圆窗反射（仅 0.1% 声能经空气传播，即阻抗不匹配将导致 30 dB 声能损失，图 2-14）。

鼓膜能吸收外耳道声能，将其转化为机械振动，并传递至听骨链（压力转换器），进而将振动声能传递至内耳淋巴液。

2.1.3.2　声能放大作用

声能经中耳传递，在到达内耳前放大，该声能放大与频率相关：250～500 Hz 为 20 dB；1 000 Hz 的放大效果最明显，为 28 dB；对于高频声音，1 000 Hz 以上每增加 1 kHz，声能损失约 6 dB[17]。

声能放大有三种机制：

（1）增压效应。

（2）鼓膜-听骨链单窗传递效应。

（3）听小骨的杠杆作用（1.3∶1）。

鼓膜在增压效应和鼓膜-听骨链单窗传递效应中起着重要作用。

- 增压效应：增压效应因鼓膜和镫骨底板之间的面积差产生。面积较大的鼓膜收集到声压，传递到面积较小的镫骨底板后，其压力与面积等比增加。根据计算，该比值为 21∶1，声能经鼓膜和镫骨底板间的面积差得到了增大（26 dB SPL）（图 2-15）。
- 鼓膜-听骨链单窗传递效应：外耳道声能作用于鼓膜。因鼓膜周围的环韧带固定，声能在鼓膜表面由鼓膜边缘向鼓膜中心处汇聚。因鼓膜纤维的牵拉弹性，鼓膜于鼓环处的附着

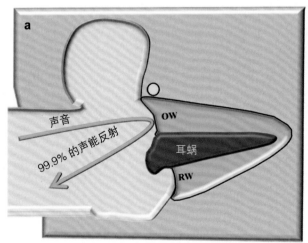
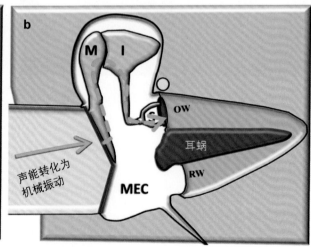

图 2-14　中耳阻抗匹配作用示意图

a. 无中耳情况下，因耳蜗内液体高阻抗，99.9% 声能反射至卵圆窗（OW）处。b. 中耳作为阻抗匹配系统，两侧悬于空气鼓膜吸收声能，转化为机械振动，经听小骨传递至内耳淋巴液。M：锤骨；I：砧骨；S：镫骨；OW：卵圆窗；RW：圆窗；MEC：中耳。

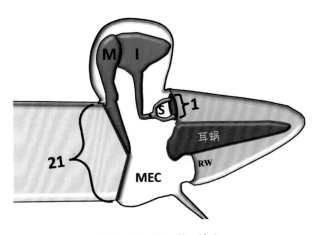

图 2-15　中耳增压效应

鼓膜的平均面积比卵圆窗大 21 倍，这意味着在较大的鼓膜处收集的声压将以放大的方式传导到较小的卵圆窗。M: 锤骨；I: 砧骨；S: 镫骨；OW: 卵圆窗；MEC: 中耳腔；RW: 圆窗。

放大了锤骨处的声能，此为鼓膜-听骨链单窗传递效应（作用于鼓膜的力与作用于锤骨的力之比），即鼓环附着处较大位移引起锤骨较小位移，故鼓膜本身在运动时可增压，屈曲效应可增加压力 2～6 dB（图 2-16）。

临床应用

鼓膜穿孔对听力损失的影响

鼓膜穿孔引起听力损失的主要机制是鼓膜两侧的压力差减小。

- 低频听力损失声音较大，并随频率增加而减少。
- 听力损失随穿孔直径增加而增加。
- 穿孔部位并不影响听力损失。

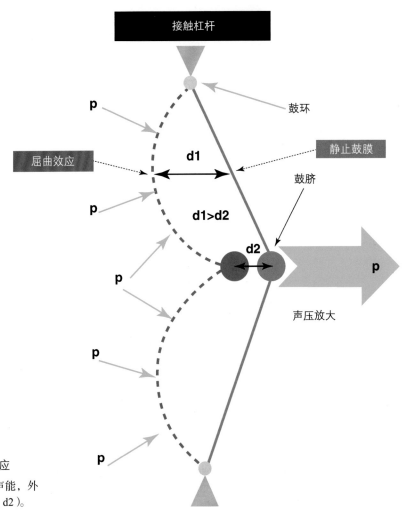

图 2-16　鼓膜-听骨链单窗传递效应

鼓膜（TM）在鼓环附着处增加了锤骨的声能，外侧边缘（d1）较大位移引起锤骨较小位移（d2）。

2.2 底壁（颈静脉球壁）

2.2.1 底壁胚胎学

中耳底壁形成于妊娠 21～31 周，由鼓骨和颞骨岩部融合所致。妊娠 24 周时，两处骨融合不完全封闭下鼓室，遗留一持续存在的下鼓室裂，其内包含鼓室下小管。舌咽神经 Jacobson 丛分支（位于颈静脉球前方）和鼓室下动脉（咽升动脉分支）通过鼓室下小管进入中耳鼓室内（图 1-2，见 1.1.1）[18]。

2.2.2 出生后颈静脉球发育

颈静脉球在出生时是缺失的，至 2 岁后发育，成年后发育至一定大小，故 2 岁以下儿童常无典型颈静脉球增大。

2 岁前（颈静脉球发育前），颈静脉窦在胎儿时期横窦和颈内静脉交界处，被软骨和骨性结构包绕，未发生扩张。从右心房产生上升的负压脉搏的冲击作用，向上冲击颈静脉窦。

血管搏动的冲击效应（向上的力）以近直角冲击颅底颈静脉窦（颈静脉孔），该作用仅在婴儿直立（与胎儿期子宫内俯卧体位相反）时才会发生，从而形成了颈静脉球，并扩大了周围骨性结构，形成了颈静脉窝[19～21]。Hirokah 研究发现[20]，成人颈静脉球的血容量远超乙状窦和岩下窦总血容量（图 2-17 和图 2-18）。

因左侧头臂静脉（无名静脉）较右侧长且弯曲，可消耗来自心脏静脉搏动所产生的能量，这可解释发育较大的颈静脉球在右侧更常见（图 2-19）。此外，通常右侧颈静脉较大，因其与上腔静

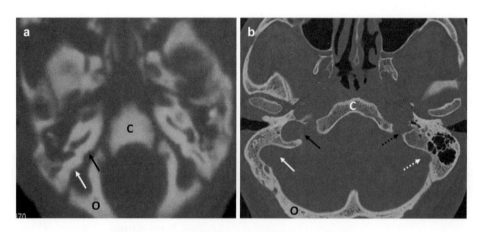

图 2-17　妊娠晚期胎儿颅底轴位 CT 与成人对比

a. 颞骨后表面可见轻微压迹，对应乙状窦（白色箭头）和颈静脉球（黑色箭头）。枕骨（O）水平非常接近颞骨的后缘。b. 成人颅底轴位 CT 扫描：乙状窦（白色箭头）和颈静脉球（黑色箭头）主要发育在右侧，已经与枕骨（O）有很大的距离。左侧乙状窦（白色虚线箭头）和左侧颈静脉球部（黑色虚线箭头）发育不全。C：枕骨斜坡。

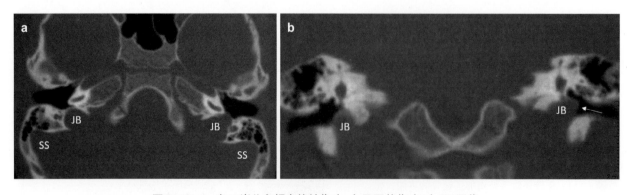

图 2-18　一名 7 岁儿童颅底的轴位（a）及冠状位（b）CT 图像

双侧乙状窦（SS）发育正常，但右侧颈静脉球（JB）稍突入鼓室，左侧明显突入，紧贴鼓膜（箭头）。

脉直接对齐，较左侧颈内静脉的血流量更多。

也有学者认为，乳突气化程度决定了颈静脉球的位置。对于颈静脉球高位患者，外耳道至乙状窦的距离相对较短（图 2-18）[22]。

静脉血流量和乳突气化程度将最终决定颈静脉球的大小和位置[23]。

2.2.3 底壁解剖

鼓室底部很窄，由一薄骨片组成，将鼓室与后方的颈静脉球和前方的颈内动脉管分隔。

颈内动脉管和颈静脉球之间内侧有一浅窝称为岩小窝，其内容纳舌咽神经（CN IX）之岩神经节。窝内有一小孔，为鼓室下小管。岩小窝通常为颞骨岩部下方的三角形浅窝（图 2-20）。

鼓室下小管内有舌咽神经（CN IX）鼓室支（Jacobson 神经）（图 2-20）、鼓室下动脉（咽升动脉分支）（图 2-21）通过。

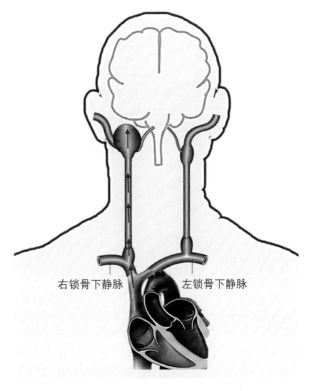

右锁骨下静脉　　左锁骨下静脉

图 2-19　人体头臂静脉走行解剖示意图

图 2-20　中耳腔底壁解剖示意图
鼓室底部很窄，由一薄骨片将鼓室与后方颈静脉球和前方颈内动脉管分隔。鼓室底壁的鼓室下小管内有舌咽神经（CN IX）下神经节通过。LSCC：外半规管；OW：卵圆窗；AER：前上鼓室隐窝；STR：咽鼓管上隐窝；TTM：鼓室张肌管；RW：圆窗。

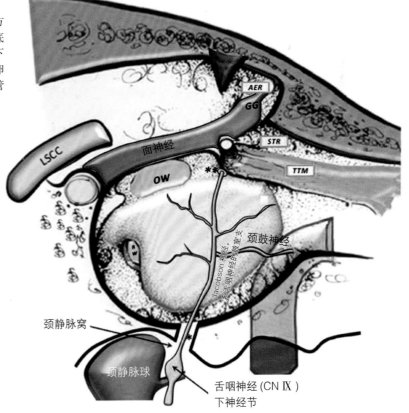

AER
GG
面神经
STR
LSCC
TTM
OW
Jacobson 神经，
舌咽神经的鼓室支　颈鼓神经
颈静脉窝
颈静脉球
舌咽神经（CN IX）
下神经节

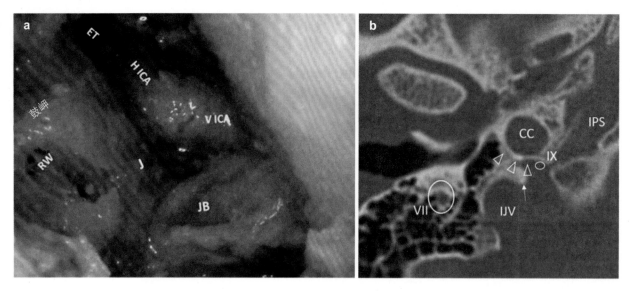

图 2-21 下鼓室内镜与影像学解剖示意图

a. 经颅底右耳鼓室切开及颈内动脉（VICA）垂直部和颈静脉球（JB）剥离后。VICA 和 JB 之间出现的 Jacobson 神经（J）及其与圆窗（RW）的关系，颈内动脉（HICA）与咽鼓管（ET）的关系，HICA 位于咽鼓管的内侧壁。b. 下鼓室轴位 CT 图像。颈动脉（CC）、颈内静脉（IJV）、下岩窦（IPS）。颈静脉（箭头），舌咽神经（CN Ⅸ）（小圆），箭头显示 Jacobson 神经走行，面神经（CN Ⅶ）。

鼓室底壁表面不规则，含有较多气房，底壁后方有一骨性隆起，即茎突隆起，该处与茎突根部对应。

2.2.3.1 颈静脉球解剖

颈静脉球连接乙状窦和颈内静脉，位于颈静脉球窝内，后外侧位于颈静脉孔血管部。颈静脉球位于颈静脉孔后部，第 9、第 10 和第 11 对脑神经经颅底并入静脉系统。颈静脉球通过岩下窦与海绵窦相通。颈静脉球顶位于中鼓室底部、面神经乳突段内侧（图 2-22）。

- 颈静脉球前方毗邻颈内动脉、蜗水管、岩下窦、咽升动脉脑膜支、后组脑神经和脑膜后动脉。
- 颈静脉球后方包括乙状窦、枕骨和面神经。
- 颈静脉球上方毗邻外耳道、下鼓室、后半规管（PSCC）、前庭和内耳道。颈静脉球上界通常位于下鼓室，可表现为向上延伸、侵入鼓室底壁[24]。70%～80% 患者为右侧颈静脉球优势[23]。其在下鼓室的位置可变，距面神经外侧和迷路上方的距离不恒定（图 2-23）。从颈静脉球到后半规管上方距离范围为 0～

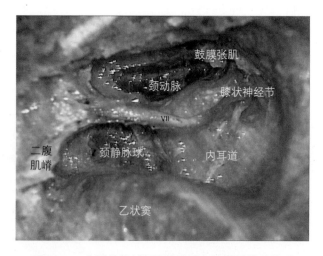

图 2-22 左颞骨解剖示颈静脉球与颞骨结构的关系

颈静脉球顶位于中耳腔底部，迷路下方，面神经乳突段内侧。颈静脉球前方毗邻颈内动脉，颈静脉球后缘为乙状窦，颈静脉球上端为下鼓室，鼓膜张肌，内耳道，二腹肌嵴，膝状神经节。

10 mm（平均 4 mm）。从颈静脉球至面神经的横向距离为 0～12 mm（平均 7 mm）[25]。高位颈静脉球可占据 9% 颞骨的圆窗凹槽（图 2-24a～c）。在耳内镜下，于鼓膜处可见一蓝色包块（图 2-24d）[24]。

Valsalva 动作或压迫同侧颈内静脉致颈静脉球扩张时，于显微镜下更易于诊断。当颈静脉球

颈静脉球的解剖学关系

- 上方：外耳道、中耳、后半规管、前庭、内耳道。
- 前方：颈内动脉、蜗水管、岩下窦、咽升动脉脑膜支、后组脑神经、脑膜后动脉。
- 后方：乙状窦、枕骨、面神经。

外科应用

中耳后入路

　　中耳后入路是通过在面神经外侧、颈静脉球下方和内侧以及后半规管壶腹之间钻孔来完成的。该方法可进入下鼓室以及周围结构，而不改变面神经位置，同时保留外耳道后壁。对于颈静脉球高位的患者，这种方法不容易进行（图 2-25）[25]。

处骨质缺失时，颈静脉球可突入中耳腔内，为颈静脉球部裂隙（图 2-15a）[26, 27]。

　　高分辨率 CT 为评估颈静脉球的首选影像学方法[28]。

2.3 后壁

2.3.1 后壁胚胎学

　　后壁由 Reichert 软骨发育而来。面神经在耳软骨囊沟内发育。至胚胎第 20 周，面神经管纤维组织形成，并向内侧逐步骨化。Reichert 软骨穿行于面神经中段和鼓环外侧之间[29]。软骨内间充质细胞开始骨化并继续延伸，形成面神经管和中耳腔后壁。残余 Reichert 软骨常持续至出生时才与周围间充质成分分离。面神经管最初为连接骨间膜的透明膜——即镫骨肌腱的雏形（图 2-26）。

2.3.2 后壁解剖

　　后壁为中耳鼓室中最高的侧壁，高约 14 mm，主要由岩骨组成。后壁将中耳与乳突气房分隔，鼓窦入口处骨质缺失，上鼓室借此与乳突相通。

　　后壁可分为两部分：上 1/3 对应鼓窦入口和上鼓室后壁，下 2/3 对应后鼓室后壁。

　　该两部分被砧骨分隔开，从鼓环外侧至外半规管内侧。其上方为砧骨窝，固定砧骨短突（图 2-27）。

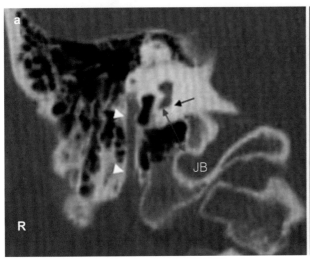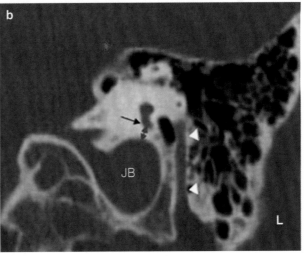

图 2-23　两耳面神经乳突段（箭头）冠状位 CT 重建及与颈静脉球（JB）和后半规管（PSCC）（黑色箭头）的关系
a. 右侧（R），较小的颈静脉球部（JB），与 PSCC 的距离远（红色箭头）。b. 左侧（L），较大的 JB，与 PSCC 的距离很短（红色箭头）。

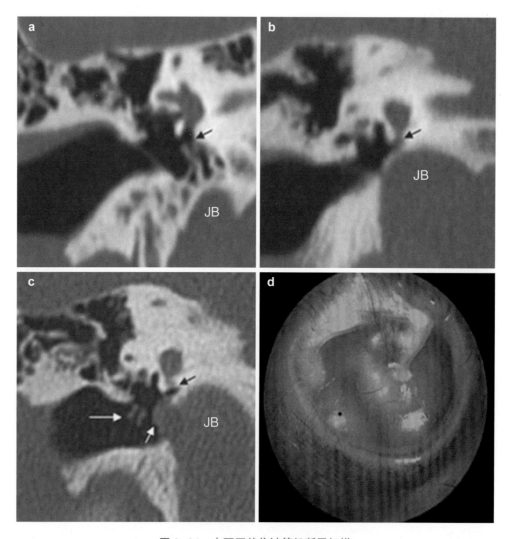

图 2-24　右耳冠状位计算机断层扫描

a. 正常颈静脉球（JB），圆窗（黑色箭头）。b. 高位 JB 抵压圆窗（黑色箭头）。c. 突出 JB（白色短箭头），到达圆窗（黑色箭头）通气管（白色长箭头）。d. 镜下鼓室（*）。

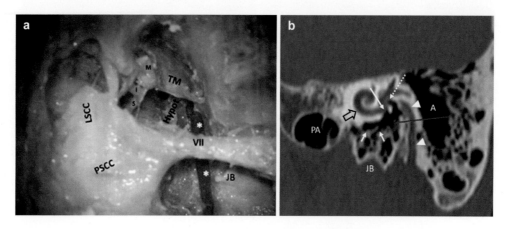

图 2-25　内镜下中耳鼓室后入路及计算机断层扫描后下鼓室切开入路解剖图

a. 左耳下鼓室后入路。*：手术器械；Ⅶ：面神经乳突段；JB：颈静脉球；TM：鼓膜；M：锤骨；I：砧骨；S：镫骨；LSCC：外半规管；PSCC：后半规管。b. CT 矢状位扫描重建示鼓室切开术入路（红色箭头）。Ⅶ：面神经乳突段（箭头）；下鼓室气房（短白色箭头），圆窗（长白色箭头），卵圆窗（虚线箭头），耳蜗基底部（空心箭头）。A：鼓窦；JB：颈静脉球；PA：岩尖。

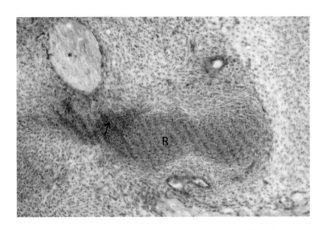

图 2-26　胚胎 5 周 15.5 mm 冠状切片

HE 染色显示透明膜（箭头）覆盖面神经（*），连接 Reichert 软骨（R）。

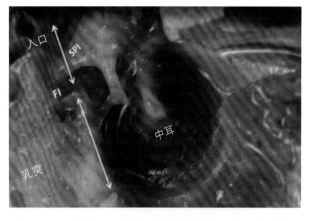

图 2-27　左侧中耳示鼓室后壁由分隔中耳与乳突腔的下部封闭部和上部开放部组成

鼓窦入口连接中耳和乳突，鼓窦入口底壁为镫骨窝（FI），容纳镫骨短突（SPI）。

2.3.2.1　上部：鼓窦入口

中耳上鼓室与后方的乳突腔经鼓窦入口相通，鼓窦入口为一 4 mm × 4 mm × 4 mm 大小的三角形裂隙（见 5.4.3，图 5-21 和图 5-22）。

2.3.2.2　下部：鼓室后壁

砧骨窝平面以下的鼓室后壁为一完整骨壁；从鼓环后缘至骨迷路，为茎突隆起延伸，向上至锥隆起和砧骨窝平面。其内含有面神经垂直段。

该壁上宽下窄，有三个骨性隆起、七个骨嵴、四个隐窝和分离鼓室的鼓室间隔（图 2-28）。

2.3.2.2.1　后壁隆起

后壁有三个骨性隆起：锥隆起、鼓索隆起和茎突隆起。

（1）锥隆起：锥隆起位于后鼓室中央部位，平前庭窗水平，高约 2 mm。基底部与面神经骨管融合。锥隆起管内含镫骨肌，镫骨肌肌腱从尖端开口处穿出，锥隆起经面神经镫骨肌支穿出处与面神经骨管相通（图 2-29a）。

个例报道了显著突出的锥隆起，如图 2-29b 所示。

（2）鼓索隆起：鼓索隆起位于锥隆起外侧，距鼓膜内侧面约 1 mm。鼓索隆起尖端有一小孔，为鼓索后小管开口，鼓索神经由此进入鼓室。

（3）茎突隆起或茎突复合体：茎状复合体由

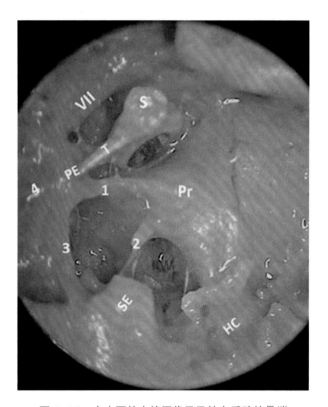

图 2-28　右中耳的内镜图像显示鼓室后壁的骨嵴

1：岬小桥；2：下丘；3：锥体嵴；4：鼓索嵴；PE：锥隆起；SE：茎突隆起；OW：卵圆窗；RW：圆窗；S：镫骨；T：镫骨肌肌腱；Pr：鼓岬；HC：下鼓室气房；Ⅶ：面神经。

第二鳃弓软骨分化形成，由以下部分组成：

• 茎突隆起。

• 茎突钉是茎突的鼓室部分。

• 茎突按钮是位于茎突内侧的圆形按钮。该按

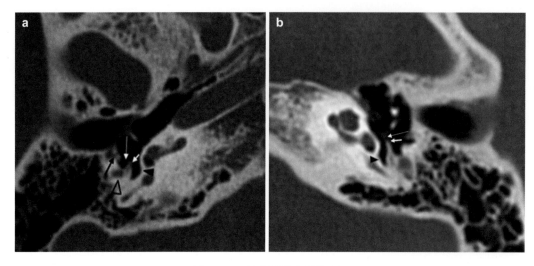

图 2-29　鼓室后壁水平位 CT

a. 从外向内：鼓索隆起（黑色箭头）、面神经隐窝（白色长箭头）、面神经（空心三角）、锥隆起（白色短箭头）、鼓窦（黑色箭头）。b. 水平位 CT 显示非常突出的锥隆起（短箭头）和非常短的镫骨肌腱（长箭头）插入镫骨头部、鼓窦（三角）。

钮不是一定存在，当它出现时，提示存在面后气房。

2.3.2.2.2　后壁骨嵴

我们可以在后壁中识别出 7 条骨嵴隆起（图 2-27）。

（1）鼓索嵴：鼓索嵴连接锥隆起和鼓索隆起。

（2）锥体嵴：锥体嵴非常突出，从锥隆起的底部向下延伸到茎突隆起。

（3）茎突嵴：茎突嵴连接茎突隆起和锥隆起。

（4）岬小桥：岬小桥是鼓室后壁中心的结构。介于锥隆起至接近前庭窗后下缘的骨嵴。岬小桥有两种不同形态：① 完整的岬小桥。当岬小桥完全形成并从锥隆起延伸到鼓岬区域，在该情况下，岬小桥为鼓室窦上界，并将其与后鼓室窦分隔。② 不完整的岬小桥。在该情况下，岬小桥不与锥隆起相连，鼓室窦和后鼓室窦融合。

（5）岬下脚：岬下脚是一个光滑的骨性隆起，为鼓岬后部沿圆窗龛向鼓室后壁延伸的骨嵴，为圆窗龛与鼓室窦的分界线。

（6）骨柱：骨柱为一厚的骨性突起，连接耳蜗基底和茎突隆起，为圆窗膜提供有力支持。胆脂瘤手术中应避免不必要的钻孔，以避免感音神经性聋风险。

（7）骨尖：骨尖为一骨脊，源于圆窗龛，向下至下鼓室底部，将后下鼓室和下鼓室分离，颈静脉球位于此处（图 2-30）。

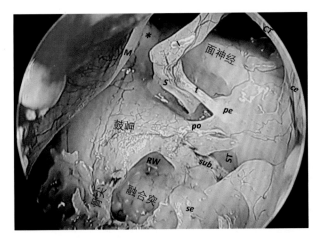

图 2-30　左耳耳内镜图像示后壁三个隆起

鼓索隆起（ce）起自中耳鼓索神经（CT），锥隆起（pe）与镫骨肌腱（t）和茎突隆起（se）相邻。鼓窦（ST）位于岬小桥（po）上和岬下脚（sub.）之间。融合突是厚厚的实心骨突出物，连接着耳蜗底和茎突隆起。融合突为圆窗（RW）提供了强有力的支撑。骨尖是一个骨脊，从 RW 的前柱升起，并向下鼓室底部延伸，将下鼓室和后下鼓室隔开。耳蜗下小管（C）是深管，它在骨柱与骨尖之间。S：镫骨；I：砧骨；M：锤骨；*：匙突。

由于上述隆起和骨嵴，鼓室后壁有五个不同部位，将其与乳突完全分隔（见 4.4）。

2.4　上壁（鼓室天盖）

中耳鼓室上壁为鼓室天盖，中耳鼓室借此骨板与颅中窝的硬脑膜和颞叶分隔。鼓室天盖的完整性对于避免感染从中耳播散至颅内及防止脑组织疝入中耳显得至关重要。

2.4.1　上壁发育

上壁由两个水平骨板融合而成，外侧板（水平突）为颞骨鳞部，内侧板（天盖突）为颞骨岩部；外侧板为膜性成骨，而内侧板为软骨内成骨（见 1.1.1，图 1-2）。

两个骨板的融合线处，形成一骨裂，称为横形骨板，为鼓室天盖的主要支撑结构。横形骨板向前延伸至 Glaserian 裂，而后形成齿突[30]。

妊娠第 19 周时，上半规管的骨化中心尚未完全发育。妊娠第 23 周时，该骨化中心已发育成熟。软骨内成骨形成中间层，外骨层形成三层结构。

临床意义

中耳脑膜脑膨出

中耳脑膜脑膨出为脑组织通过骨质缺损疝入中耳内。颅中窝脑膜脑膨出最为常见，与大脑颞叶重力压迫至鼓室天盖裂和脑脊液压力作用相关[33, 34]。鼓室天盖最常见的骨质缺损部位为近膝状神经节处（图 2-31）[35]。

颅后窝脑膜脑膨出进入中耳者罕见。

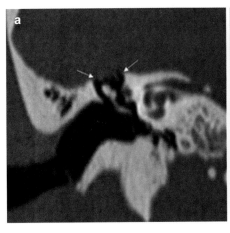
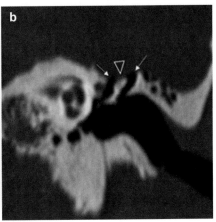

图 2-31　双耳先天性鼓室天盖裂的冠状位重建图像（箭头之间）

a. 右耳，颅中窝结构与听骨未接触。b. 左耳，疝出颅中窝的颅内组织（箭头）经先天性鼓室天盖裂隙至听骨链。

出生 10 月时，仅有一薄层骨质覆盖半规管，而上半规管成骨需近 3 年。因此，3 岁后 CT 方能看到覆盖于上半规管的骨管[31, 32]。

在儿童或成年早期，鼓室天盖延迟发育或骨化不完全可致鼓室天盖缺失（图 2-31），可伴有脑膜脑膨出或自发性脑脊液耳漏（图 2-32）。

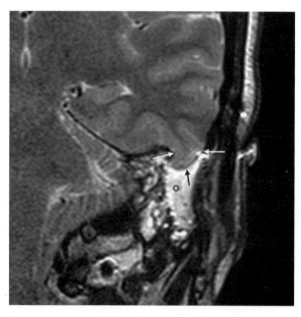

图 2-32　MR 冠状位 T2 加权显示脑膜脑膨出（黑色箭头）经骨质缺失（白色箭头之间）进入鼓室，鼓室内充满高信号液体（o）

2.4.2　上壁解剖

鼓室天盖为一薄层骨板，构成中耳鼓室上壁，并将其与上方的大脑颞叶分隔。位于咽鼓管部分称为耳咽管，位于鼓室上方部分被称为鼓室盖，位于乳突鼓窦上方部分被称为鼓膜（图 2-33）。

鼓室盖上方构成颅中窝底的一部分，被覆硬脑膜；鼓室盖下方被覆中耳黏膜。鼓室盖将脑脊液与中耳气房分隔[36]。

鼓室盖由两块大小不等的骨板组成。其中较大块位于颞骨岩部骨板内侧，较小块位于颞骨鳞部水平突外侧（图 2-34），两处骨板由岩鳞裂相连。新生儿期，该骨缝尚未骨化，由结缔组织填充，至成年后封闭。成人的颅中窝硬脑膜与该骨缝连接紧密，行颅中窝入路手术时，需锐性分离方能向上分离硬脑膜。

在中耳，岩鳞裂表面上方有锤骨和砧骨韧带附着。前方顶部骨板仅由颞骨岩部的被盖突构成，而后方顶部骨板构成中，颞骨鳞部水平突参与构成鼓室盖[35]。在岩部的被盖突与鳞部水平突前界融合处可见齿突（图 2-34a）。齿突长约 0.5 mm，为一横向坚硬而致密的骨嵴，位于锤骨头前方

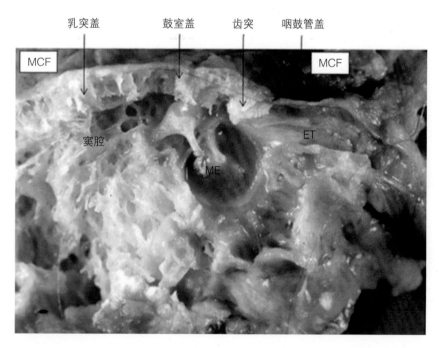

图 2-33　颞骨矢状面，显示左侧中耳（ME）上壁

MCF（middle cranial fossa）：颅中窝；
ET（Eustachian tube）：咽鼓管。

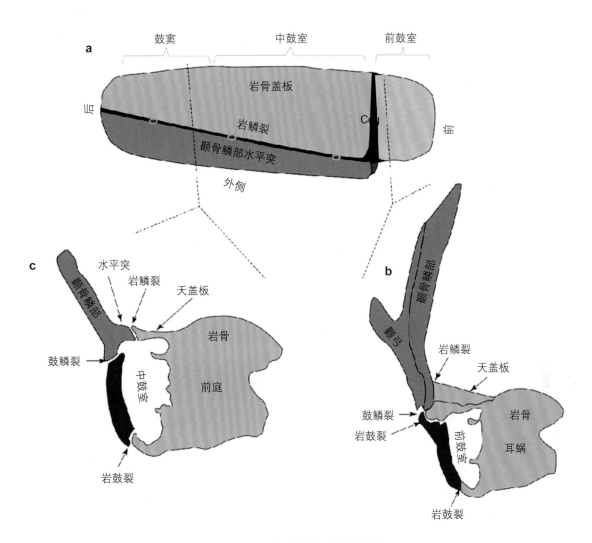

图 2-34 多角度鼓室上壁解剖概图

a. 从颅中窝视角可见鼓室盖是由两块不同颞骨骨板形成。两块骨板以岩鳞裂衔接，外侧为颞骨鳞部水平突，内侧为颞骨岩部的被盖突。b. 前鼓室截面可见前鼓室的顶部仅由颞骨岩部的被盖突构成。c. 中鼓室截面显示可见颞骨鳞部水平突参与鼓室盖的构成。

1~2 mm 处，并垂直朝向匙突。其内侧部分可一直延伸至匙突[38, 39]。

2.4.2.1 盖板支撑机制

如上述，横形骨板是构成盖板的主要支撑结构。除此之外，盖板的承重力还取决于横行骨板内、外侧的突起结构。横行骨板与其内、外侧突起组成结构类似于叶子的脉络。该脉络结构确保了力的均匀分布，即便薄而多孔的骨板也具有良好支撑。因此，菲薄的盖板能够抵抗大脑颞叶重量及脑脊髓流动，该抵抗力完全取决于骨性脉络结构的完整性而非骨板厚度（图 2-35）[30]。

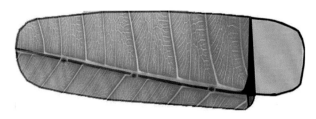

图 2-35 盖板示意图

盖板的承载能力取决于横行骨板（黑线）及其内、外侧突起，此类突起构成类似于叶子的脉络结构。

2.4.3 手术相关解剖

在进行乳突手术和上鼓室切开术时，需要仔细保护盖板。因构成盖板结构的形状和角度各异，且颅中窝硬脑膜及蛛网膜与骨板紧密相连。当手术不慎造成医源性盖板穿孔时，可导致脑脊液耳漏、颅内积气、脑疝或脑脓肿发生。因此，我们要全面掌握盖板的倾斜角度及其与外耳道的相对位置。这对上鼓室、乳突手术安全及成功显得至关重要。盖板并非一简单的水平骨板，而是一块高低起伏的不规则骨板。盖板呈两个明确的倾斜度：一个为由外向内，另一个为由后向前。

2.4.3.1 由外向内的倾斜角度

由外向内的倾斜角度为先下降然后上升，直至上半规管最高点（图 2-36）。整个盖板由前向后的延伸均保持该倾斜角度[40]。在外耳道上方（图 2-37），多数人群的外侧骨板较内侧骨板

更薄[40]。

2.4.3.2 从后向前的倾斜度

在矢状面上，盖板呈现从后向前下降的斜度，而后逐渐接近外耳道上方。盖板后部较前部高 1～10 mm（图 2-38 和图 2-39）。

2.4.4 盖板裂隙与上半规管裂隙

鼓室盖和上半规管均源于相同结构——耳囊，故均为相似的软骨内成骨。Minor 首先报道鼓室盖板裂与上半规管裂同时发生（图 2-40）[41]。上半规管裂是耳囊的病理状态，可导致内耳第三窗畸形和蜗前庭综合征。鼓室盖裂隙发生早于上半规管裂[42, 43]。上述发现表明，诊断为上半规管裂

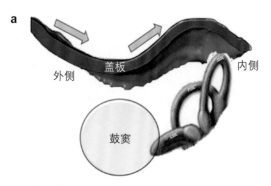
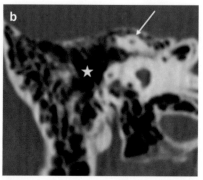

图 2-36 盖板影像

a. 盖板冠状位 3D 图像显示，位于窦腔上方的骨板向下倾斜，然后转而向上覆盖于上半规管（SSCC）、后半规管（PSCC）及外半规管（LSCC）上方。b. 右耳 CT 显示盖板相对于窦腔（*）和上半规管上弓（白色箭头）的形状变化。

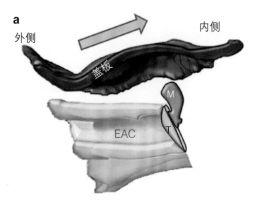
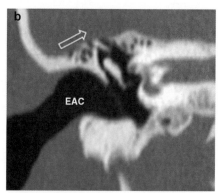

图 2-37 盖板和骨性外耳道之间的关系

a. 3D 图像冠状面，由外向内盖板呈现上升趋势（箭头）。EAC：外耳道；T：鼓膜；M：锤骨。
b. 右耳 CT 冠状位显示，由外向内，盖板（箭头）相对于外耳道（EAC）上壁呈向上倾斜走势。

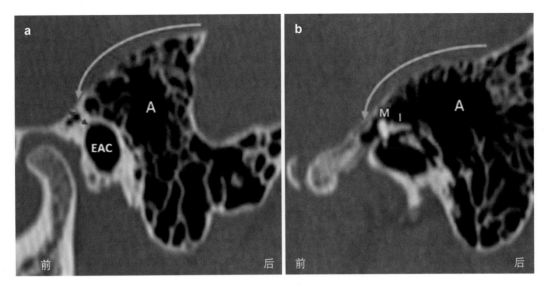

图2-38 盖板倾斜度CT矢状位图像

a. 沿颞骨外侧的矢状位CT重建显示向下趋势（蓝色箭头）及其与外耳道（EAC）上壁的关系（红色双头箭头）。A：鼓窦。b. 经中耳鼓室中心的CT矢状位重建。M：锤骨；I：砧骨；A：鼓窦。

外科应用

在行乳突切开术时，建议先从下方开始，而后朝上做。当接近外耳道上壁或者遇到硬脑膜低位时，必须由内侧向外侧进行手术，以免损伤外耳道壁或硬脑膜。脑膜低位处的盖板很容易从外侧受到损伤，并且此类外侧低位可掩盖隐藏于内侧的病变组织。

此外，如内侧硬脑膜高度被错误地预估为与外侧一致的较低水平，在磨除骨质时则内侧会错误地磨得较低，可能损伤外半规管或面神经管[40]。

从后向前磨除骨质时，矢状面解剖尤其重要：随着磨钻向前推进，盖板向下倾斜。术者应预判前方颧骨根水平的硬脑膜较低，这是前外鼓室隐窝入路时最常关注的点（图2-38和图2-39）。

在完壁式乳突开放时，外耳道壁与硬膜板之间的可操作空间明显小于后方。故证实颧骨根部为一具有挑战性的手术区域，尤其对操作靠前方的手术，同时还预保留听骨链完整。在行完壁式乳突手术时，必须注意不要磨穿外耳道骨壁或损伤硬脑膜。

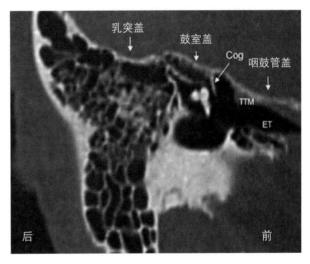

图2-39 通过鼓室腔的斜矢状位CT重建显示了盖板和齿突的不同部分

从后向前盖板呈向下倾斜的趋势。TTM：鼓膜张肌；ET：咽鼓管。

的患者出现鼓室盖板裂的概率约为正常SSCC的10倍[44]。并可伴发一些相关异常，包括盖板畸形、膝状神经节裂、颞叶脑膨出和脑脊液漏。有一例上半规管裂病例由岩上窦扩大引起的，该岩上窦接收来自小脑畸形静脉的引流[45]。事实上，该类型的裂隙并不罕见，在不伴畸形静脉的患者中也可作为解剖变异出现[46]。与此类裂隙相关的病因理论较多，其中广为认可的理论是发育异常。

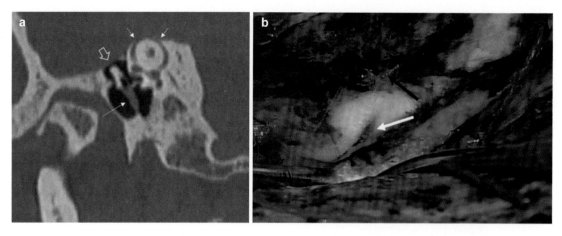

图 2-40　右耳鼓室成形术后冠状位 CT 重建

a. 术后气骨导间距未缩小，CT 可见巨大的上半规管裂隙（短箭头之间）与盖板裂（空心箭头）。b. 术中可见：上半规管裂（白色箭头）和盖板裂（黑色箭头）。

2.5　前壁（颈内动脉壁）

前壁将中耳鼓室与岩部颈内动脉管分隔，并容纳咽鼓管鼓室口。

2.5.1　前壁的发育

前壁和原鼓室的发育与颈内动脉管及咽鼓管发育密切相关。前壁发育源于岩骨，妊娠第 16 周耳囊发育后，多个骨板从耳囊侧延伸，围绕发育中的咽鼓管鼓室隐窝和颈内动脉，形成几乎整个原鼓膜（图 2-41）。妊娠第 18 周时出现鼓骨，它构成了原鼓室外壁后缘[47]。在发育过程中，岩骨与鼓骨间的连接为岩鼓裂或 Glaserian 裂，并向外延伸至鼓鳞裂。

2.5.1.1　颈内动脉管发育

颈内动脉管发育与颈内动脉（ICA）发育密切相关。在胚胎早期，ICA 位于软骨耳囊前方部；妊娠第 18 周，耳囊骨化形成两个骨板，即上板和下板，围绕颈内动脉。出生时，该骨板将颈内动脉完全包绕，在原鼓室内侧形成颈动脉管（图 2-41）[47]。

如颈内动脉未直接在耳囊旁，则不会形成颈内动脉骨管[26]。因此，儿童颈内动脉管裂是因颈内动脉管上、下骨板不完全融合形成。此外，

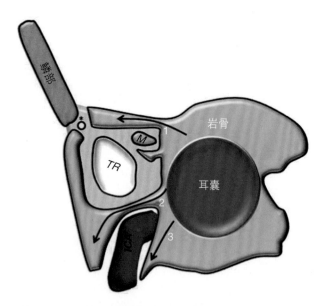

图 2-41　发育中的原鼓室及其额状面周围结构示意图（34 周胎儿）

原鼓室壁由岩骨的几个突起构成：被盖板（1）形成顶部，颈动脉管上壁（2）和颈动脉管下壁（3）形成内下壁；岬形成内壁。M：鼓膜张肌；TR：咽鼓管鼓室隐窝；ICA：颈内动脉；*：鼓索。

颈内动脉发育不全与颈内动脉管缺失相关（见 3.5.1）[48]。

2.5.2　前壁解剖

鼓室前壁非常狭窄，因中耳鼓室内侧壁和外侧壁以锐角在前方汇聚。前壁完全由岩骨形成，可分为三部分：上部、中部和下部（图 2-42）。

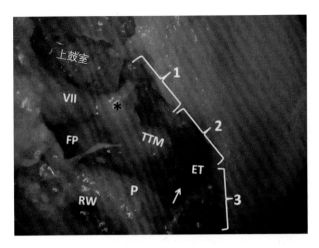

图 2-42　右侧中耳前壁

上 1/3（1）、中 1/3（2）、下 1/3（3）；咽鼓管（ET）内壁的颈内动脉裂隙（白色箭头）。TTM：鼓膜张肌管；*：匙突；Ⅶ：面神经鼓室段；FP：底板；RW：圆窗；P：岬。

部。中间由一薄水平骨片分隔，即肌咽鼓管隔。

- 鼓膜张肌半管为圆柱形，位于鼓室下方，延伸至匙突，并成为匙突的一部分。
- 肌咽鼓管隔经鼓膜张肌半管下方走行，而后在前庭窗末端前方扩大，并最终向外弯曲形成突起，即匙突，鼓膜张肌在此附着并通过[49]。
- 咽鼓管骨性部分位于肌咽鼓管隔下方（见7.3.1）。

2.5.2.1　下部

下部是前壁最大组成部分，构成下鼓室前壁。为一薄骨板，将中耳鼓室与岩骨颈内动脉垂直段分隔。该骨板上有两个小孔，内有颈鼓神经：上孔有上颈鼓神经走行，下孔有下颈鼓神经走行。该神经起源于颈内动脉周围交感神经丛，将来自颈上神经节的交感神经纤维传至中耳鼓室神经丛。

2.5.2.2　中部

前壁中部对应中鼓室。中部有两条骨管，上方骨管走行鼓膜张肌，下方骨管对应于咽鼓管骨

2.5.2.3　上部

前壁上部对应上鼓室前壁，向外投影于颧骨根部。

2.5.2.4　颈内动脉和前壁

颈内动脉经颈内动脉管进入颞骨，其在下鼓室前壁和骨性咽鼓管内壁（耳蜗垂直段正下方）垂直上升；之后以直角向前内侧转向岩尖，至耳蜗前下段形成水平段（图 2-21 和图 2-43）。

2.5.2.4.1　岩骨颈内动脉管垂直段

岩骨颈内动脉管垂直段高 5.0～12.5 mm，直径 4.0～7.5 mm。垂直段与中耳鼓室间以 0.25 mm 薄骨片分隔。儿童与成人受试者之间的骨板厚度无明显差异。约 5% 颞骨可观察到颈内动脉管裂隙，通常裂隙位于咽鼓管骨部内壁（图 2-42）。

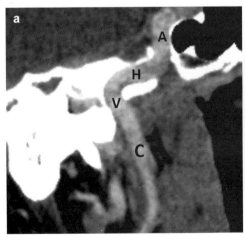
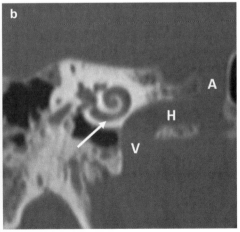

图 2-43　右侧颈内动脉血管 CTA 矢状斜位重建图像

a. 显示颈内动脉轨迹及其颈段（C）、垂直段（V）、水平段（H）和海绵窦段（A）。b. 矢状斜位重建骨窗图像，显示耳蜗底转（白色箭头）与颈内动脉岩骨段、垂直段（V）及水平段（H）。

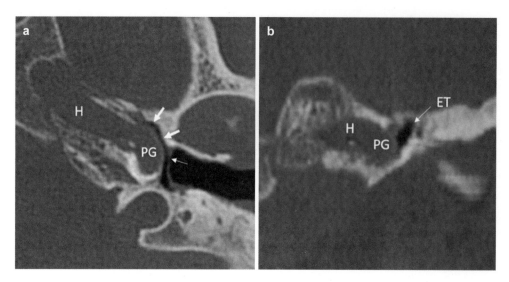

图 2-44 岩骨颈内动脉管解剖异常的 CT 图像

a. CT 轴位图像显示岩骨颈内动脉水平段（H）在后膝（PG）水平突入鼓室，几乎完全占据咽鼓管骨性部分（粗箭头），并且邻近前下方鼓膜（细箭头）。b. 冠状位 CT 重建图像显示颈内动脉（PG）后膝突出阻塞咽鼓管（ET）下方。

岩骨颈内动脉也可位于更后外侧部位（参照耳蜗），且耳蜗常完全位于颈内动脉水平段和垂直段之间后膝后侧。该解剖变异（侧向 IC）可导致咽鼓管鼓口部分或完全阻塞，并可导致其与鼓膜距离更近（图 2-44）[50]。

另一种少见的颈内动脉异常（图 3-52）为颈内动脉垂直段穿过扩大的下鼓室（可能与镫骨动脉持续存在有关）[50]。鼓骨位于垂直段前外侧[51]，从鼓环前缘至邻近颈内动脉管的距离约 5 mm[27]。颈内动脉管和耳蜗之间的平均距离在其底转约 1 mm，中转约 2 mm，顶转约 6 mm（图 2-45）[52]。

2.5.2.4.2 岩骨颈内动脉管水平段

岩骨颈内动脉管水平段为一长 14.5～24 mm、直径 4.5～7.0 mm 管道[51]。

手术意义

罕见情况下，可出现耳蜗和颈内动脉管间的骨性分隔缺失。在该情况下，颞骨术前影像可显示耳蜗与岩骨颈内动脉管间的解剖关系，有助于防止人工耳蜗植入手术时穿透颈内动脉管（图 2-46）。

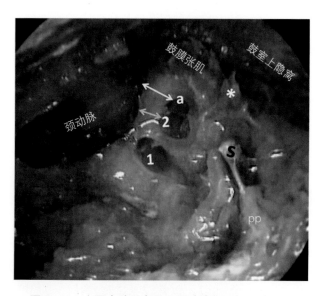

图 2-45 左耳内壁开窗显示颈动脉与耳蜗间的关系

垂直段接近耳蜗底转（1）约 1 mm（红色箭头），中转（2）约 2 mm，顶转 6 mm（a）。S：镫骨；pp：锥隆起；*：匙突。

2.6 内壁（耳蜗壁）

内壁主要由鼓岬构成，此外尚有其他重要结构：面神经鼓室段、前庭窗、圆窗、鼓膜张肌半管、匙突和外半规管。

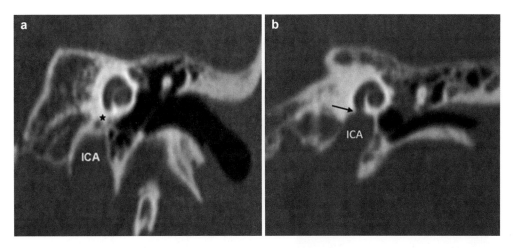

图 2-46　左耳 CT 冠状位重建图像
a. 耳蜗和颈内动脉（ICA）间的分隔骨板（＊）。b. 颈内动脉管裂（箭头）连通耳蜗底转。

2.6.1　内壁的胚胎学

2.6.1.1　面神经：鼓室段（见第 6 个专题）

妊娠第 6 周，面神经水平段已清晰可见，位于发育中的膜迷路和镫骨原基之间[53]。妊娠第 8 周，镫骨原基已达耳囊，在软骨耳囊外侧形成沟状，并开始形成面神经管水平段；妊娠第 10 周，该沟槽形成。如该沟槽较深且形成良好，面神经将被固定于正常解剖位置，并远离耳囊[53]。妊娠 4 月时，面神经沟开始包裹面神经。面神经管骨化在婴儿出生第 1 年或之后不久便已完成[54]。

2.6.1.2　卵圆窗

卵圆窗源自耳囊侧面，其发育与第二鳃弓发育相关，尤为重要的是其与镫骨及面神经发育相关。妊娠第 5 周时，镫骨原基已可辨认，为包绕镫骨动脉的环形结构。期间，镫骨向内侧生长，在妊娠第 7 周时与发育中的耳囊接触，并在未来前庭窗位置向内凹陷，该凹陷中的间充质组织与镫骨融合形成镫骨底板[55, 56]。一旦镫骨底板完全发育，前庭窗软骨便发生去分化，在边缘形成纤维组织，最后形成环韧带[54]。

2.6.1.3　窗前裂

窗前裂是外淋巴迷路的一部分，为人类所独有。裂隙在妊娠第 9 周（胚胎长 34 mm）时首次出现[60]，为前庭窗前方软骨耳囊外侧壁的一条

临床意义
前庭窗闭锁

当镫骨早期未能与前庭融合时，前庭窗无法发育，导致其先天性缺失（图 2-47）。对先天性前庭窗缺失的解释，目前认为妊娠第 5 周和第 6 周时，发育中的面神经向前移位，并位于耳囊和镫骨原基之间，导致镫骨和耳囊间接触抑制，故前庭窗未开始发育[53, 57, 58]。镫骨外形异常通常也与先天性前庭窗缺失相关。

此外，先天性前庭窗缺失可与面神经管鼓室段畸形相关，例如对于前庭窗低位面神经，面神经管常位于前庭窗原本该在的位置或其下方，面神经可开裂粗大（图 2-48 和图 2-49）[59]。环韧带发育异常可导致镫骨底板先天性固定。

状软骨。在之后 3 周内，耳周组织像结缔组织一样由前庭延伸至中耳。裂隙继续生长至妊娠第 21 周的胎儿中期，此时耳囊骨化已基本完成（图 2-50）。软骨分界将裂隙内结缔组织与耳囊骨质分隔开，并且软骨内成骨逐渐被替代。因内侧支撑软骨变形，该裂隙为组织学角度不稳定区域。在胎儿后期，新骨形成过程可能增强，并发展成为耳硬化症的活跃中心[61]。

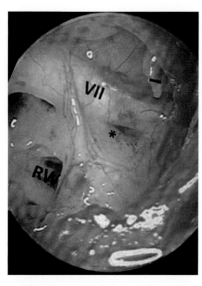

图 2-47 右耳前庭窗发育不全

术中显示先天性前庭窗缺失（＊）、面神经（Ⅶ）走行异常及砧骨发育不全（Ⅰ）。RW：圆窗。

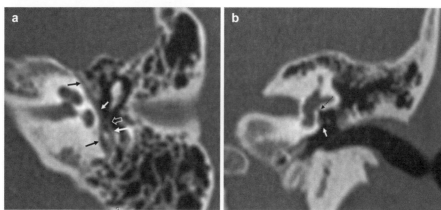

图 2-48 先天性前庭窗缺失的 CT 轴位图像

a. CT 轴位图像显示异常低位的面神经鼓室段（黑色箭头之间），位于鼓岬表面（细白色箭头）。异常镫骨（空心箭头）连续性完整，镫骨肌腱增粗（粗白色箭头）。b. 冠状位 CT 图像显示一几乎完全闭锁的前庭窗，仅见一未发育成熟的开口（黑色虚线箭头）。注意在鼓岬表面走行的低位面神经（白色箭头）。

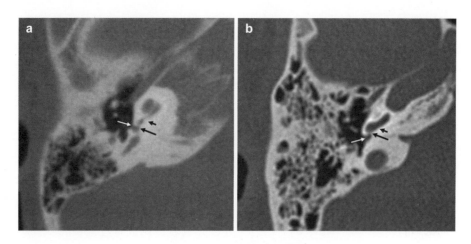

图 2-49 右耳轴位 CT 图像

a. 显示前庭窗隐窝重度发育不全（白色箭头）和一个异常小的圆窗（黑色长箭头）。耳蜗底转鼓室阶重度发育不全（黑色小箭头）。b. 显示前庭窗隐窝的重度发育不全（黑色长箭头）。正常大小和外形的耳蜗底转（黑色短箭头）。

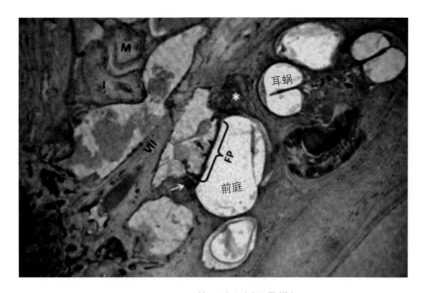

图 2-50 28 周龄胚胎左侧颞骨横切面

在镫骨底板（FP）前方的窗前裂（*）和底板后方的窗后小窝（白色箭头）。Ⅶ：面神经；I：砧骨；M：锤骨。

2.6.1.4 圆窗

圆窗区域出现于妊娠第 11 周，耳囊此时已开始骨化。耳囊骨化过程中，圆窗龛被增厚软骨环包围，软骨环将圆窗间充质与骨化耳囊隔开，防止圆窗开口骨化。软骨环进一步分化形成圆窗龛，并在龛内形成带有黏膜上皮的圆窗膜。在圆窗龛中未被吸收的间充质组织可形成一单独外膜，从而封闭圆窗龛。

圆窗龛壁骨化始于妊娠第 16 周，由膜内成骨和软骨内成骨形成，但随两种类型骨化程度不同，圆窗龛表型也存在很大差异。根据圆窗龛上壁和前壁发育情况，圆窗龛开口平面可呈水平、背向或侧向。前壁、上壁和后壁最先出现，而此时下壁尚不存在。

妊娠 1 周后，一骨性突起长入圆窗龛内形成其下壁，但该骨性突起在妊娠第 18 周方到达其前壁[8]。

耳囊突起称为软骨带，可形成圆窗龛下壁。圆窗龛前壁和上壁由膜内成骨形成，而后壁和下壁主要由软骨内成骨形成。圆窗龛各壁生长不均一导致其开口形状各异，可产生八种不同类型的圆窗龛：狭窄型、下斜形、前隔型、骨膜型、基底开放型、外生骨疣型、颈静脉圆穹型和骨小梁型[62]。

胎儿 23 周时，出现下壁骨性结构，即所谓的融合突。该结构向下壁延伸，朝向圆窗顶部。妊娠 20 周，前壁生长速度加快，鼓室下动脉与鼓室神经行经前壁[8]，其间鼓室神经和鼓室下动脉周围形成完整骨管。该骨性结构起源于前柱，向下延伸至下鼓室气房，形成骨尖[8]。

当软骨环未发育时，可形成骨性阻塞，导致先天性圆窗闭锁[63]。

2.6.2 内壁解剖

鼓室内壁将中耳鼓室与相邻内耳分隔。前方鼓膜张肌和面神经骨管为内壁上、下 1/3 的分隔标志。上 1/3 可形成上鼓室内侧壁，后界为外半规管（LSCC）。下 2/3 可形成中鼓室内侧壁，包括中央处鼓岬、上后方前庭窗和下后方圆窗（图 2-51～图 2-53）。

2.6.2.1 鼓膜张肌与匙突（图 2-54）

鼓膜张肌半管（semicanalis m. tensor tympani）为圆柱形，自鼓膜延伸至鼓室内侧壁，止于前庭窗龛正前方。

鼓室内侧壁有一弯曲的骨性突起，称为匙突。其位于前庭窗前上方、鼓室段面神经外下方，标志鼓膜张肌半管后端。匙突的骨性突起前端呈凹

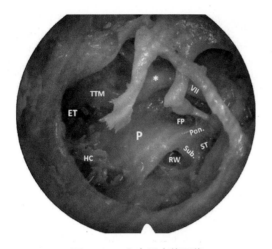

图 2-51　左中耳内镜图像

Ⅶ：鼓室段面神经；*：匙突；TTM：鼓膜张肌；RW：圆窗；ET：咽鼓管；FP：镫骨底板；P：鼓岬；HC：下鼓室气房；ST：鼓室窦；Pon：岬小桥；Sub：岬下脚。

陷状，内含鼓膜张肌肌腱。该肌腱由此向外侧旋转并附着于锤骨柄内侧。

匙突顶端为鼓膜张肌转向外侧的标志，也是面神经垂直段转向水平段的标志。

外科应用

- 匙突是最不易被胆脂瘤侵蚀的骨性标志。
- 面神经位于匙突后上方。
- Jacobson 神经在下鼓室水平，并与匙突垂直，故匙突为 Jacobson 神经切除术的重要解剖学标志。
- 匙突内侧为耳蜗底转结束、第二转开始处。
- 齿突位于匙突前上方。

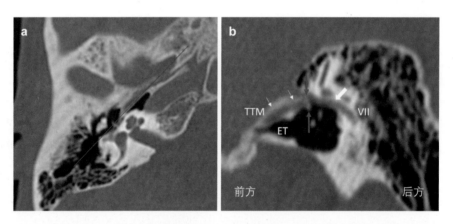

图 2-52　右耳水平位和矢状位 CT 重建图像，显示内侧壁解剖结构

a. 水平位 CT 图像沿 TTM 和面神经（Ⅶ）重建参考线。b. 沿参考线矢状位重建显示两个标志性结构，前方为 TTM（小箭头），后方为面神经（平箭头），其在匙突处重叠（红色箭头间）。

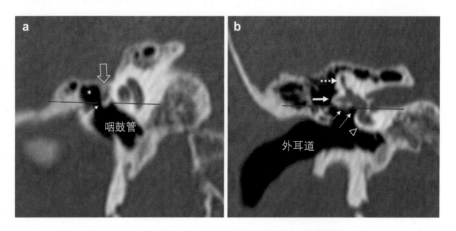

图 2-53　右耳冠状位 CT 重建图像显示内侧壁解剖结构

a. 鼓室前 1/3：TTM（空心箭头）、匙突（红线之间）、AER（*）。b. 穿过鼓室中部 1/3，SSCC（虚线箭头），LSCC（粗箭头），面神经（Ⅶ，小箭头），前庭窗龛（长箭头），鼓岬（箭头）。

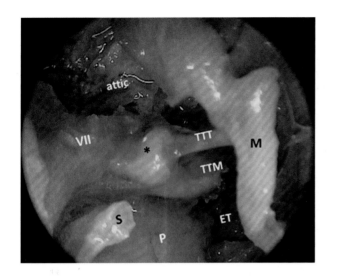

图 2-54　右耳后鼓室切开耳内镜图像

显示鼓室段面神经（Ⅶ）及其与匙突（＊）和镫骨（S）的关系。TTM：鼓膜张肌；TTT：鼓膜张肌腱；P：鼓岬；ET：咽鼓管；M：锤骨；attic：上鼓室。

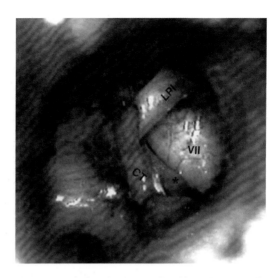

图 2-55　左中耳探查示面神经管骨裂（Ⅶ），位于镫骨（＊）上方

LPI：砧骨长突；CT：鼓索神经。

手术要点

匙突为一重要的解剖和手术标志，以识别侵蚀性病灶中的面神经和前庭窗（图 2-54）。

匙突为骨隔末端，将咽鼓管和鼓膜张肌半管分隔。

2.6.2.2　面神经管

面神经管是位于鼓室内侧壁上部的重要解剖结构。面神经管斜行于鼓岬上方，在前庭窗上方从正后方向从匙突向前下方内侧延伸至外半规管穹窿，并在鼓室后壁水平鼓室段与乳突段转折处形成第二膝。

鼓室内侧壁鼓室段面神经其骨管偶有骨裂，仅覆盖黏膜层，甚至遮盖前庭窗（见第 6 个专题）。该情况下行中耳手术具有高危性，甚至中耳黏膜感染也会导致面神经裸露患者面瘫（图 2-52～图 2-55）。

2.6.2.3　外半规管

面神经管水平段以上区域形成上鼓室内侧壁。外半规管圆顶略向面神经管外侧延伸，为上鼓室后部最突出结构（图 2-52、图 2-53 和图 2-56）。

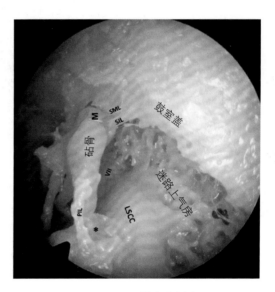

图 2-56　上鼓室内侧壁

LSCC：外半规管；Ⅶ：面神经；M：锤骨；PIL：砧骨后韧带；SIL：砧骨上韧带；SML：锤骨上韧带；＊：砧骨窝。

外科应用

面神经可存在部分骨管缺失，最常见于前庭窗龛正上方的面神经鼓室段。在此情况下，面神经可位于前庭窗龛，使镫骨向鼓岬倾斜并部分覆盖镫骨底板。任何邻近前庭窗龛的手术操作均须考虑裸露面神经：该区域任何软组织结构均须考虑到神经，除非另有证明！

2.6.2.4 鼓岬

鼓岬是中耳鼓室的明显突起，占据内侧壁中央大部分位置，位于前庭窗和圆窗之间。鼓岬标志耳蜗底转（图 2-57 和图 2-58）。

鼓岬表面有凹槽可容纳进入颞骨的鼓室丛（Jacobson 神经），其通过鼓室小管进入颞骨，位于颈静脉孔前方。

2.6.2.5 前庭窗龛

前庭窗龛（前庭窗）位于后鼓室内侧壁，上方为面神经骨管，下方为鼓岬。前庭窗龛前方和上方均以匙突为界，后方以岬小桥和锥隆起为界。位于前庭小窝凹陷处，其深度取决于面神经位置

手术要点

人类耳蜗的底转是一条骨管，覆盖最少的部分位于鼓岬顶端后方。在人工耳蜗植入过程中，耳蜗底转的下半部分可从面神经隐窝或外耳道进入。耳蜗的第二转和第三转也可以从鼓室腔进入。尽管如此，为了能够完全显示第二和第三转，必须完全去除鼓膜张肌和鼓膜张肌半管（图 2-59）。

和鼓岬突出程度（图 2-59）。

前庭窗通向内耳前庭（前庭阶）。前庭窗长径呈水平，其凸面边界朝上。被连接于镫骨底板的

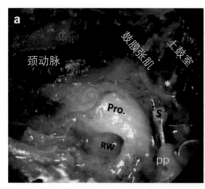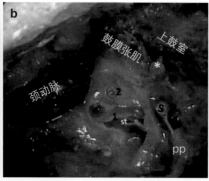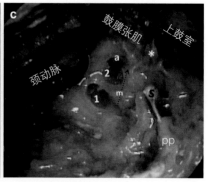

图 2-57 内壁与耳蜗转的关系

a. 内壁钻孔前，显示鼓岬（Pro.）、圆窗（RW）、镫骨（s）、锥隆起、上方的鼓膜张肌和前方的颈动脉。b. 在鼓岬的顶点钻孔后，暴露耳蜗底转（1），向前上方进一步钻孔暴露耳蜗第二转（2），鼓室阶（2）。c. 向上更深钻入暴露耳蜗的第二转（2）和耳蜗顶转（a），为了能够充分暴露耳蜗顶转，必须去除鼓膜张肌和鼓膜张肌半管。注意蜗轴（m）及其轴向（黑色箭头）。St：鼓室阶；*：匙突；pp：锥隆起。

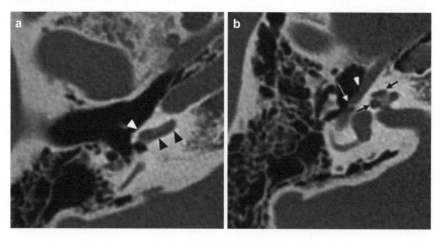

图 2-58 右耳的水平位 CT

a. 中耳内壁与耳蜗底转（黑色箭头）、鼓岬（白色箭头）的关系。b. 耳蜗第二转处（黑色箭头）被鼓膜张肌（白色箭头）隐藏，一直延伸到匙突（白色箭头）。

环韧带所包围，前庭窗尺寸平均长 3.25 mm、宽 1.75 mm。

前庭小窝被四壁包围[64]：

- 上壁由面神经骨管形成。

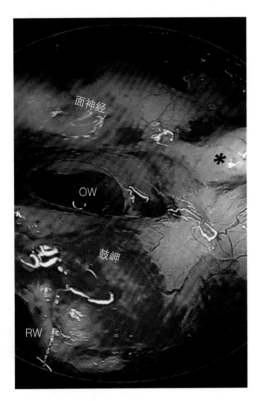

图 2-59　右耳显示移除镫骨底板后的卵圆窗（OW）

OW 上壁由面神经管形成，下壁由鼓岬形成，前壁由内壁的骨板和部分匙突形成（＊）。

- 下壁由鼓岬形成。
- 前壁由内壁骨板和部分匙突形成。
- 后壁由鼓室内侧壁锥隆起形成。

在 CT 扫描中测量 OWN 高度可在术前对该区域进行准确评估：镫骨手术中，高度低于 1.4 mm 应视为存在操作困难风险。前庭窗龛高度低于 1.1 mm 可导致前庭窗龛过于狭窄[65]。

在该情况下，术中从前庭窗龛切除胆脂瘤存在难度（图 2-60）。

2.6.2.5.1　窗前裂

窗前裂是人类特有的裂隙，随年龄增长，因耳囊骨重塑而较少见，被认为是外淋巴迷路附属物。窗前裂为一条状结缔组织，从前庭窗前延伸，穿过骨性耳囊，在鼓膜张肌腱下方与鼓室黏膜相连。通常为纤维组织和未成熟软骨所遮盖（图 2-61）。将窗前裂结缔组织与耳囊分开的软骨边界逐渐被软骨内成骨所取代[66]。

临床应用

在耳硬化症病例中，前庭窗可受到不同程度入侵，从典型的局限性前后增厚到完全阻塞（图 2-62）。据文献报道，窗前裂周围的淋巴管漏为突发性耳聋的潜在原因[67]。

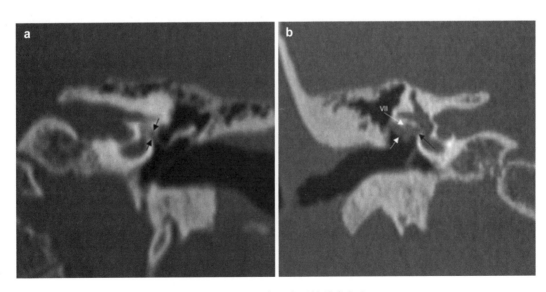

图 2-60　不同病理类型的前庭窗龛

a. 前庭窗龛的高度（箭头间）。b. 中鼓室胆脂瘤（白色短箭头）侵入前庭窗龛（黑色箭头），镫骨板上结构缺失。面神经（白色长箭头）显示其骨管破坏（面神经与胆脂瘤影像上无法区分）。

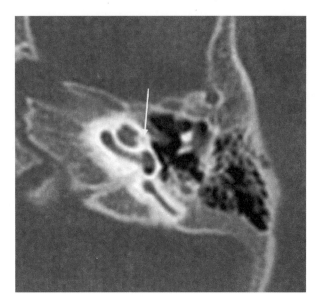

图2-61　一名2岁儿童的水平位CT图像
显示窗前裂部位耳蜗腔隙（箭头）的外观。

2.6.2.5.2　窗后窝

窗后窝是外翻到耳囊的鼓膜组织，位于前庭窗和外半规管非壶腹端之间约1/3处，即前庭窗正后方。

2.6.2.6　圆窗

圆窗解剖学细节丰富，故术中应仔细辨别。我们将分别描述以下内容：圆窗龛、圆窗骨架和圆窗膜。

2.6.2.6.1　圆窗龛

圆窗龛位于鼓室内侧壁鼓岬后下方。圆窗龛被定义为圆窗膜的骨性入口。其骨结构在后鼓室下方向后外侧融合，位于岬下脚（后、外和稍上方）和岬未脚（前、外和下方）之间。

圆窗龛距前庭窗下缘约2mm，并通过岬下脚与鼓岬分隔。圆窗龛平均宽度约为2mm。其高度变化可达1mm。

2.6.2.6.2　圆窗龛嵴

- 融合突是一厚而光滑的骨嵴，连接耳蜗底转和茎突隆起。融合突为圆窗膜提供有力支持。为防止发生继发性感音神经性耳聋，一般情况下，术者应避免在胆脂瘤病灶中磨除融合突。

- 岬未脚为一骨嵴，从前柱开始，向颈静脉球所在的下鼓室底延伸；将下鼓室后部气房与前下鼓室气房分隔。

2.6.2.6.3　圆窗龛空间

骨尖和融合突将圆窗龛分为三个空间，位于岬下脚下方并与下鼓室后部相连：

- 鼓室下窦为岬下脚下方与骨尖之间的空间，在鼓窦下方形成一进入下鼓室后部的较深气房（图2-63和图2-64）。

- Proctor（凹陷区）是由在融合突周围发育的骨性气房所组成的解剖区域。

- 耳蜗下小管（图2-64）是岬未脚和融合突之间的较深隧道；可达岩尖气房。81%人群可存在耳蜗下小管，其中48%可见气房直达岩尖。

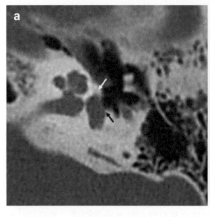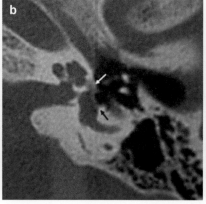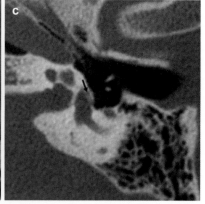

图2-62　左耳水平位CT图像
a.镫骨底板正常厚度（黑色箭头），较小的耳硬化症病灶（白色箭头）。b.中度耳硬化症镫骨底板增厚（黑色箭头），前庭窗前部病灶明显（白色箭头）。c.阻塞性镫骨底板耳硬化症（黑色箭头）。

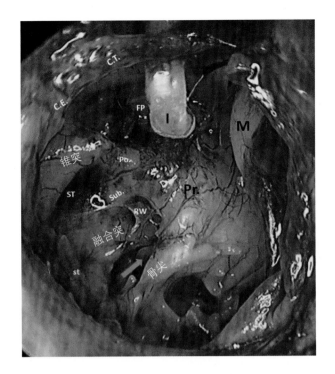

临床应用

残留胆脂瘤

　　圆窗龛构造和局限性能够影响术中圆窗膜视野的显露。因此，耳内镜能全面探查圆窗区域，并能准确了解该区域解剖结构，在中耳手术中具有重要优势[68]。

图 2-63　右耳鼓室后壁的耳内镜图像

显示三个隆起：鼓索（CT）、茎突（ST）、鼓索隆起（CE）。鼓窦（ST）位于岬小桥（Po.）和岬下脚（sub）之间。柱骨为一厚实的骨性突起，连接耳蜗基底转和茎突隆起。融合突为圆窗膜（RW）提供有力支撑；骨尖为一骨嵴，从 RW 前柱开始，向下鼓室底部延伸，将下鼓室后部与下鼓室分隔。耳蜗下小管（蓝色箭头）为岬末脚和融合突间的较深隧道，可到达岩尖部气房。FP：镫骨底板；I：砧骨；M：锤骨；Pr：鼓岬。

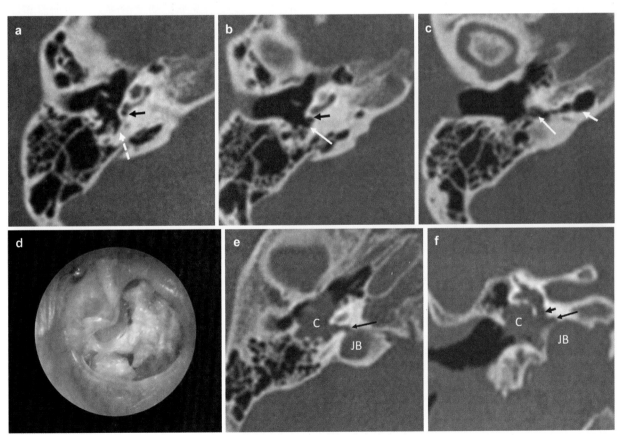

图 2-64　圆窗水平至下鼓室冠状位 CT 图像

a. 圆窗室（箭头），鼓窦（虚线箭头）。b. 圆窗龛（黑色箭头），耳蜗下小管的入口（白色箭头）。c. 与岩尖气房（短箭头）相连续的耳蜗下小管（长箭头）。d. 11 岁儿童大范围的后鼓室胆脂瘤（C），胆脂瘤侵犯后鼓室和圆窗龛的耳内镜图像，水平位（e）和冠状位（f）CT 图像，侵入耳蜗下小管（黑色长箭头），位于圆窗龛下方（短箭头）。颈静脉球（JB）中度突出到达耳蜗下小管。该情况下无法显露更多的耳蜗下气房。

2.6.2.6.4 圆窗室

圆窗室被定义为位于圆窗龛和圆窗膜间的三维空间（图 2-63）。

2.6.2.6.5 圆窗骨性结构（图 2-66）

圆窗为迷路在中耳的第二个开口。圆窗并不总为圆形，可呈现出不同形状。其在胎儿发育早期便已达到成人大小。RW 平均高度为（1.91±0.78）mm，平均宽度为（1.37±0.43）mm[69]。

圆窗具有以下骨性结构：

- RW 被盖：定义为鼓岬斜背外侧边缘，在 RW 入口处形成凸起。圆窗被盖结构可影响圆窗膜手术视野。
- 圆窗后柱：为一位于圆窗龛入口骨缘附近的柱状结构。在其后部和上部，与被盖形成一锐角。
- 圆窗前柱：位于圆窗龛前方和上部，与被盖前部融合。

圆窗后上壁和后下壁向后汇合，通向鼓窦（图 2-66）。

圆窗前缘和后下缘覆盖一骨嵴，即嵴孔。其在圆窗前下方形成尖锐骨缘，且形状可变，覆盖圆窗 36%～50% 面积[70]。圆窗膜来自骨嵴游离缘。

窗嵴（crista fenestra projects）距圆窗边界平均距离为 0.2 mm，因其位于窗下缘和前缘，为鼓室阶最重要屏障。窗嵴可定义为耳蜗基底转入口处的"台阶"[71]。在人工耳蜗植入过程中，可在电极推向耳蜗时，使插入阻力增加并可导致电极尖端扭结。圆窗龛被盖和后柱为鼓膜切开术中影响精准观察圆窗膜重要解剖结构。为了便于耳蜗植入，可将圆窗龛前下缘（anteroinferior overhang）和窗嵴（crista fenestrae）磨除后，沿耳蜗底转获得良好视野[72]。较窄骨龛往往包含较多小嵴，在该情况下，磨除窗嵴无法在圆窗龛周围获得足够的额外空间（图 2-65）。

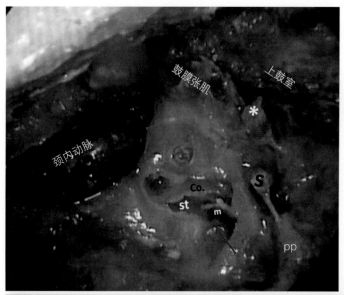

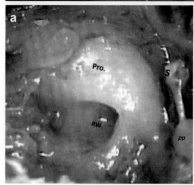
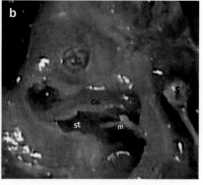

图 2-65　圆窗和耳蜗底转解剖结构

a. 钻孔前。b. 在圆窗龛和鼓岬钻孔后，露出圆窗膜（m）和耳蜗（Co.）的基部，圆窗通向鼓室阶（st）。红色箭头为窗嵴。

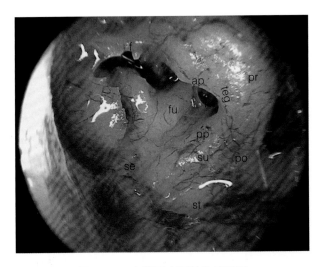

图 2-66　内镜下中耳结构解剖图

pp：后柱；ap：前柱；teg：被盖；fu：融合突；f：岬末脚；su：岬下脚；rw：圆窗；pr：鼓岬；t：耳蜗下小管；st：鼓窦；po：岬小桥；s：镫骨。

2.6.2.6.6　圆窗周围解剖

术前了解圆窗潜在解剖变异及其与颈内动脉管（CC）、颈静脉球（JB）、面神经（FN）和前庭窗（OW）的关系有助于减少感音神经性耳聋之手术并发症（图 2-67）。

图 2-67　与中耳结构相关的圆窗（RW）周围解剖示意图

PE：锥隆起；OW：前庭窗；LSCC：外半规管；AER：前上鼓室隐窝；TTM：鼓膜张肌；STR：咽鼓管上隐窝。

- 圆窗和颈内动脉管（RW-CC）间的距离：平均 2～4 mm。
- 圆窗和颈静脉球顶部间的距离（RW-JF）：平均 2～4 mm。
- 圆窗至面神经水平段（RW-HFC）的距离：平均 2～3 mm，RW 和面神经垂直段间距离（RW-VFC）：平均为 2～4 mm。
- 圆窗和前庭窗间距离（RW-OW）：平均 2～4 mm。
- 锥隆起与圆窗（PE-RW）间距离：平均 2.5 mm。
- 圆窗最大高度为 1 mm，最大宽度为 2 mm。

2.6.2.6.7　圆窗膜（图 2-68）

RW 膜呈鞍点状，中央凹向空腔，边缘凸出。RW 膜内侧面向耳蜗基底部鼓阶。RW 膜厚度为 70 μm，不随年龄增长而变化[73]。其长 1.70 mm，宽 1.35 mm。与鼓膜相似，RW 膜也由三层结构组成：中耳内覆盖立方细胞外层上皮，与内耳相邻的鳞状上皮细胞，以及上皮层间的纤维结缔组织。结缔组织层由成纤维细胞、胶原蛋白

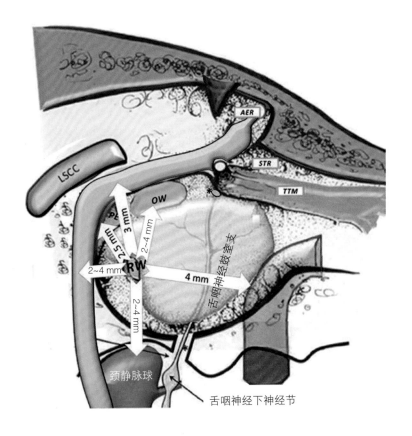

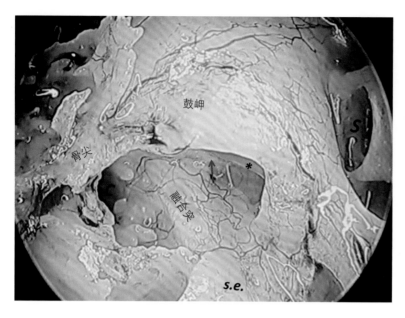

图 2-68　左耳圆窗龛耳内镜图像显示圆窗膜（＊）

圆窗膜（RWM）垂直于镫骨底板（s）平面。RWM 向下插入到骨嵴下方，嵴窗孔（红色箭头）。融合突是连接耳蜗基底部和茎突（s.e.）的一骨性突起，为 RWM 提供支撑；岬末脚为一骨嵴，从 RW 前柱延伸至下鼓室底部，将下鼓室后壁与下鼓室分隔。耳蜗下小管（C）为融合突和岬末脚间通道；可达岩尖。

和弹力纤维构成。RW 龛与 RW 膜中心间距离为 1.39～2.12 mm[74]。

在后部，圆窗膜非常接近椎板，距离约 0.1 mm。在中心部位，两者间距离约为 1 mm[75]。圆窗膜并不位于鼓阶末端，而是构成其部分底部。鼓阶钩状区域位于 RW 膜后方和上方（图 2-65）。RWM 上缘与基底膜关系密切。

经面隐窝入路仅可观察到 RWM 前半部分。后上缘远小于前下缘。经后鼓室开放术切除后上缘后，圆窗膜后部位于视野内，但仍难以观察到。RWM 并不直接位于鼓阶后方，前庭正好位于 RWM 前方。

RW 膜通过扩散或胞吞作用将大分子运至内耳。1 mue 小分子物质容易通过 RWM，但 3 mue 以上小分子物质不能通过圆窗膜（鼓室内注射庆大霉素时需考虑此点，勿在庆大霉素溶液中加入碳酸氢钠）。

要点

- 开放圆窗龛骨缘可将 RW 膜显露面积增加 1.5～3 倍，并可增加电冲动至鼓阶的无限制通路[76]。
- RWM 下部与蜗水管和静脉相邻，需予以保护，以免术中损伤（图 2-69）。

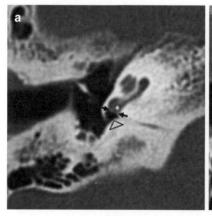
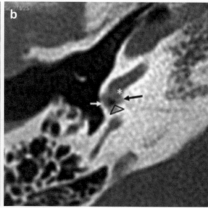
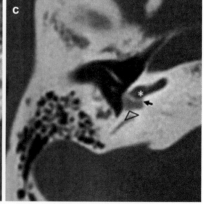

图 2-69　右耳横断面 CT 图像

a. 正常圆窗膜（黑色箭头之间），气房良好的圆窗凹槽（箭头）和耳蜗基底部鼓室中的内淋巴间薄骨片（＊）。b. 鼓岬耳硬化灶（白色箭头）和圆窗（黑色箭头），圆窗凹槽处气房（空心箭头），但通过耳硬化病灶与鼓阶（＊）分开，RW3。c. 圆窗膜（黑色箭头），鼓室阶（＊），消失了的圆窗凹槽（箭头），RW4。

外科应用

　　下鼓室气房位于圆窗龛下方。该气房切不可被误认为圆窗龛，尤其在人工耳蜗植入术中。圆窗膜被悬骨不同程度遮蔽，悬骨向圆窗膜前方和上方可延伸 1 mm 以上。圆窗膜与镫骨底板成直角。前庭窗和圆窗龛间距离越大（＞4 mm），经面隐窝观察圆窗入口的难度则越大。

外科应用

　　后半规管壶腹部为最接近圆窗的前庭结构。支配此壶腹部神经位于圆窗龛附近。圆窗为该神经解剖标志。包含神经的面神经骨管位于圆窗膜后缘下方。

临床应用

　　圆窗为耳硬化症第二大常见部位。圆窗累及从边缘轻度受累至圆窗龛完全消失程度不等。圆窗受累可通过高分辨率CT扫描诊断和分期，并可从 RW1 至 RW5 分类（图 2-69）[78]。

临床应用

　　鼓岬完全覆盖圆窗膜前壁和后壁。因此，在外耳道入路中，即使通过耳内镜也难以直接观察圆窗膜。仅可通过薄层断层扫描方能正确评估病变圆窗膜，例如不同程度耳硬化症或侵袭性鼓室硬化症[78]。此外，良好的圆窗膜入路需手术去除圆窗龛上壁骨质。此外，一些组织覆盖于 RW 龛上，如胚胎结缔组织残余物，使 RW 膜难以显露（图 2-70）。

OW 和 RW 壁龛解剖变异的外科应用

- 除了在镫骨成形术和人工耳蜗植入术中有影响，RW 和 OW 的解剖和形状对听力重建手

临床应用

- RW 膜向内耳淋巴液释放机械能，使内耳淋巴液运动与镫骨底板运动连续。因此，圆窗龛通畅与否对有效声音传导显得至关重要，可作为声能进入耳蜗的替代途径。
- 因其具有胶原成分，感染可使 RWM 厚度增加一倍，为内耳提供了抵抗感染或防止中毒的保护作用。尽管如此，中耳水解酶和炎性白细胞介素（外毒素或内毒素）进入内耳最常见途径为圆窗膜，[了解慢性中耳炎患者感音神经性耳聋（SNHL）高发生率！] 炎症发生后圆窗膜厚度增加、发生硬化、膜面积收缩致膜最大位移减少，可导致其传递声能能力下降[69]。
- RWM 通透性受多种因素影响，例如分子大小、构型、浓度、脂溶性、电荷水平及膜厚度等。在大小方面，体内实验显示，1 μm 微球可穿透栗鼠 RWM，而 3 μm 微球则不可穿透[77]。

临床应用

　　小分子物质可通过被动扩散穿过圆窗膜，而大分子物质可通过胞吞作用穿过圆窗膜[79,80]。圆窗膜为内耳疾病局部治疗的主要途径。中耳内药物（如地塞米松和庆大霉素）或外毒素（在急性和慢性中耳炎的情况下）可渗透圆窗膜而到达内耳[81]。

术的应用也有影响：主要为听小骨良好稳定性[82]。

- 使用有源中耳植入物（AMEI）刺激 RW 膜不需凿除 RW 龛就足以获得成功的听力输出。然而，RW 龛骨缘切除可显著改善中高频 RW 刺激。磨除 RW 龛骨质增加了 RW 膜显露、并有利于植入体定位[83]。

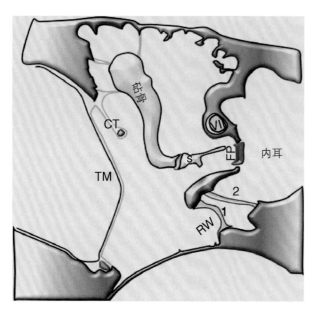

图 2-70　圆窗（RW）及其假膜（1）和真膜（2）示意图
S：镫骨；TM：鼓膜；FP：底板；CT：鼓索。

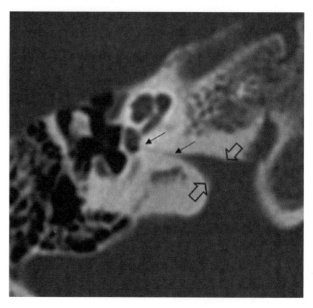

图 2-71　轴位 CT 图像显示蜗水管近端（空箭头之间）
具有三角特征，远端较薄（黑色箭头）。

2.6.2.7　蜗水管（CA）

与圆窗相邻，近圆窗后缘，在颈静脉球前、颈内动脉管口内侧，鼓室小管上方，半月嵴前，岩骨三角形开口侧面延续一个很小的管，直到耳蜗基底部的内侧——即蜗水管。蜗水管为硬膜的延续，连接外淋巴间隙和蛛网膜下腔（CSF），其从耳蜗（耳蜗静脉）连接颈内静脉。蜗水管常位于内耳道下方 7 mm 和颈静脉孔上缘（图 2-71）[84,85]。

蜗水管包含外淋巴管，为充满结缔组织的松散网状结构，虽然可渗透液体，但限制了 CA 通畅性。因此，不同于前庭水管，蜗水管不包含真正的上皮内衬导管[86]。

CA 在颅后窝和内耳间提供一通道，从而将部分来自脑脊液的外淋巴液传输至内耳[87,88]。

因 CA 直径较窄，可使内耳免受颅后窝蛛网膜下腔内压力变化影响。CA 可滤除心脏和呼吸诱导的 CSF 脉冲，但不影响耳蜗功能[89]。

CA 广义定义为整个耳囊直径超过 1 mm。有研究者认为蜗水管扩大可导致淋巴液井喷[89]。

然而，在最近一项研究中，未发现 CA 扩大证据，甚至在内耳畸形患者中也未发现[90]。

2.6.2.8　单神经

单神经管将前庭神经纤维从后半规管壶腹部输送至内耳道后下缘。其源于内耳道，经前庭下神经下方和后面、耳孔，到达前庭和后管壶腹。单神经与圆窗膜最短距离平均为 0.7 mm。该神经可在 1.3 mm 深度探寻到[91]。

单神经管长约 4.5 mm，宽约 1 mm。单神经紧靠圆窗膜，可位于其后下缘深 1～2 mm 处（图 2-72）[92]。

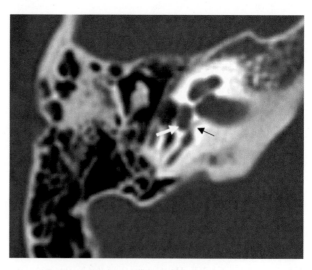

图 2-72　右耳轴位 CT 图像
显示圆窗隐窝（白色箭头），单神经管（黑色箭头）。

临床相关

　　由于单神经与圆窗膜解剖关系密切，因此存在发生严重感音神经性耳聋（SNHL）风险，应用单神经切除术治疗良性阵发性位置性眩晕已显著减少。

参考文献

［1］ Langman J. Embryologie Médicale. Paris: Masson; 1965. p. 34.

［2］ Michaels L. An epidermoid formation in the developing middle ear: possible source of cholesteatoma. J Otolaryngol. 1986; 15 (3): 169-74.

［3］ Michaels L. Origin of congenital cholesteatoma from a normally occurring epidermoid rest in the developing middle ear. Int J Pediatr Otorhinolaryngol. 1988; 15 (1): 51-65.

［4］ Paço J, Branco C, Estibeiro H, Oliveira E, Carmo D. The posterosuperior quadrant of the tympanic membrane. Otolaryngol Head Neck Surg. 2009; 140 (6): 884-8.

［5］ Daphalapurkar NP, Dai C, Gan RZ, Lu H. Characterization of the linearly viscoelastic behavior of human tympanic membrane by nanoindentation. J Mech Behav Biomed Mater. 2009; 2 (1): 82-92.

［6］ Gan RZ, Feng B, Sun Q. Three-dimensional finite element modeling of human ear for sound transmission. Ann Biomed Eng. 2004; 32: 847-59.

［7］ Zhao F, Koike T, Wang J, Sienz H, Meredith R. Finite element analysis of the middle ear transfer functions and related pathologies. Med Eng Phys. 2009; 31: 907-16.

［8］ Shrapnell HJ. On the form and structure of the membrane timpani. Lond Med Gazette. 1832; 10: 120-4.

［9］ Henson OW Jr, Henson MM. The tympanic membrane: highly developed smooth muscle arrays in the annulus fibrosus of mustached bats. J Assoc Res Otolaryngol. 2000; 1: 25-32.

［10］ Adad B, Ragson BM, Ackerson L. Relationship of the facial nerve to the tympanic annulus: a direct anatomic examination. Laryngoscope. 1999; 109: 1189-92.

［11］ Makino K, Amatsu M. Epithelial migration on the tympanic membrane and external canal. Arch Otorhinolaryngol. 1986; 243 (1): 39-42.

［12］ Lim DJ. Tympanic membrane: electron microscopic observations, part I: pars tensa. Acta Otolaryngol. 1968; 66: 181-98.

［13］ Lim DJ. Structure and function of the tympanic membrane: a review. Acta Otorhinolaryngol Belg. 1995; 49: 101-15.

［14］ Lim DJ. Tympanic membrane: electron microscopic observations, part II: pars fláccida. Acta Otolaryngol. 1968; 66: 515-32.

［15］ Sadé J. Retraction pockets and attic cholesteatomas. Acta Otorhinolaryngol Belg. 1980; 34: 62-84.

［16］ Merchant S, Rosowski J, Ravicz M. Middle-ear mechanics of type IV and type V tympanoplasty. II. Clinical analysis and surgical implications. Am J Otol. 1995; 16: 565-75.

［17］ Kurokawa H, Goode RL. Sound pressure gain produced by the human middle ear. Otolaryngol Head Neck Surg. 1995; 113 (4): 349-55.

［18］ Spector GJ, Ge XX. Development of the hypotympanum in the human fetus and neonate. Ann Otol Rhinol Laryngol Suppl. 1981; 90 (6 Pt 2): 1-20. https: //doi. org/10.1097/ MAO.0b013e31822e5b8d.

［19］ Noda R. Development of the cerebral vessels of the human fetus [in Japanese］. Fukuoka Acta Med. 1958: 1057-72.

［20］ Hirakoh G. On the fossa jugularis and outflow cranial venous blood through it [in Japanese］. J Kurume Med Assoc. 1962; 25: 965-71.

［21］ Okudera T, et al. Development of posterior fossa dural sinuses, emissary veins, and jugular bulb: morphological and radiologic study. AJNR Am J Neuroradiol. 1994; 15: 1871-83.

［22］ Park JH, Son SB, Hong HP, Lee HS. A case of jugular bulb diverticulum invading the internal auditory canal. Korean J Audiol. 2012; 16: 39-42.

［23］ Friedmann DR, Eubig J, McGill M, Babb JS, Pramanik BK, Lalwani AK. Development of the jugular bulb: a radiologic study. Otol Neurotol. 2011; 32 (8): 1389-95.

［24］ Semaan M, et al. Jugular bulb and skull base pathologies: proposal for a novel classification system for jugular bulb positions and microsurgical implications. Neurosurg Focus. 2018; 45 (1): E5.

［25］ Roland JT Jr, Hoffman RA, Miller PJ, Cohen NL. Retrofacial approach to the hypotympanum. Arch Otolaryngol Head Neck Surg. 1995; 121 (2): 233-6.

［26］ Potter GD, Graham MD. The carotid canal. Radiol Clin North Am. 1974; 12: 483-9.

［27］ Hasebe S, Sando I, Orita Y. Proximity of carotid canal wall to tympanic membrane: a human temporal bone study. Laryngoscope. 2003; 113 (5): 802-7.

［28］ Brook CD. The prevalence of high-riding jugular bulb in patients with suspected endolymphatic hydrops. J Neurol Surg B Skull Base. 2015; 76 (6): 471-4.

［29］ Eby TL. Development of the facial recess: implications for cochlear implantation. Laryngoscope. 1996; 106 (5 Pt 2 Suppl 80): 1-7.

［30］ Tóth M. Pre- and postnatal changes in the human tympanic cavity, Semmelweis University School of Doctoral Studies for Developmental Biology Ph.D. Thesis, Budapest; 2007.

［31］ Carey JP, Minor LB, Nager GT. Dehiscence or thinning of bone overlying the superior semicircular canal in a temporal bone survey. Arch Otolaryngol Head Neck Surg. 2000; 126 (2): 137.

［32］ Bast TH. Ossification of the otic capsule in human fetuses. Contrib Embryol. 1930; 121: 53-82.

［33］ Sanna M, Fois P, Paolo F, Russo A, Falcioni M. Management of meningoencephalic herniation of the temporal bone: personal experience and literature review. Laryngoscope. 2009; 119: 1579-85.

［34］ De Carpentier J, Axon PR, Hargreaves SP, Gillespie JE, Ramsden RT. Imaging of temporal bone brain hernias: atypical appearances on magnetic resonance imaging. Clin Otolaryngol. 1999; 24: 328-34.

［35］ Toth M, Helling K, Baksa G, Mann W. Localization of congenital tegmen tympani defects. Otol Neurotol. 2007; 28: 1120-3.

[36] Weber PC. Iatrogenic complications from chronic ear surgery. Otolaryngol Clin North Am. 2005; 38: 711–22.

[37] Lang J. Skull base and related structures: atlas of clinical anatomy. 2nd ed. Stuttgart: Schattauer; 2001.

[38] Horn KL, Brackman DE, Luxford WM, Shea JJ III. The supratubal recess in cholesteatoma surgery. Ann Otol Rhinol Laryngol. 1986; 95: 12–5.

[39] Schuknecht HF, Gulya AJ. Anatomy of the temporal bone with surgical implications. Philadelphia: Lea & Febiger; 1986. p. 89–90.

[40] Makki FM, Amoodi HA, van Wijhe RG, Bance M. Anatomic analysis of the mastoid tegmen: slopes and tegmen shape variances. Otol Neurotol. 2011; 32 (4): 581–8.

[41] Minor LB. Superior canal dehiscence syndrome. Am J Otol. 2000; 21: 9–19.

[42] Ahren C, et al. Lethal intracranial complications following inflation in the external auditory canal in treatment of serous otitis media and due to defects in petrous bone. Acta Otolaryngol (Stockh) . 1965; 60: 407–21.

[43] Lang DV. Macroscopic bony deficiency of the tegmen tympani in adult temporal bones. J Laryngol Otol. 1983; 97: 685–8.

[44] Nadaraja GS, Gurgel RK, Fischbein NJ, Anglemyer A, Monfared A, Jackler RK. Radiographic evaluation of the tegmen in patients with superior semicircular canal dehiscence. Otol Neurotol. 2012; 33: 1245–50.

[45] Puwanarajah P, Pretorius P, Bottrill I. Superior semicircular canal dehiscence syndrome: a new aetiology. J Laryngol Otol. 2008; 122 (7): 741–4.

[46] Dubrulle F, Kohler R, Vincent C, Casselman J. Deux cas particuliers de déhiscence du canal semicirculaire supérieur par déhiscence du sinus pétreux supérieur. J Neuroradiol. 2009; 36: 240–3. https: //doi. org/10.1016/j.neurad.2009.02.002.

[47] Tóth M, Medvegy T, Moser G, Patonay L. Development of the protympanum. Ann Anat. 2006; 188 (3): 267–73.

[48] Grand CM, Louryan S, Bank WO, Balériaux D, Brotchi J, Raybaud C. Agenesis of the internal carotid artery and cavernous sinus hypoplasia with contralateral cavernous sinus meningioma. Neuroradiology. 1993; 35 (8): 588–90.

[49] Savic D, Djeric D. Anatomical variations and relations in the medial wall of the bony portion of the eustachian tube. Acta Otolaryngol. 1985; 99 (5–6): 551–6. https: //doi. org/10.3109/00016488509182260.

[50] Glastonbury CM, Harnsberger HR, Hudgins PA, Salzman KL. Lateralized petrous internal carotid artery: imaging features and distinction from the aberrant internal carotid artery. Neuroradiology. 2012; 54 (9): 1007– 13. https: //doi. org/10.1007/s00234-012-1034-8.

[51] PenidoNde O, Borin A, Fukuda Y, Lion CN. Microscopic anatomy of the carotid canal and its relations with cochlea and middle ear. Braz J Otorhinolaryngol. 2005; 71 (4): 410–4.

[52] Young RJ, Shatzkes DR, Babb JS, Lalwani AK. The cochlear-carotid interval: anatomic variation and potential clinical implications. AJNR Am J Neuroradiol. 2006; 27 (7): 1486–90.

[53] Jahrsdoerfer RA. Embryology of the facial nerve. Am J Otol. 1988; 9: 423–6.

[54] Nager GT, Proctor B. Anatomical variations and anomalies involving the facial canal. Otolaryngol Clin North Am. 1991; 24: 531–53.

[55] Jahrsdoerfer RA. Congenital absence of the oval window. ORL J Otorhinolaryngol Relat Spec. 1977; 84: 904–14.

[56] Harada T, Black FO, Sand OI, Singleton GT. Temporal bone histopathologic findings in congenital anomalies of the oval window. Otolaryngol Head Neck Surg. 1980; 88: 275–87.

[57] Gerhardt HJ, Otto HD. The intratemporal course of the facial nerve and its influence on the development of the ossicular chain. Acta Otolaryngol. 1981; 91: 567–73.

[58] Lambert PR. Congenital absence of the oval window. Laryngoscope. 1990; 100: 37–40.

[59] Zeifer B, Sabini P, Sonne J. Congenital absence of the oval window: radiologic diagnosis and associated anomalies. AJNR Am J Neuroradiol. 2000; 21 (2): 322–7.

[60] Cauldwell EW, Anson BJ. Stapes, fissula ante fenestram and associated structures in man. II. From embryos 6.7 to 50 mm in length. Arch Otolaryngol. 1942; 36: 891–925.

[61] Anson BJ, Cauldwell EW, Bast TH. The fissula ante fenestram of the human otic capsule. II. Aberrant form and contents. Ann Otol Rhinol Laryngol. 1948; 57: 103–28.

[62] Tóth M, et al. Development and surgical anatomy of the round window niche. Annals of Anatomy–Anatomischer Anzeiger. 2006; 188 (2): 93–101. https: // doi.org/10.1016/j.aanat.2005.09.006.

[63] Linder TE, Ma F, Huber A. Round window atresia and its effect on sound transmission. Otol Neurotol. 2003; 24 (2): 259–63.

[64] Djerić D, Savić D. Anatomical characteristics of the fossula fenestrae vestibule. J Laryngol Otol. 1987; 101 (5): 426–31.

[65] Ukkola-Pons E, Ayache D, Pons Y, Ratajczak M, Nioche C, Williams M. Oval window niche height: quantitative evaluation with CT before stapes surgery for otosclerosis. Am J Neuroradiol. 2013; 34 (5): 1082–5.

[66] Anson B, et al. The fissula ante fenestram of the human otic capsule; developmental and normal adult structure. Ann Otol Rhinol Laryngol. 1947; 56: 957–85.

[67] Toth M, et al. The role of Fissula ante fenestram in unilateral sudden hearing loss. Laryngoscope. 2016; 126: 2823–6.

[68] Marchioni D, Soloperto D, Colleselli E, Tatti MF, Patel N, Jufas N. Round window chamber and fustis: endoscopic anatomy and surgical implications. Surg Radiol Anat. 2016; 38 (9): 1013–9. Epub 2016 Mar 14.

[69] Chen Y, Yao W. Mechanical model of round window membrane under reverse excitation. Appl Math Mech. 2016; 37 (10): 1341–8. 8p.

[70] Angeli RD, Lavinsky J, Setogutti ET, Lavinsky L. The crista fenestra and its impact on the surgical approach to the scala tympani during cochlear implantation. Audiol Neurotol. 2017; 22: 50–5.

[71] Atturo F, Barbara M, Rask-Andersen H. On the anatomy of the 'hook' region of the human cochlea and how it relates to cochlear implantation. Audiol Neurootol. 2014; 19 (6): 378–85.

[72] Li PM, Wang H, Northrop C, Merchant SN, Nadol JB Jr. Anatomy of the round window and hook region of the cochlea with implications for cochlear implantation and other endocochlear surgical procedures. Otol Neurotol. 2007; 28 (5): 641–8.

[73] Carpenter A-M, Muchow D, Goycoolea MV. Ultrastructural studies of the human round window membrane. Arch Otolaryngol Head Neck Surg. 1989; 115 (5): 585–90. https: //doi.org/10.1001/archo tol.1989.01860290043012.

[74] Fugita, et al. Otol Neurotol xx: xx (c) 2016.

[75] Rask-Andersen H, Liu W, Erixon E, Kinnefors A, Pfaller K, Schrott-Fischer A, Glueckert R. Human cochlea: anatomical characteristics and their relevance for cochlear implantation. Anat Rec. 2012; 295: 1791–811.

[76] Kim M, Yang WS, Jeon JH, Choi JY. Electrode misdirection into the superior semicircular canal: complication of

cochlear implantation by round window approach. Int Adv Otol. 2014; 10 (3): 246−50.

[77] Goycoolea MV, Muchow DD, Sirvio LM, Winandy RM, Canafax DM, Hueb M. Extended middle ear drug delivery. Acta Otolaryngol Suppl. 1992; 493: 119−26.

[78] Mansour S, Nicolas K, Ahmad HH. Round window otosclerosis: radiologic classification and clinical correlations. Otol Neurotol. 2011; 32 (3): 384−92.

[79] Goycoolea MV, Muchow D, Schachern P. Experimental studies on round window structure: function and permeability. Laryngoscope. 1988; 98 (6 Pt 2 Suppl 44): 1−20.

[80] Kim CS, Cho TK, Jinn TH. Permeability of the round window membrane to horseradish peroxidase in experimental otitis media. Otolaryngol Head Neck Surg. 1990; 103: 918−25.

[81] Penha R, Escada P. Round-window anatomical considerations in intratympanic drug therapy for inner-ear diseases. Int Tinnitus J. 2005; 11 (1): 31−3.

[82] Mancheño M, Aristegui M, Sañudo JR. Round and oval window anatomic variability: its implications. Otol Neurotol. 2017; 38 (5): e50−7.

[83] Tringali S, Koka K, Deveze A, Holland NJ, Jenkins HA, Tollin DJ. Round window membrane implantation with an active middle ear implant: a study of the effects on the performance of round window exposure and transducer tip diameter in human cadaveric temporal bones. Audiol Neurootol. 2010; 15 (5): 291−302.

[84] Gopen Q, Rosowski JJ, Merchant SN. Anatomy of the normal human cochlear aqueduct with functional implications. Hear Res. 1997; 107 (1−2): 9−22.

[85] Ghiz AF, et al. Quantitative anatomy of the round window and cochlear aqueduct in guinea pigs. Hear Res. 2002; 162 (1−2): 105−12. https: //doi.org/10.1016/S0378-5955 (01) 00375-6.Source: PubMed.

[86] Anson BJ, Donaldson JA, Warpeha RL, Winch TR. The vestibular and cochlear aqueducts: their variational anatomy in the adult human ear. Laryngoscope. 1965; 75 (8): 1203−23.

[87] Park TS, Hoffman HJ, Humphreys RP, Chuang SH. Spontaneous cerebrospinal fluid otorrhea in association with a congenital defect of the cochlear aqueduct and Mondini dysplasia. Neurosurgery. 1982; 11 (3): 356−62.

[88] Carlborg BIR, Farmer JC Jr. Transmission of cerebrospinal fluid pressure via the cochlear aqueduct and endolymphatic sac. Am J Otolaryngol Head Neck Med Surg. 1983; 4 (4): 273−82.

[89] Bianchin G, et al. Cerebrospinal fluid leak in cochlear implantation: enlarged cochlear versus enlarged vestibular aqueduct (common cavity excluded) . Int J Otolaryngol. 2016; 2016: 6591684. https: //doi. org/10.1155/2016/6591684. 9 pages.

[90] Stimmer H. Enlargement of the cochlear aqueduct: does it exist? Eur Arch Otorhinolaryngol. 2011; 268 (11): 1655−61.

[91] Leuwer RM, Westhofen M. Surgical anatomy of the singular nerve. Acta Otolaryngol. 1996; 116 (4): 576−80.

[92] Leveque M, Labrousse M, Seidermann L, Chays A. Surgical therapy in intractable benign paroxysmal positional vertigo. Otolaryngol Head Neck Surg. 2007; 136: 693−8. Review.

中耳内容物
Middle Ear Contents

张建，吴淋蓉，施云斌　译

传统上，听骨链被认为是中耳的重要结构，它通过肌肉和韧带悬吊于中耳腔，在这个专题中，我们将详细介绍它们的胚胎学发育和解剖，同时深入研究中耳关节、肌肉、静脉、神经和皱襞的发育和功能解剖。

通过中耳力学研究表明，除了听骨链，中耳最重要的确保正常声音传输的内容是空气。鼓室平均包含 $1\sim2$ cm³ 的空气。中耳正常功能所需的最小空气量至少 0.5 cm³。空气将声波从外界传输至鼓膜（作为工具，并在中耳空气中充当隔离器：阻抗匹配系统）。空气交换和通风路径将在第 4 个专题讨论。

3.1　听小骨

听小骨中锤骨、砧骨和镫骨，以它们相似的物体命名（锤子、铁砧和马镫）。听小骨被许多悬垂韧带悬吊在中耳腔内，被中耳腔的黏膜覆盖。听小骨负责将来自鼓膜的声音引起的振动传输到卵圆窗。这个系统和含气系统是中耳力学的基石。

3.1.1　听小骨的胚胎学

中耳的听小骨、肌肉和肌腱由第一咽囊的间充质上皮覆盖[1]。

形成听小骨的间充质来源于第一个神经嵴细胞和第二内脏（鳃）弓。这些细胞从背侧迁移到鳃弓，在妊娠第 4 周发育成神经管的一部分[2]。

关于每个弓对听骨形成的具体贡献存在争议；这个问题有两种主要的理论：

- 经典理论假设砧骨、锤骨来源于第一鳃弓的 Meckel 软骨；镫骨来自第二鳃弓的 Reichert 软骨[3~7]。
- 替代理论认为锤骨的头部和砧骨的体部起源于第一鳃弓，而锤骨柄、砧骨长突和大多数镫骨起源于第二鳃弓（图 3-1）[8~13]。

在这两种理论中，镫骨底板的迷路部分被认为起源于耳囊间充质。然而，一些常规畸胎学文献支持镫骨完全可以来自 Reichert 软骨，耳囊没有任何贡献[14~16]。

最近的人类胚胎形态学观察可能表明，锤骨和砧骨仅源自第一鳃弓，但是锤骨短突却是一个例外[17]。然而，分子数据支持了一个新的理论，表明两个鳃弓都可能有助于锤骨和砧骨的发育[18]。这个使相反的先前理论过时。

人类胚胎中的骨发育在妊娠第 4 周开始，作为连接第一鳃弓上部和第二鳃弓中部的间充质鳃弓。这种浓缩的间充质产生原始锤骨和砧骨[12, 19, 20]。这个间充质块是交叉的，由鼓索将其分为两部分：外侧的锤骨原基和附着的原基内侧（图 3-2）。这种原理与 Reichert 软骨保持联系，支持所有镫骨胚芽均来自第二鳃弓间充质的"替代"理论。

在妊娠第 6 周，前软骨形成未来的小骨。真

图 3-1　第一鳃弓和第二鳃弓的位置

M：锤骨；I：砧骨；S：镫骨；AP：锤骨前突；＊：双重起源底板。

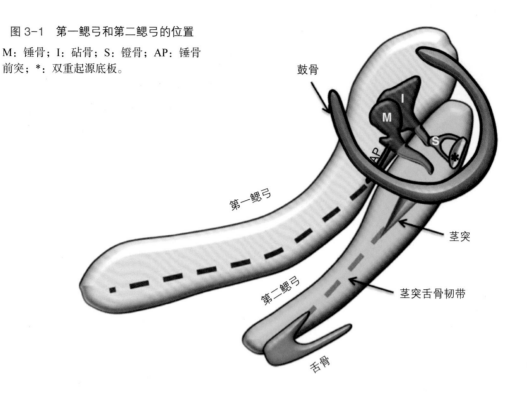

正的软骨快速转变出现在妊娠第 7 周。在妊娠第 8 周结束时，锤骨似于成人。此后发生进行性和广泛的听骨生长。到妊娠第 20 周，听小骨达到成年大小并开始骨化。

砧骨早于锤骨发生轻微骨化。在妊娠第 25～26 周，除了锤骨柄的远端，砧骨和锤骨都完全骨化（见第 1 个专题，图 1-3）。同时，鼓室气化过程延伸到上鼓室和鼓窦，使听小骨游离，仅以系膜状系在鼓室。

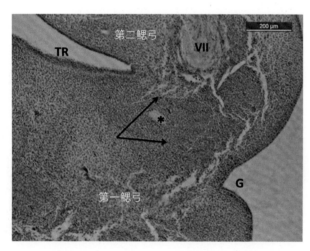

图 3-2　第 5 周 13 mm 人类胚胎 HE 染色

锤骨柄和砧骨长脚（两个箭头）之间有鼓索（＊）通过。TR：第一鳃弓的鼓室隐窝；G：第一外胚层沟；Ⅶ：面神经。

3.1.1.1　中耳及其内容的发育遗传学

颅面发育在很大程度上由同源框（Hox）基因控制。除第一个基因外，这些基因在菱脑节和鳃弓中呈节段性表达。

敲除小鼠 Hoxa2 基因会导致其第二鳃弓内的第一鳃弓衍生物"复制"，产生具有双"镜像"的锤骨和砧骨复合体，没有任何镫骨[21]。Hox 基因的表达可以被视黄酸修饰，因为存在一个被称为"rare"（视黄酸应答元件）的特定序列。对妊娠期小鼠给予维甲酸延长 Hoxb1 和 Hoxb2 在下颌牙弓中表达[22]，并导致严重的听小骨畸形（图 3-3），因为增加了第一鳃弓的凋亡过程[23]。

一些中耳畸形的发生可能是由于基因 Hoxa2、Prx1、Prx2，以及 Goosecoid（负责鼓环的发育）的功能丧失而引起的[24, 25]。

3.1.1.2　镫骨的发育

镫骨是最先出现的听小骨，发育自第二鳃弓软骨颅端的独立原基（图 3-1）。镫骨原基通过间质与剩余的 Reichert 软骨相连；间质的内部产生了镫骨肌肌腱。在胚胎期，镫骨动脉穿过镫骨原基，并赋予镫骨其特有的环形（图 3-4）。

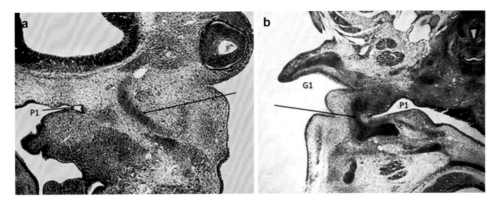

图 3-3 在胚胎第 9 天（E9）给予妊娠期小鼠 4 mg/kg 13-顺式视黄酸

a. E13 胚胎显示弯曲的 Meckel 软骨内侧移位（箭头）。b. E17 胚胎，一个"镜像"结构穿过鼓室区，连接第一和第二鳃弓，提示重复的锤骨柄（箭头）。G1：第一鳃沟；P1：第一咽囊。

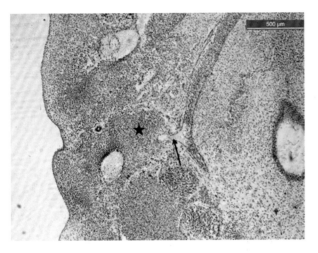

图 3-4 13 mm 人类胚胎切片

显示通过镫骨动脉（箭头）的镫骨雏形（*）（苏木精-伊红染色）。

3.1.1.2.1 镫骨底板的发育

关于镫骨底板的起源，有两种理论。尽管两种理论之间存在一些差异，但也有共识，底板发育的特征是成软骨细胞逐渐取代未分化的间充质，外周间充质分化为镫骨底板周围环状韧带，正如 Jaskoll 在鸡胚胎中所展示的结果（图 3-5）[26]。

经典的镫骨底板起源理论

经典理论假设底板有两个起源：鼓室侧来自镫骨环，前庭侧来自耳囊的镫骨板[16]。镫骨环的内侧边缘与耳囊外侧面凹陷处相接触。这个凹陷，称为镫骨板，也是将来的卵圆窗。镫骨环内侧缘与镫骨板融合形成镫骨底板（图 3-6）。

镫骨底板起源的替代理论

根据该理论，耳囊不参与镫骨基部的形成，

整个底板均来自 Reichert 软骨的镫骨原基（图 3-7）[14, 15, 26, 27]。

3.1.1.2.2 环状韧带

起初，底板通过间充质带附着到耳囊，一旦底板达到成人尺寸，该间充质带就会转变为环形韧带[26, 27]。镫骨前庭关节的镫骨和内耳在妊娠第 12 周分离（图 3-4 和图 3-5）。

3.1.1.2.3 镫骨骨化

镫骨软骨内成骨始于第 4 个月末，由存在于底板中央的单个骨化中心开始。骨化延伸到两个分支，然后到镫骨头[28]。

临床应用

先天性镫骨异常有时与面神经发育异常有关。在第 6 周的关键时期，面神经第二膝的前移阻碍了镫骨环与镫骨板的正常融合，导致与面神经轨迹异常相关的镫骨畸形（参见以下示例）。

3.1.1.3 砧骨的发育

砧骨是第二个出现但第一个被骨化的听小骨。砧骨的体部来源于 Meckel 软骨的颅骨部分，起源于 Reichert 软骨（图 3-1 和图 3-8）。然而，2016 年的一项基于形态学观察表明，在早期的胚胎上很难识别锤骨柄和砧骨[17]。因此，他们的证据支持整个锤骨和砧骨源自第一鳃弓的"经典"理论。

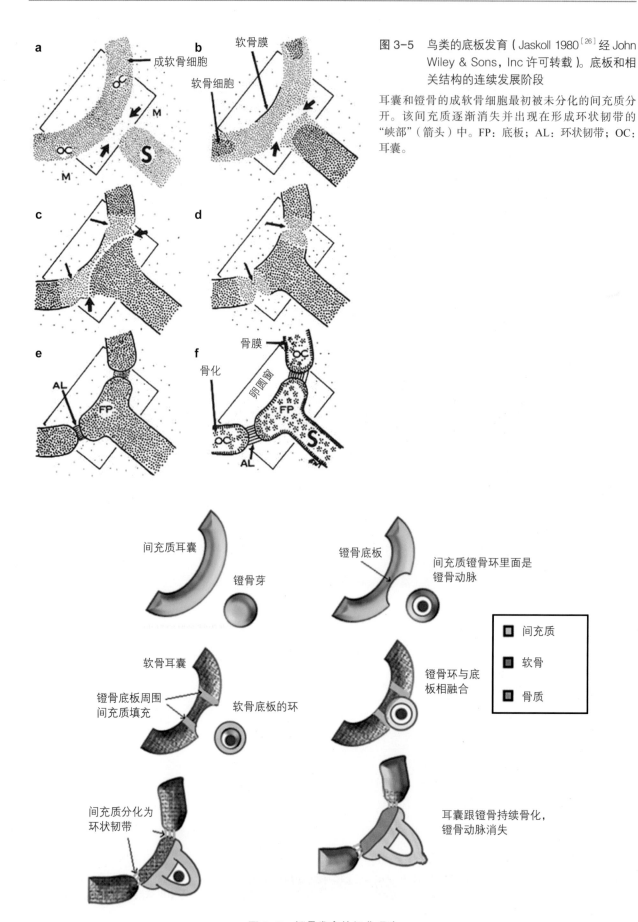

图 3-5 鸟类的底板发育（Jaskoll 1980[26] 经 John Wiley & Sons, Inc 许可转载）。底板和相关结构的连续发展阶段

耳囊和镫骨的成软骨细胞最初被未分化的间充质分开。该间充质逐渐消失并出现在形成环状韧带的"峡部"（箭头）中。FP：底板；AL：环状韧带；OC：耳囊。

图 3-6 镫骨发育的经典理论

同时，该观点忽略了体外的畸形学证据，支持先前描述的替代假说[20, 29]。

Burford 和 Mason[17] 建议探索 Hoxa2 基因（尤其是第二弓）在听小骨发育中的表达。初步结果表明听小骨的发育没有想象的有规律：整个锤骨和砧骨的雏形似乎都包括来自第一鳃弓的细胞[18]。

软骨内成骨化在第 16 周从长突的前面开始，并在第 24 周达到成人大小时结束。

3.1.1.4 锤骨的发育

锤骨头（图 3-1、图 3-8 和图 3-9）表现为与 Meckel 软骨颅端相连的骨块。该连接随后消失，被锤骨的前突和锤骨前韧带所取代。前突在新生儿中可达 10 mm，在成人锤骨中仅作为一个小突起保留。缺乏骨性对合可使锤骨固定在岩鼓裂处[30]。

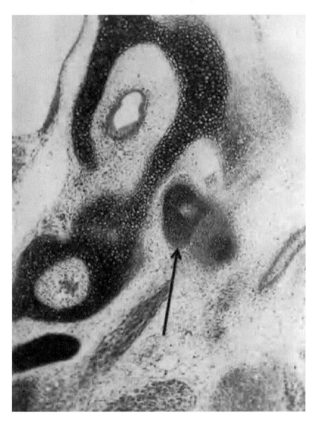

图 3-7 E16 小鼠胚胎，母鼠接受了干扰听小骨形成的致畸分子（甲基三氮烯）

完整的镫骨独立于耳囊发育（箭头）。在镫骨前，我们观察到耳囊软骨变窄。

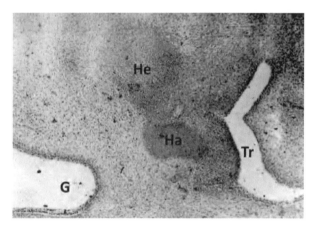

图 3-9 6 周 19 mm 人胚胎的冠状切片显示锤骨柄（Ha）和锤骨头（He）融合（苏木精-伊红染色）

锤骨柄位于第一个外胚层沟（G）和第一个内胚层囊（Tr）之间。在这个阶段，听小骨是软骨性的。

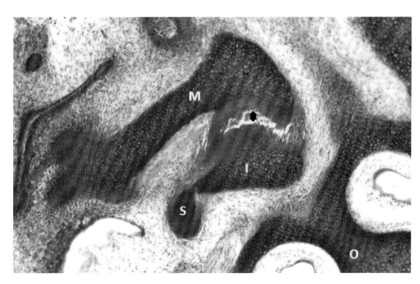

图 3-8 E17 小鼠胚胎矢状切面显示软骨锤骨（M）、砧骨（I）镫骨（S）与耳囊（O）的关系（甲苯胺蓝染色，pH4）

锤砧关节刚刚形成（*）。

锤骨柄与最初连接到 Reichert 软骨的囊胚中的砧骨长突有着密切的关系。与 Reichert 软骨连接处的吸收失败导致锤骨柄骨干的形成。此后，锤骨柄插入鼓膜雏形中。

锤骨头、锤骨柄和外侧突的不同起源解释了为什么在耳道闭锁中锤骨柄缺失而锤骨头存在。锤骨骨化在胎儿第 6 个月结束[31]。

颞下颌关节的发育和锤骨是相互的。相关解剖学和胚胎学研究已经表明颞下颌关节盘中间板通过岩鼓裂延续到锤骨[32]，形成盘-下颌韧带（图 3-10）[33]。此外，蝶下颌韧带与颞下颌关节盘和锤骨相连[34]。

以上联系可以解释颞下颌疾病和耳部不适之间的几种临床关联。

3.1.1.5　先天性听骨畸形

先天性听骨畸形可合并耳道闭锁和小耳畸形（图 3-11 和图 3-12），也可以像小耳闭锁那样无外耳异常。轻微闭锁中的听骨异常可细分为锤砧关节固定、镫骨固定和砧镫关节断开[35]。砧骨固定是不常见的，锤骨头和砧骨体通常融合或固定

到上鼓室壁[36]。三个听小骨畸形很罕见，可能合并内耳异常[37]。

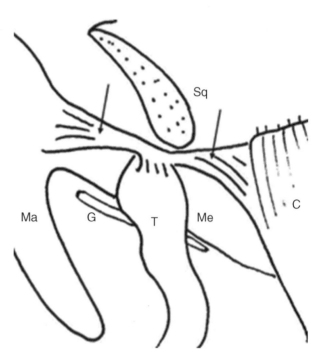

图 3-10　87 mm 胎儿中耳原基的重建，显示盘-下颌韧带（箭头）（根据 Smeele[32] 修改）

C：髁突；G：角骨（锤骨前突）；Ma：锤骨；Me：Meckel 软骨；Sq：颞骨鳞部。

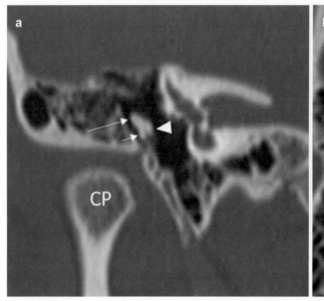
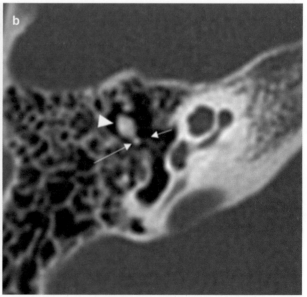

图 3-11　外耳道（EAC）闭锁中的听骨畸形

a. 右侧冠状位 CT 图像显示锤骨头（长箭头）。锤骨颈（短箭头）插入鼓室外壁。没有 EAC、鼓膜和锤骨柄，匙突（CP），砧骨（箭头）。b. 同耳的轴位 CT 图像，显示因旋转而导致砧骨呈圆形（箭头）和砧骨发育不全的长突缩短（长箭头），在镫骨头不连续（短箭头）。

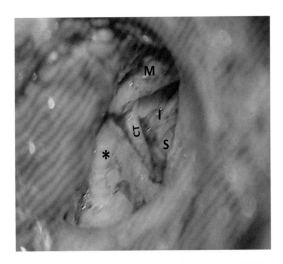

图 3-12　左耳用闭锁板（*）代替鼓膜，锤骨柄缺失

鼓索（CT）在骨性闭锁板和锤骨颈（M）下方并覆于砧骨（I）。S：镫骨。

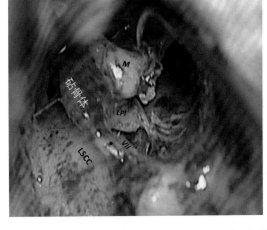

图 3-14　左耳经乳突上鼓室凿开显示锤骨柄（M）发育不良和砧骨豆状突

镫骨存在。M：锤骨头；*：砧骨短突；Ⅶ：面神经；LSCC：外半规管。

锤骨先天性畸形

　　锤骨畸形的发生率低于砧骨或镫骨。锤骨发育不全由第7～25周胚胎发生失败所致。鉴于共同的咽弓起源，锤骨发育不全常与砧骨发育不全相关（图3-13）[38]。

　　锤骨头上鼓室固定是目前锤骨最常见的先天性畸形（图3-14）。这种畸形与锤骨头骨化过程中上鼓室的不完全气化有关。大部分患者颞骨探查发现锤骨头和上鼓室外侧壁之间存在骨桥[30,36]。

　　锤骨干是一个将锤骨柄连接到鼓室后壁的连续性骨桥[39,40]。

砧骨先天性畸形

　　砧骨发育不全通常与锤骨发育不全同时发生，但也可能单独发生。砧骨也容易固定在上鼓室（图3-15）。砧骨长突先天性缺失可能与镫骨和锤骨柄发育不全有关，支持它们共同起源的假设（图3-16）[38,41]。

　　砧骨长突的先天性缺失导致近乎最大的传导性听力损失[38,41]。

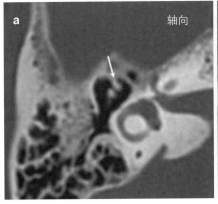
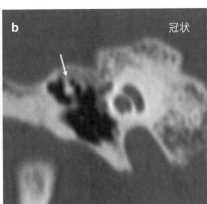
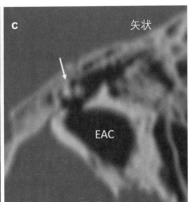

图 3-13　轴向（a）、冠状（b）和矢状（c）位CT图像

鼓室固定的上锤骨头（箭头）。

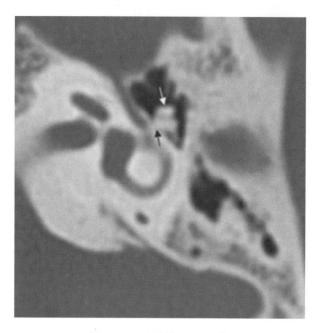

图 3-15　左耳横向 CT 图像

固定的砧骨（黑色箭头），锤骨头（白色箭头）。

镫骨先天性畸形

　　先天性镫骨底板固定是最常见的孤立性听骨异常，约占所有先天性听骨畸形的 40%。它被认为是由底板周边间质骨化而不是分化为环状韧带所致[42]。虽然镫骨发育不全是罕见的，但多种形式的发育不全已经描述，包括镫骨两脚变小或缺失和镫骨畸形。相反，单侧的镫骨增生通常是偶然发现，不需要治疗，这种异常被认为是由于镫骨发育的最后阶段发生吸收和重塑失败所致。已经描述了几种异常的镫骨两脚，包括细脚、缺如、融合脚和成角脚（图 3-17 和图 3-18）。脚结构也可以被小柱状结构代替。先天性镫骨畸形通常与面神经发育异常有关[10, 38, 43]。

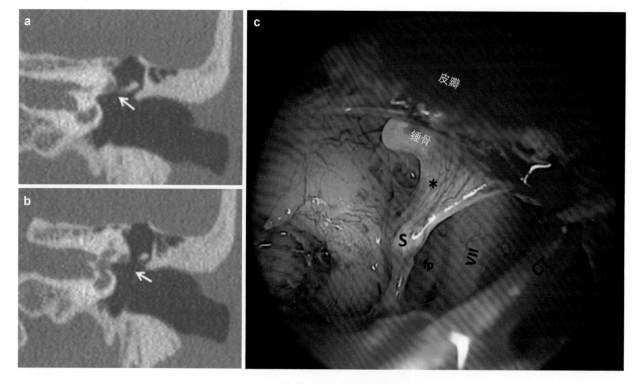

图 3-16　鼓膜正常的左侧 CHL 病例

a、b. 冠状位 CT 扫描显示没有砧骨长突（箭头）。c. 术中视图显示砧骨完全消失，砧骨被连接镫骨头（S）和锤骨的纤维化带（*）取代。请注意鼓索（CT）异常大：第二鳃弓异常。Ⅶ：面神经；fp：底板。

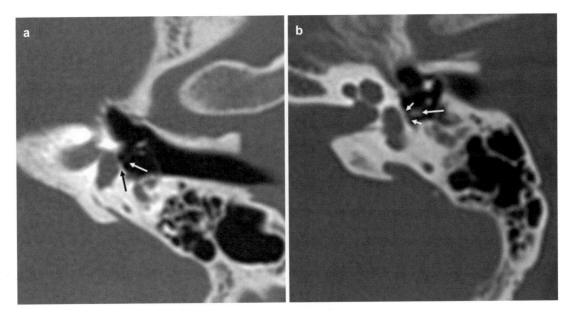

图 3-17　左耳轴位 CT 图像

a. 镫骨发育不全（白色箭头），卵圆窗后部致密厚实（黑色箭头）。b. 骨脚的近端部分（长箭头）和两个非常小的远端部分（小箭头）融合插入底板上。

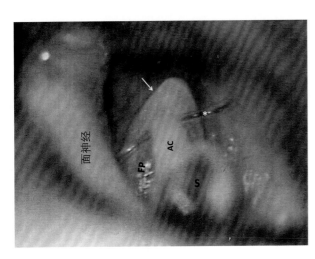

图 3-18　左耳伴随镫骨的向后移位（白色箭头）

在镫骨底板（FP）上方有小动脉（*）穿过镫骨后脚和前脚（AC）之间。

3.1.2　听小骨解剖

3.1.2.1　锤骨

锤骨的形状像锤子，是三个中耳听小骨中最大的一个。长 8～9 mm，重 20～25 mg。它由头部、颈部、柄部和颈部下方的两个突起组成（图3-19）。

3.1.2.1.1　锤骨头

锤骨头位于中耳的最上方区域，大小为

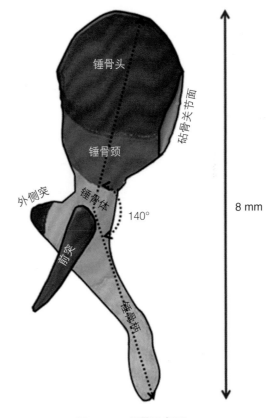

图 3-19　锤骨示意图

2.5 mm × 2 mm。在其后内侧表面，有一个细长的鞍形小平面与砧骨相连。这个关节面被关节软骨覆盖。

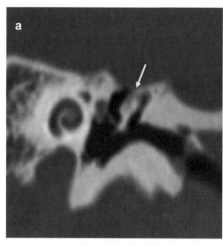
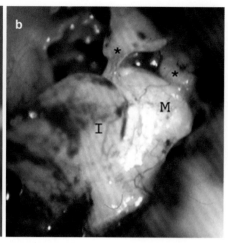

图 3-20　左耳鼓室硬化

a. 冠状位 CT 重建显示鼓室钙化灶（箭头）包围并固定锤骨至被盖。b. 术中所见固定的锤骨头（＊）。M：锤骨；I：砧骨。

锤骨头固定

锤骨头固定并不少见，可能是先天异常（图 3-15）或获得性异常如鼓室硬化（图 3-20 和图 3-21）。临床上表现为 15～25 dB 传导性听力损失[44]。

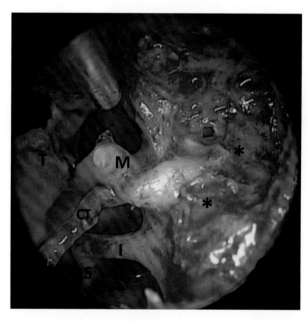

图 3-21　术中揭起鼓膜（T）后内窥镜下显示鼓室硬化灶累及锤骨头和砧骨体

鼓室上隐窝开放后可见上鼓室（＊）固定的锤骨（M）和砧骨（I），镫骨（S）活动良好。

3.1.2.1.2　锤骨颈

锤骨颈部是锤骨狭窄而扁平的部分。鼓膜张肌的肌腱附着在它的内侧面，鼓索神经在锤骨内侧、鼓膜张肌腱的上方穿过。它的侧面构成鼓膜上隐窝内侧壁。

3.1.2.1.3　锤骨柄

锤骨柄与锤骨头形成 135°～140° 的朝后方夹角。它向下、向内、稍微向后延伸，位于鼓膜的黏膜和纤维层之间。锤骨柄的末端平整并牢牢地附着在鼓膜上，鼓膜固有层分裂并将其包围，形成脐部。

在外科手术中，除了与纤维层直接相连的脐部，鼓膜可以很容易地从锤骨中分离出来。在锤骨柄起始至脐部，中段稍弯曲。在这个水平上，锤骨柄并没有嵌入鼓膜，而是通过黏膜皱襞与鼓膜相连。假体夹在锤骨柄的这个区域很少或没有接触正常鼓膜的固有层，因此脱落风险非常低（图 3-22）。

临床应用

通常锤骨柄位于鼓膜前、后缘的中间，但也可位于更前的位置。当前置的锤骨碰到外耳道前壁膨出时，对鼓膜进行手术会显得尤其困难。锤骨柄很少通过骨棒固定到鼓室后方[39, 40, 43]。

3.1.2.1.4　锤骨突起

锤骨有两个突起，位于锤骨颈和锤骨柄的结合处。

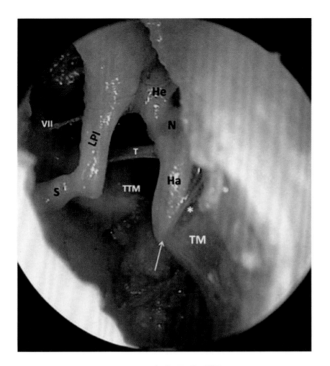

图 3-22 右中耳腔后视图

锤骨柄的下端（Ha）牢固地附着在鼓膜（TM）上，形成脐部（白色箭头）。锤骨柄中部与鼓膜固有层连接（＊）。LPI：砧骨长脚；S：镫骨；N：锤骨颈；He：锤骨头；Ⅶ：面神经；TTM：鼓膜张肌；T：鼓膜张肌腱。

图 3-23 图示锤骨的韧带和鼓膜张肌腱（TTM）

SSL：上悬吊韧带；ASL：前悬吊韧带；LSL：外侧悬吊韧带；AML：锤骨前韧带；PML：锤骨后韧带。蓝色的 AML 和 PML 代表锤骨的旋转轴。

- 外侧突：外侧突是 1 mm 大小的锥形隆起。向外突出到鼓膜的一侧，鼓膜前后皱襞附着于其上方。
- 前突：前突是一根 3～5 mm 长的细骨刺，从锤骨颈延伸至岩鼓裂。在它的内侧是鼓索神经进入岩鼓裂的前方。锤骨前韧带起始于此，穿过岩鼓裂到达蝶骨角脊。

3.1.2.1.5 锤骨韧带（图 3-23 和图 3-24）

锤骨由 5 根韧带、1 个关节、1 个肌腱和鼓膜固定。五根韧带中有三根位于活动轴外：仅提供悬吊功能。他们是：

- 锤骨前悬吊韧带（ASL）位于锤骨前韧带之上，并将锤骨头附着于上鼓室前壁。
- 锤骨外侧悬吊韧带（LSL）连接锤骨颈和鼓室切迹的骨边缘（鼓切迹），形成鼓膜上隐窝的上壁。

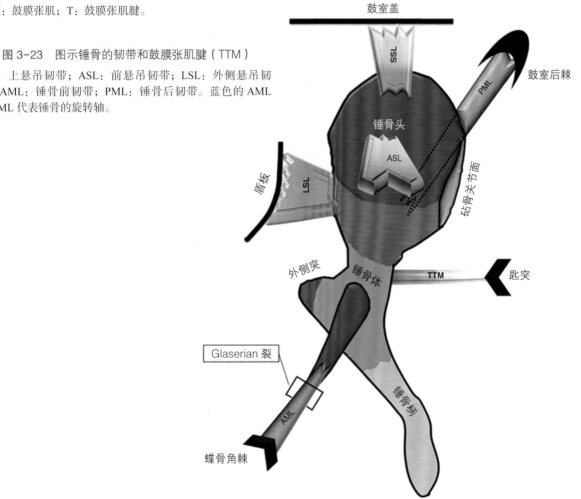

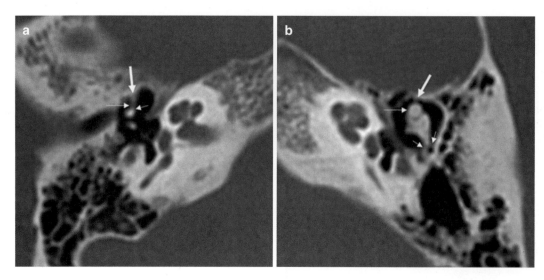

图3-24 右侧横断面CT图像

a. 锤骨前韧带增厚钙化（长细箭头），蝶骨角棘（粗箭头），锤骨体前突（短箭头）。b. 附着在鼓室顶壁的锤骨前悬吊韧带（粗箭头），锤骨头（细箭头），砧骨后韧带（小箭头）。

- 锤骨上悬吊韧带（SSL）连接着锤骨头和上鼓室盖，承载着脑膜中动脉的上鼓室动脉分支。

  这三根韧带显然不会干扰声音的传导，因为在它们的附着点听小骨活动甚微。悬吊韧带在中耳力学中不起作用。

- 锤骨前韧带（AML）与砧骨后韧带共同建立小骨的旋转轴。锤骨前韧带与锤骨前悬吊韧带不能混淆。锤骨前韧带从蝶骨角棘处延伸，经岩鼓裂，伴前鼓室动脉，附着在锤骨颈表面的锤骨长突。

- 锤骨后韧带（PML）从锤骨颈延伸至鼓室后棘。

- 锤骨上韧带将锤骨头连接到天盖，并将鼓室上隐窝分为前、后部分。

临床应用

在行镫骨底板开窗术的患者中，有0.8%~4.0%未被发现同时有锤骨固定，锤骨前韧带固定是最常见的原因[45]。锤骨头固定可因鼓室硬化（图3-25）、慢性中耳炎或先天性畸形引起的新骨形成导致。锤骨也可以因为前韧带的硬化而固定。玻璃样变或钙化导致的锤骨前韧带硬化可使声音传递到耳蜗减少[46]。然而，锤骨前韧带的硬化只是导致镫骨传导效率的轻微下降（约5 dB）（Nakajima et al. 2005b; Dai et al. 2007）。锤骨前韧带变硬对听力的影响很小是因为锤骨前韧带沿着听骨轴旋转，主要传导低频刺激，变硬产生扭矩很小，而且这个扭矩和变硬处与旋转轴之间的距离成正比。

外科应用

- 锤骨是听骨链成形术中非常重要的骨，它有助于恢复听骨链功能、听骨传导和稳固人工听骨。

- 与锤骨头相反，锤骨柄在声音传导中起着重要的作用。

- 锤骨柄比其他听小骨移动幅度更大：在80 dB时移动4.5 mm。

- 锤骨柄的振动向外大于向内。

- 每次打喷嚏，锤骨柄向外侧移动1 mm。

- 锤骨柄呈椭圆形，直径0.9 mm。

- 在较低的频率下，锤骨颈不振动；超过4 kHz时，它会微微振动。这就是为什么在锤-镫骨重建中，人工听骨必须固定在锤骨柄而不是锤骨颈中心。

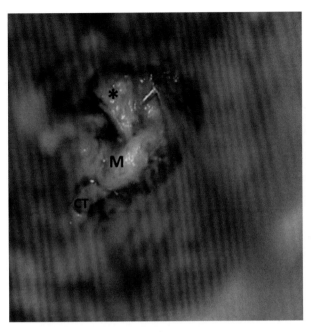

图 3-25　左耳内镜显示锤骨前韧带硬化（*）
M：锤骨头；CT：鼓索神经。

3.1.2.2　砧骨（图 3-26）

砧骨长 5～7 mm，重约 30 mg。它的主体是不规则四边形，包含一个短的、一个长的突起，一个圆形的豆状突。

3.1.2.2.1　砧骨体

砧骨体扁平。它的前表面有一个椭圆形的关节面和锤骨头形成关节。砧骨体和锤骨头都位于

上鼓室。砧骨体的后下部有两个突起，分别为砧骨长突和短突，两者之间互成角度分开。

3.1.2.2.2　砧骨短突

砧骨短突是砧骨体后方的厚三角形隆起，它的主轴是水平方向，背侧位于鼓窦入口底部的砧骨窝内。

3.1.2.2.3　砧骨长突

砧骨长突或垂直突的方向与锤骨柄相似，但位于更后内侧。它的末端膨大并向内弯曲成一个直角，形成豆状突。砧骨长突的水平横截面结构是圆形的，与锤骨柄的椭圆形相反。砧骨长突远端平均直径为 0.63 mm[47]。由于其终末血供不良，砧骨长突在以下情况中很容易发生骨质吸收，如内陷袋、粘连性中耳炎或人工镫骨过紧。

3.1.2.2.4　豆状突

豆状突连接砧骨的长突和镫骨头。豆状突由狭窄的骨蒂和扁平的底板组成。骨蒂被厚厚的关节囊所包裹。骨蒂的平均直径（0.26 mm）小于远端长突平均直径（0.63 mm）的一半，小于远端底板平均直径（0.71 mm）的一半[47]。骨蒂非常柔韧，它像一个活塞，将砧骨的旋转运动传递给镫骨。因为骨蒂的存在，其他的一些震动在传递至镫骨前都会被减弱[48]。

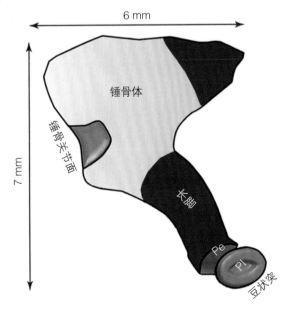

图 3-26　砧骨示意图
Pe：豆状突头；Pl：豆状突板。

临床应用

慢性中耳炎（COM）是听骨链坏死最常见的原因，常与砧骨长突有关（图 3-27a），由于血供不足，它是听小骨中最脆弱的部分[49～51]。锤骨和镫骨底板不容易坏死[50, 51]。砧骨长突的血供由与其伴行的终末血管提供。在某些病例中，中耳炎持续或反复发作，来自内陷鼓膜的压力（图 3-27b），或人工镫骨过度弯曲，加上侧支血供不足，可能出现无菌性坏死。

骨质吸收可伴砧镫关节完全分离，但常见的是缓慢吸收可导致骨被纤维组织替代[50, 51]。

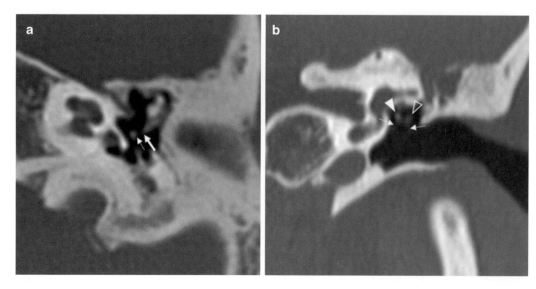

图 3-27 砧骨吸收

a. 轴位 CT 图像：镫骨头（短箭头）与缩短的砧骨长突（长箭头）之间的砧镫关节不连续。b. 冠状位重建：部分鼓膜缩回（小箭头）附着于镫骨头（平箭头）和砧骨长突上（空箭头）上——鼓膜、镫骨固定，砧骨长突吸收。

砧骨的豆状突是镫骨底板的另一面，它垂直于砧骨的长突轴，且平行锤骨柄和鼓膜。

3.1.2.2.5 砧骨韧带（图 3-28）

砧骨韧带数量最少，因此与其他听小骨相比更容易发生外伤性脱位。共有 2 条韧带固定砧骨：

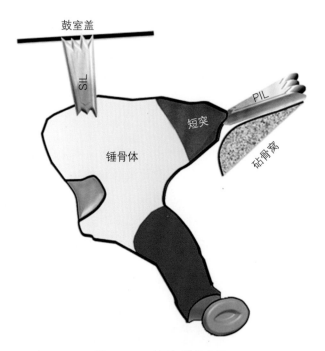

图 3-28 砧骨韧带示意图

SIL：砧骨上韧带；PIL：砧骨后韧带。

- 砧骨后韧带（PIL）固定砧骨短突与砧骨窝（图 3-24b）。它位于听骨链的旋转轴上。
- 砧骨上韧带（SIL）从鼓室盖向下至砧骨体。它可以缩小到只有一个黏膜褶皱。它将上鼓室分为外侧和内侧。

3.1.2.3 镫骨

镫骨（图 3-29）是人体最小的骨骼，高 3.25 mm、宽 1.4 mm，重量 3～4 mg[52]。它位于豆状突和卵圆窗之间，几乎水平，在面神经管下方。镫骨由圆头、短颈、前后脚和椭圆形底板组成。

3.1.2.3.1 镫骨头

镫骨头部是镫骨最外侧的部分。它呈圆柱形或盘状，侧面有盂腔，即中央凹，与豆状突的关节面相对应。它的内侧收缩，形成了颈部。它的前缘是光滑的，后缘有一个小的粗糙表面，为镫骨肌腱附着处。

外科应用

部分听骨置换术（PORP）需要将植入物正好安放于镫骨头上，因此需要了解镫骨头的尺寸。镫骨头的宽度为 1～1.5 mm（图 3-30）[52]。

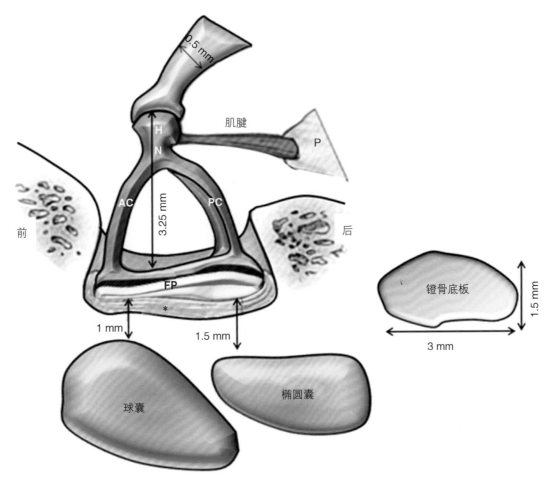

图 3-29　卵圆窗龛内镫骨及其与下位球囊、椭圆囊的关系示意图

镫骨肌腱呈红色。*：环状韧带；P：锥隆起；H：镫骨头；N：镫骨颈；AC：镫骨前脚；PC：镫骨后脚；FP：镫骨底板。

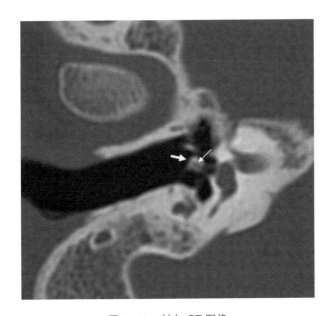

图 3-30　轴向 CT 图像

显示 PORP（粗箭头），外侧连接鼓膜和镫骨内侧，镫骨头（细箭头）完全被假体包绕。

3.1.2.3.2　镫骨脚

镫骨有两个大小不等的脚：后脚和前脚。后脚比前脚长、粗、弯曲。相对厚度，曲率和发育情况存在个体差异。镫骨前后脚和底板形成一个弓形的间隙，有时候由镫骨闭孔膜桥接。前后脚可以非常靠近卵圆窗龛。

手术应用

由于镫骨底板有移位风险，所以在镫骨手术中切断镫骨后脚比折断它更安全。镫骨后脚不像前脚那么细，可以安全地折断。

3.1.2.3.3　镫骨底板

镫骨底板是一个薄的、椭圆形的骨片，长度约 3 mm，宽度约为 1.5 mm，厚度约为 0.25 mm[53]。

镫骨底板的外侧或鼓室面被中耳的黏膜覆盖。它绕着极轴略微扭转，因此前半部分朝向前庭底部，后半部分朝向天盖。砧骨长突到镫骨底板鼓室面的距离约为 4 mm。内侧或前庭面的镫骨底板是平的，它被骨内膜包绕，与球囊、椭圆囊密切相关。球囊距前庭面镫骨底板前方 1 mm 深，椭圆囊距镫骨底板后方 1.5 mm 深（图 3-29）。

外科应用

在耳重建手术中，全听骨置换假体（TORP）可用于连接鼓膜或锤骨与镫骨底板。它的传导效果类似于鸟类。TORP 在镫骨底板上的位置对术后最终的听力结果有显著影响。将假体置于镫骨底板的前部更有助于镫骨底板的移动，因为此处环状韧带较薄且较宽。

3.1.2.3.4 环状韧带

镫骨的环状韧带是圆形弹性纤维，将镫骨底板的软骨边缘连接到卵圆窗边缘。环形韧带是一种典型的黏弹性材料，具有滞回、非线性剪切应力-剪切应变关系和应力松弛功能。

环状韧带的纤维在卵圆窗边缘与骨膜和内膜融合。前韧带较后韧带薄，因此前韧带活动度更大[54]。由于其前后面的厚度不同，环状韧带作为镫骨进入卵圆窗的铰链状接点。

临床应用

在耳硬化症中，耳硬化改变导致镫骨环韧带硬度增加，其硬度可以是正常值的 10～100 倍[46, 56]。

耳硬化症累及环状韧带前部时阻碍了镫骨的活塞式运动而不是摇摆震动。这就解释了为什么在耳硬化症的早期，只有低频传导性听力损失。此外，环状韧带的后部保留其独立能力，这解释了在耳硬化症早期阶段发现的镫骨肌反射的开/关现象。

这种类型的链接使得镫骨底板在卵圆窗摇摆震动，这是传输高频声音的基本运动。低频声音的传导依赖于镫骨的活塞式运动，这需要整个环状韧带的弹性。

镫骨活塞状和旋转形式的运动引起环状韧带的剪切变形，使声学的机械信号从中耳传到耳蜗[55]。

3.2 听小骨关节

3.2.1 听小骨关节的胚胎学

3.2.1.1 砧镫关节

在妊娠第 7～8 周，豆状突和镫骨头的轮廓被浓缩的间充质间区分开。妊娠 12 周后，空化现象开始出现在这个中间区域。在妊娠 16 周时，不同的空洞合并形成砧镫关节。

关节囊韧带的原基通过周围凝集的间充质间区表面发展而来，并与听小骨的软骨膜相延续[57]。

3.2.1.2 锤砧关节

妊娠第 8～9 周时，通过与砧镫关节形成相同的机制，原为同一间质的砧骨和锤骨分离并形成锤砧关节。这一步失败可导致锤骨砧骨的融合，常见于耳道闭锁患者。

3.2.2 听小骨关节解剖

听小骨之间的关节面由软骨构成，关节盘可能有也可能没有。每个关节都有一个真正的关节囊，由韧带纤维组成，这些韧带纤维起源于相连骨骼的骨膜，并被滑膜液填充。

3.2.2.1 锤砧关节

锤砧关节位于上鼓室，属于滑膜关节。锤骨头与砧骨体相连（图 3-31）。

关节包含一个滑膜腔，由滑膜和关节软骨填充。滑膜由凹凸相间的曲面（"马鞍形曲面"）组成，平均间距为 150 μm。关节腔被楔形关节盘或半月板不完全地分成两个腔室。

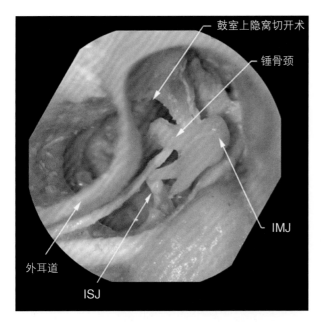

图 3-31 左耳乳突切除、前后鼓室开放术后

既显示了锤砧关节（IMJ），也显示了砧镫关节（ISJ）。

弹性组织包膜包围关节边缘，使关节表面保持密切接触。包膜为三层，分别为内衬滑膜、中耳黏膜、中间纤维层。

在中耳手术中发生锤砧关节部分脱位，通常治愈后不会有后遗症。完全脱位不会愈合，建议进行听骨链重建术。

3.2.2.1.1 锤骨-砧骨复合体（MIC）的力学传递

由于其特殊的形状，移动性仅限于在前后轴线上的旋转运动，该轴线经过砧骨的短突和锤骨

的前突。

- 在鼓膜完整的情况下，完全的听骨关节分离会导致不同频率下中耳传导效果降低 40～60 dB（Merchant et al. 1997，Nakajima et al. 2012，Peake et al. 1992）。当耳蜗只对卵圆窗和圆窗口的压力差（即声学耦合）作出反应时，这种听骨间耦合的丧失是一致的。

- 部分听骨关节分离（纤维连接）在传导过程中，低频比高频传导性听力损失少（Nakajima et al. 2012）。

3.2.2.2 砧镫关节（图 3-31 和图 3-32）

砧镫关节是一种滑膜关节，它将豆状突的凸面与镫骨头的凹面连接起来，从而形成一个由组织囊包裹的球窝关节。镫骨头的凹形关节面覆盖着软骨和软骨上的滑膜。关节内软骨通常不存在。关节的外表面被纤维包膜覆盖。关节囊附着于豆状突，并向内侧延伸至镫骨头[47]。

在关节的下方，后囊纤维有时与镫骨肌腱合并，这使镫骨肌收缩，除了将镫骨头向后拉扯外，还将长柄骨的短突向后拉扯[58]。

砧镫关节很脆弱。用器械细微地移动砧骨，在关节囊弯曲的地方形成一裂隙。在砧镫骨关节分离过程中，有破坏豆状突的危险，特别是在根蒂很薄的情况下。

听骨链在关节处特别脆弱，最常见的骨折是

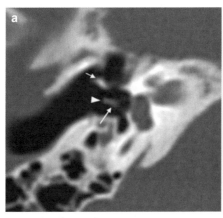
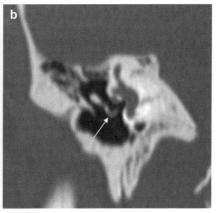

图 3-32 锤砧关节水平位 CT

a. 在横向视图中：砧骨长突（箭头）和镫骨头（长箭头）之间的连接。锤骨柄（短箭头）。

b. 冠状重建："听骨 V"（长箭头）= 砧骨长突和镫骨头之间的连接。

在砧镫关节和锤砧关节（图 3-33 和图 3-34），然而锤骨是最具抵抗力的听小骨，创伤后损伤较少见。

引起非创伤性的砧镫关节分离的原因是内陷袋、慢性中耳炎、中鼓室胆脂瘤、外伤、医源性损伤以及先天畸形。

3.2.2.2.1 砧镫关节（ISJ）的力学传递

在中耳负压的情况下，锤骨向内侧移动，但砧骨向下移动，引起镫骨沿其长轴旋转[59]。

手术暂时分离砧镫关节过程时，没有远离关节表面可能不会导致明显的传导性听力损失，也不需要重建；然而，二次愈合过程可能会导致关节僵硬，这将导致中度传导性听力损失[22]。

3.2.2.3 镫骨前庭窗连接（SVJ）

SVJ 是镫骨底板和卵圆窗之间的连接处。这是一个半关节（联合韧带）。环形韧带将镫骨底板附着在卵圆窗边上。周边环状韧带的结缔组织纤维与卵圆窗龛的骨膜和骨内膜相融合。

3.2.2.3.1 镫骨和镫骨前庭窗连接的力学

镫骨有两种类型的运动：

- 低频声音的活塞状运动。
- 高频声音的摇摆状运动。

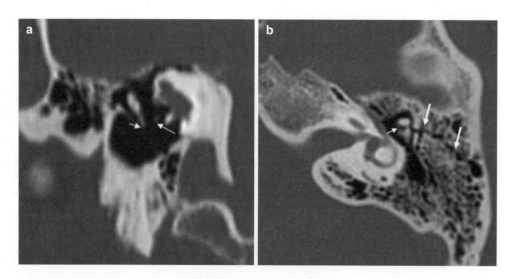

图 3-33 听骨链创伤性病变
a. 外伤性砧镫关节脱位，完全分离并横向脱位的砧骨长突（长箭头）远离镫骨上结构（短箭头）。
b. 颞骨横行骨折（长箭头）伴有锤砧关节分离（短箭头）和锤骨头前脱位。

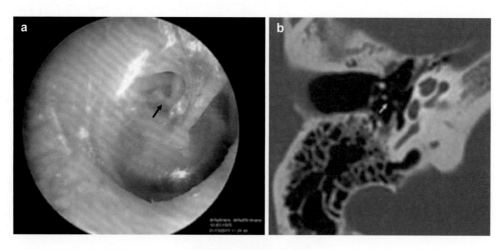

图 3-34 砧镫关节分离
a. 右耳耳镜检查显示砧镫关节不连续（箭头）。b. 轴位 CT 图像：砧、镫关节的大分离（箭头）。

在耳硬化症的早期，镫骨底板前部固定时阻碍了镫骨的活塞式运动，因此导致低频传导性听力损失。在疾病进展中，两种运动都将受到限制，低频和高频听力损失都将受到影响。

环形韧带的韧度表现了人类中耳在较低频率下总阻抗的90%，因此控制着正常中耳的语音频率的声音传递。耳蜗入口处的声压与镫骨的容积速度成正比。这对应由镫骨底板的运动所排出液体的体积。这个容积速度取决于底板面积和镫骨运动幅度。耳硬化症增加环状韧带硬度，阻碍了声音向内耳传递，这些变化首先影响低频声音的传递，随着疾病进展，所有频率都会受到影响。用人工听骨替代耳硬化症中的镫骨，消除了因环状韧带硬化引起中耳阻抗增加的主要因素。在同等声压下，人工听骨能以较大的振幅运动。增加的运动速度弥补了运动面积的减少（图3-35）。

3.2.2.3.2 听骨耦合（图3-36）

听骨耦合指的是通过鼓膜和听骨链的作用产生的真实声压增益。

- 液压杠杆的作用是因为鼓膜和镫骨底板之间的尺寸差异。在鼓膜区域上收集的声压传递到较小面积底板引起力的增加，这与面积成比。平均比例计算为21∶1。通过三个杠杆的作用，中耳提供了大约34 dB的理论增益。但是中耳的真实增益比理论上的34 dB要小。
- 中耳通过听骨耦合获得的声压增益与频率有关。实际中，250～500 Hz时中耳增益在20 dB，在1 kHz时达到最大值25 dB，然后在1 kHz以上的频率时每倍频程降低约6 dB。
- 若鼓膜完整，出现听骨链断裂的患者最大传导性听力损失为60 dB。完整的鼓膜将声能反射回外耳道，这导致在液压杠杆和听骨杠杆作用之前先损耗17 dB。

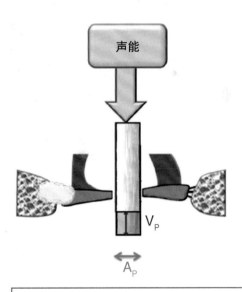

镫骨活动的输出是镫骨的容积速度，U_{so}
$$U_S = A_{FP} \times V_S$$
A_{FP} = 镫骨底板的表面积
V_S = 镫骨线速度

镫骨切除术后的输出是活塞的容积速度，U_{Po}
$$U_P = A_P \times V_P$$
A_P = 活塞的表面积
V_P = 活塞线速度

图3-35 镫骨切除术的生物力学

镫骨底板的面积约为3.2 mm²。这产生振幅只有几nm的振动可引起大量液体的位移，以生理声压将声音传递到耳蜗中。镫骨切除术后，环状韧带效应被取消，活塞的线速度增加。同时，有效振动区域减小到假体已经插入的区域。镫骨假体的接触面积较小（镫骨底板面积为3.2 mm²，而0.6 mm镫骨假体的窗孔面积为0.28 mm²），这使得在同等声压下，假体可以以大得多的振幅振动。因此增加的线速度补偿了作用表面积的减少。

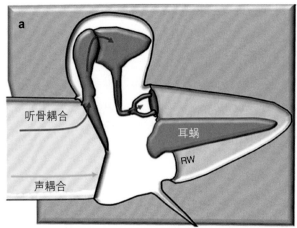

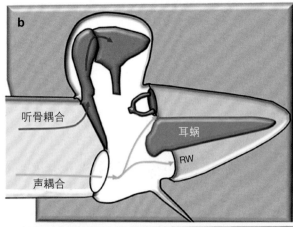

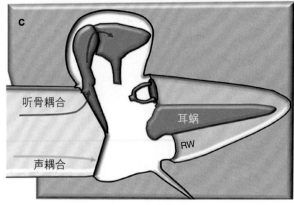

图 3-36 中耳的力学传导

a. 正常耳的中耳力学。b. 鼓膜穿孔伴听骨链不连续的中耳力学。卵圆窗和圆窗上声压差的声耦合是将声能传递到耳蜗的主要机制。声音能量通过听骨耦合不会到达耳蜗。c. 鼓膜穿孔完整且听骨链不连续的中耳力学。声能既不会通过听骨耦合到达耳蜗，也不会通过声耦合到达耳蜗，导致传导性听力损失最大。RW：圆窗。

3.3 中耳肌肉

3.3.1 中耳肌肉的胚胎学

中耳肌肉的胚胎起源与颅面区域的其他肌肉具有相同的模式[60]。它们从近轴中胚层（间质）发育而来，并迁移到鳃弓。

3.3.1.1 鼓膜张肌

鼓膜张肌起源于第一鳃弓的中胚层。它由三叉神经分支支配，即第一鳃弓神经。

3.3.1.2 镫骨肌

在妊娠第 9 周时，镫骨肌开始发育，胚基细胞在间质中凝结而成（连接镫骨至第二鳃弓）靠近面神经。骨间膜的内段产生镫骨肌的肌腱。此外，骨间膜还促进面神经管和锥隆起的发育（图 2-23）[61]。包裹肌肉的锥隆起来源于第二鳃弓的软骨前细胞[62]。

3.3.2 中耳肌肉解剖

3.3.2.1 鼓膜张肌 TTM（Tensor Tympani Muscle）

TTM 呈梭形，长度约为 20 mm。这块肌肉的鼓室内部分长 2.5 mm。它起源于咽鼓管软骨，及其包围的骨半管的管壁，以及蝶骨大翼的邻近部分（图 3-37）。这些纤维汇聚形成一个中央纤维核，该纤维核向前延伸，形成肌肉的肌腱。肌腱的最内侧纤维附着在匙突上，此时肌腱主体向外侧转入腔体，附着在锤骨颈和柄连接处的内侧表面（图 3-37 和图 3-38）。它由三叉神经支配，通过神经到达翼内肌。

虽然远端鼓膜张肌腱位于中耳的锤骨上，但鼓膜张肌的位置和主要功能表现为咽鼓管周围肌肉。在各种言语和吞咽活动中，鼓膜张肌的反复收缩协调腭帆张肌和咽鼓管周围其他肌肉打开和关闭咽鼓管。

在中耳内，鼓膜张肌的收缩牵拉锤骨以抑制鼓膜听骨链的振动和衰减[63, 64]。这一行为主要是防止与咀嚼和吞咽动作相关的自动发声，在发声过程中被认为不那么重要。

鼓膜张肌轴也被认为具有气压特性，对压力变化作出反射性收缩[65]。尸检研究表明，鼓

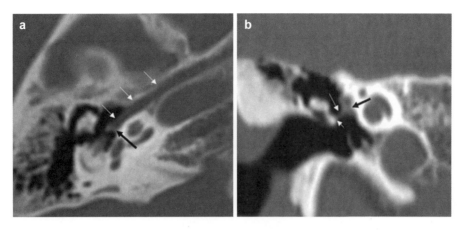

图 3-37　鼓膜张肌影像示意图

a. 右耳轴向 CT 图像：TTM（白色箭头），沿咽鼓管至匙突（黑色箭头）。b. 右耳冠状重建：在匙突处（黑色箭头），TTM 肌腱（白色长箭头）向外侧旋转插入锤骨颈处（白色短箭头）。

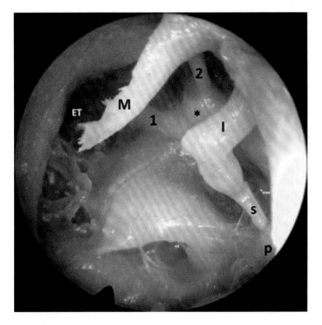

图 3-38　左中耳内镜图显示镫骨肌腱（s）从锥隆起（p）上升

鼓膜张肌（1）绕过匙突（＊），插入锤骨颈（M）形成鼓膜张肌腱（2）。I：砧骨；ET：咽鼓管。

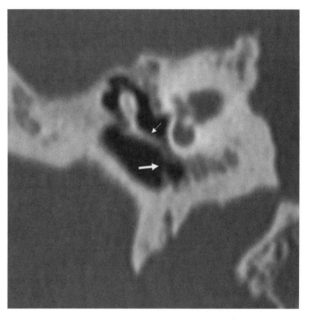

图 3-39　冠状位 CT 图像

显示因鼓室穿孔（粗箭头）导致的锤骨柄内侧化（细箭头）。

膜张肌过度收缩可能导致低频 HL，ME 顺应性降低[66]。

在正常情况下，TTM 的拉力与鼓膜紧张部的弹性相反。在长期存在的鼓膜大穿孔中，TTM 的无对抗性牵拉导致锤骨柄下端内侧移位（这就是所谓锤骨柄内侧化）（图 3-39）。

3.3.2.2　镫骨肌

镫骨肌是人体最小的骨骼肌，仅为 1 mm。它位于鼓室后壁的一个骨腔内，从锥隆起处显露出来。该肌肉的纤维汇聚成肌腱，可不同程度地附着在镫骨头和（或）镫骨体上（图 3-40）[63, 64]。

镫骨肌由面神经的镫骨支支配。它的收缩引起镫骨的倾斜，使底板的前缘向外侧移动，后缘向内侧移动。镫骨的倾斜延伸了环状韧带，从而固定了底板并抑制其运动。它可以保护内耳免受噪声的伤害。神经切除或面神经麻痹导致该肌肉缺乏活动，可引起听觉亢进[63, 64]。

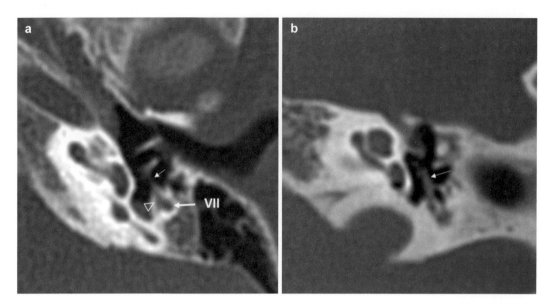

图 3-40　左耳轴向 CT 扫描

a. 可见纤细的镫骨肌腱（小箭头）从锥隆起处延伸并插入镫骨头。镫骨肌（空箭头）。Ⅶ：面神经。b. 鼓室硬化中镫骨肌腱增厚伴钙化（箭头）。

诱发前庭蜗神经、上橄榄神经和面神经之间脑干介导的听觉反射，可通过鼓室测量法间接测量镫骨功能。

手术应用

在镫骨周围的显微外科解剖中，如从镫骨取出胆脂瘤母质时，最好是平行于镫骨肌腱平面，由后向前移动，这样肌腱可以防止镫骨脱位。

临床应用

中耳肌阵挛性耳鸣为客观耳鸣，通常表现为滴答声（提示为鼓膜张肌运动所致）或嗡嗡声（提示为镫骨运动所致）。

3.4　中耳神经

中耳接收并传输来自面神经（CN Ⅶ）、舌咽神经（CN Ⅸ）和交感颈丛的分支。舌咽神经和交感颈丛的分支有助于形成一个重要的中耳神经丛，即鼓室丛。

3.4.1　面神经分支

面神经的一个分支鼓索神经，穿过中耳腔到达颞下窝。这是面神经的感觉和分泌运动分支。它通过鼓索小管后部进入中耳腔，穿过砧骨长突外侧的鼓膜内表面，并从内侧穿过 TTM 肌腱上方的锤骨柄上部，通过岩鼓裂内的鼓索小管前部离开中耳，在颞下窝连接下颌神经的舌支（见 6.2.3.6）。

3.4.2　鼓室丛（图 3-41）

鼓室丛由位于中耳内侧壁耳蜗岬上小凹槽中的神经网络组成，由鼓室神经和来自颈丛的两条或三条细丝组成。

鼓室（Jacobson）神经包含副交感神经纤维，从舌咽神经下神经节发出，当离开颈静脉孔，伴着下鼓室动脉进入下鼓室小管。下鼓室小管平均长度为 9.5 mm，位于茎突内侧的鼓室裂、内侧颈动脉孔和外侧颈静脉孔之间的茎乳孔内（图 2-18 和图 3-42）[67]。鼓室神经进入鼓室后，在圆窗下半部前方的岬角上方穿过，然后在浅骨通道内重复分支，形成鼓室神经丛。来自颈丛并携带交感神经纤维的颈鼓神经两三根细丝，与鼓丛在鼓膜上连接（图 3-43 和图 3-44），通过匙突下方的通

图 3-41 鼓室（Jacobson）神经
携带副交感神经纤维，从舌咽神经
的下神经节出颈静脉孔，进入鼓室下
小管（*）。

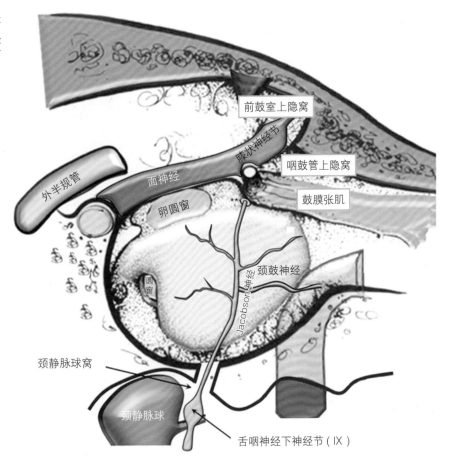

图 3-42 经鼓室下部的轴向 CT 图像

岩内颈动脉（CC）、颈内静脉（IJV）、岩下窦（IPS）。颈静脉棘（粗箭头）、神经部（细箭头）、舌咽神经（Ⅸ）的示意图（小圆），箭头指示 Jacobson 神经轨迹。面神经（Ⅶ，大圆）。

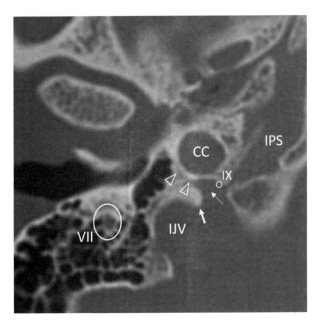

图 3-43 左中耳的内镜视图，显示 Jacobson 神经（1）、颈动脉鼓室神经（2）和岩浅小神经（3）穿过匙突下方的中耳外侧（*）

ISJ：砧镫关节；CT：鼓索；TTM：鼓膜张肌。

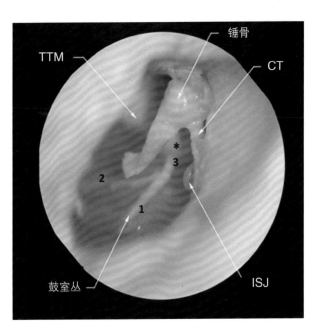

道离开中耳，发出岩浅小神经（图3-44）[68, 69]。

鼓室丛发出：

- 岩浅小神经（LPN）：副交感神经纤维至腮腺。LPN的平均长度为15 mm。它起源于匙突水平的鼓室神经丛，通过鼓膜张肌下方的一条小管离开中耳（图3-44）；穿过颞骨，出现在岩浅大神经外侧的颅中窝底部（图3-45）；通过卵圆孔与下颌神经一起离开颅中窝，与颞下窝的耳神经节相连。在此，节后

神经纤维与耳颞神经一起运动，耳颞神经是三叉神经下颌缘支的感觉分支，支配腮腺。岩小神经通过耳神经节将舌咽神经（CN Ⅸ）的节前副交感神经纤维输送至腮腺。耳神经节突触后，节后纤维通过耳颞神经向腮腺提供分泌纤维[70]。

- 鼓室黏膜分支：鼓室体纤维参与中耳裂通气压力调节，以及鼓室神经球体、鼓室神经丛、脑桥和咽鼓管功能之间的神经通路（见4.7）。

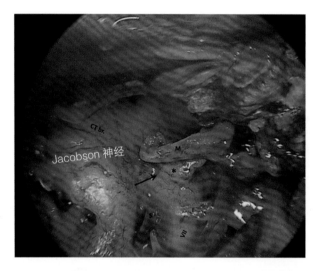

图3-44　左中耳内镜图显示Jacobson神经、颈动脉鼓室支（CT br.）和岩浅小神经从中耳外穿过耳蜗样突下方（*）

　　　　M：锤骨；I：砧骨；S：镫骨；Ⅶ：面神经。

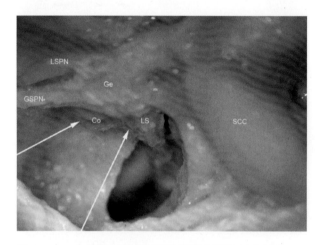

图3-45　右侧颅中窝视图显示岩浅小神经（LSPN）

它出现在颅中窝底部，位于岩浅大神经（GSPN）外侧。Ge：膝状神经节；Co：耳蜗；LS：面神经迷路段；SCC：上半规管。

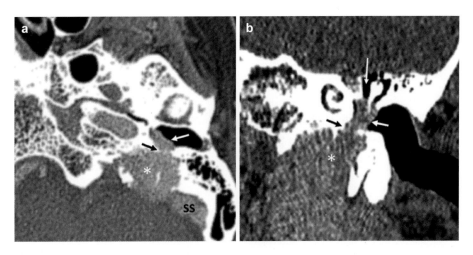

图 3-46 左耳静脉造影

a. 横断面 CT 图像：颈静脉（＊）周围对比度大，邻近鼓室骨结构被侵蚀（黑色箭头），下鼓室有连续相同的致密突起（白色箭头）。b. 同耳冠状位 CT 重建：该突起沿整个鼓膜（白色短箭头）延伸，包绕中鼓室听骨链。鼓室上隐窝保留（白色长箭头），仍然充气。SS：乙状窦。

3.5 中耳血管

3.5.1 中耳血管的胚胎学（图 3-47）

在妊娠第 4 周，第一和第二鳃弓开始消失，它们分别离开下颌动脉和舌骨动脉。同时，第三鳃弓动脉成为颈内动脉。

在妊娠的第 4～5 周，腹侧咽动脉起源于主动脉囊。这条动脉供应前两条动脉的大部分，随后参与镫骨动脉和颈外动脉的形成。

在妊娠第 6 周，镫骨动脉作为舌骨动脉的一个小分支从颈内动脉起源。它从颅骨方向延伸，穿过镫骨基部进入下颌部（图 3-3）。镫骨动脉分

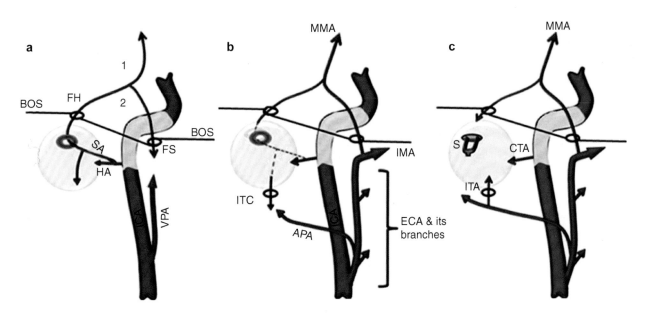

图 3-47 中耳血管正常发育的图示

a. 妊娠第 6 周。b. 妊娠第 8 周。c. 成人形态。BOS：颅底；FH：面神经管裂孔；SA：镫骨动脉；蓝色盘：耳囊；HA：舌骨动脉；ICA：颈内动脉；FS：棘孔；VPA：咽腹动脉；1：眶上动脉；2：上颌下颌动脉；APA：咽升动脉；ITC：下鼓室小管；MMA：脑膜中动脉；IMA：上颌内动脉；ECA：颈外动脉；ITA：鼓室下动脉；CTA：颈动脉鼓室上动脉；STA：鼓室上动脉；S：镫骨；ECA& its branches：颈外动脉和它的分支。

为两条动脉：上颌下颌动脉和眶上动脉（供应原始眶）。镫骨动脉的上颌分支与咽腹动脉远端连接，咽腹动脉就是以后的颈外动脉[72]。

在妊娠第 7 周，镫骨动脉的两个主要分支分别与上颌内动脉（来自颈外动脉）和眼动脉相连。上下颌分支的茎成为脑膜中动脉干。由于镫骨动

永存镫骨动脉

永存镫骨动脉是一种罕见的中耳血管异常。在尸检中报道的发病率为 0.5%[73]，比外科报道的值低 0.02%～0.05%[74, 75]。它通常无症状，可引起搏动性耳鸣和听力丧失[76]。

正常情况下，镫骨动脉在胎儿发育 3 个月时萎缩。然而，在非常罕见的情况下，它可能以岩部颈内动脉 1.5～2.0 mm 的分支存在[76]。

永存镫骨动脉起源于颈内动脉的岩段，通过镫骨的闭孔进入下鼓室。它进入匙突后的咽鼓管，与岩浅大神经一起向前移动，通过面神经管裂孔进入颅中窝，最后形成脑膜中动脉（图 3-48）。

在 CT 上，如果镫骨动脉永存，棘孔将会缺失（图 3-49）[77]。如果耳硬化症患者出现这种情况，它可能使底板固定，甚至不可活动（图 3-50）。

异常颈内动脉（ICA）

异常颈内动脉是通过中耳的颈内动脉的变异。临床体征和症状包括搏动性耳鸣、耳痛、耳胀、眩晕、听力丧失[77, 78]。关于颈内动脉异常的病因，最被接受的理论是颈内垂直动脉发育不全，同时颈外动脉系统的代偿性血管交通分支发育不全。咽升动脉引出鼓室下动脉，也就是变异的颈内动脉，然后通过下鼓室小管，穿过中耳，前部与颈动脉水平段相连（图 3-51）。它表现为中耳前下象限的红色肿块（图 3-52）。当患者出现鼓室肿块时，耳科医生应意识到异常 ICA 的可能性。如果被误认为是肿瘤并进行活检，结果可能是灾难性的，这需要影像学检查鉴别（图 3-53）。颈动脉不发育患者的颞骨 CT 扫描显示颈动脉骨管完全缺失（见 2.6.1.1）。

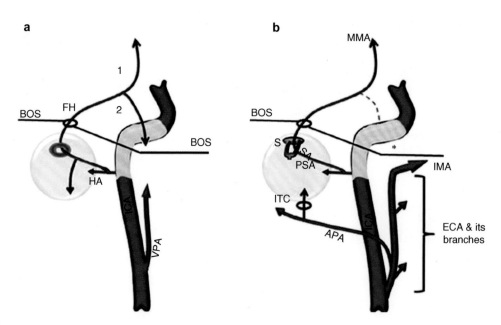

图 3-48　永存镫骨动脉（PSA）的发展

a. 胚胎期：棘孔（＊）发育失败，镫骨动脉（SA）上下颌支（2）与咽腹动脉（VPA）连接失败。b. 永存镫骨动脉的成人形态。BOS：颅底；FH：面神经管裂孔；SA：镫骨动脉；HA：舌骨动脉；ICA：颈内动脉；APA：咽升动脉；ITC：下鼓室小管；MMA：脑膜中动脉；IMA：上颌内动脉；ECA：颈外动脉；S：镫骨；ECA & its branches：颈外动脉和它的分支。

图 3-49　耳硬化症及镫骨动脉影像示意图

a. 左耳轴位 CT 图像：典型的耳硬化症发生在窗前裂（黑色箭头），呈圆形等密度结构，与底板紧密接触（白色箭头），不明确，但怀疑有永存镫骨动脉。b. 同耳冠状 CT 图像：沿卵圆窗龛形成非典型圆形软组织（箭头）。c. 颅底棘孔缺失（空箭头）。d. 正常颅底图像。FO：卵圆孔；FS：棘孔。

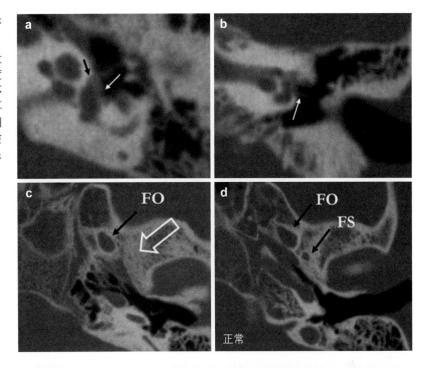

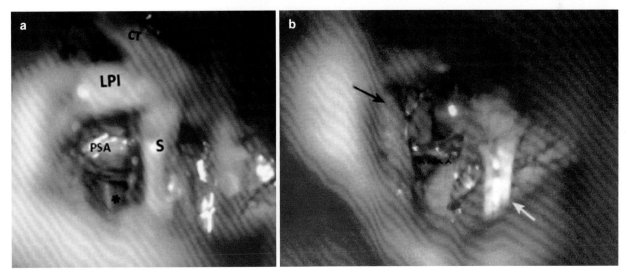

图 3-50　右耳硬化伴永存镫骨动脉（PSA）

a. 可看到底板的后半部分（＊），可用于开窗。b. 左中耳探查显示永久镫骨动脉（黑色箭头）通过底板上方。F：面神经；st：镫骨肌腱；CT：鼓索神经；LPI：砧骨长突；S：镫骨。

脉在镫骨近端萎缩，其更远端的茎成为成人脑膜中动脉的鼓室上支。产生镫骨动脉的舌骨动脉消失，成为颈内动脉的颈鼓室支[72]。

3.5.2　中耳血管解剖（图 3-54）

中耳和乳突腔的血液供应来源于颈内动脉和颈外动脉。我们认识到中耳以下重要的营养动脉：

3.5.2.1　鼓室前动脉

鼓室前动脉是上颌内动脉的末端分支。它产生了一个重要的分支，听骨分支，为锤骨提供主要的血液供应。

3.5.2.2　耳后动脉

耳后动脉是上颌内动脉的另一个分支，它向鼓膜血管环提供两个分支。后支支配鼓膜的大部分，而前支只支配前下部的一小部分。

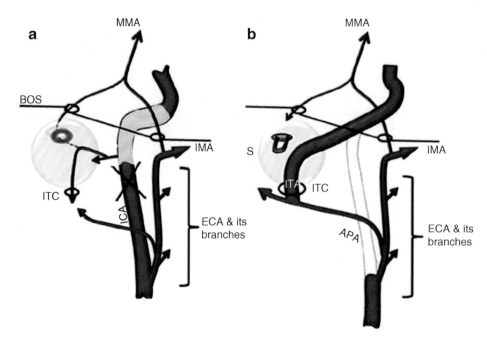

图 3-51　图示异常颈内动脉的发展

a. 胚胎期，颈内动脉垂直部分发育失败。b. 成人畸变颈动脉形态，颈动脉没有发育。BOS：颅底；ICA：颈内动脉；APA：咽升动脉；ITC：下鼓室小管；MMA：脑膜中动脉；IMA：上颌内动脉；ECA：颈外动脉；ITA：鼓室下动脉。

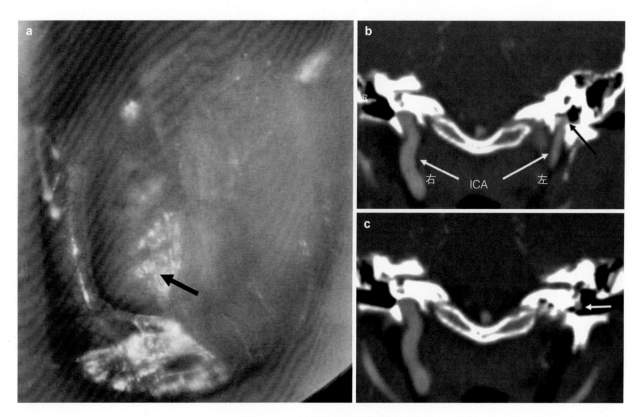

图 3-52　左耳颈动脉异常病例

a. 耳镜显示颈动脉（黑色箭头）穿过中耳并与锤骨接触。b、c. 静脉造影后冠状位 CT 重建。b. 略后移。c. 左、右颈内动脉（ICA）轨迹对比。黑色箭头和白色箭头分别显示左侧异常颈内动脉的腔内轨迹。

图 3-53 异常颈内动脉的横断面
        CT 成像

a. 鼓室管（TC）扩张 =Jacobson 管。
b. 由鼓膜下动脉（TA）扩张。c. 当
"真"颈内动脉鼓膜段发育不全时，
成为鼓膜内颈动脉（ICA）。d. 腔内
成分对听小骨的质量效应。

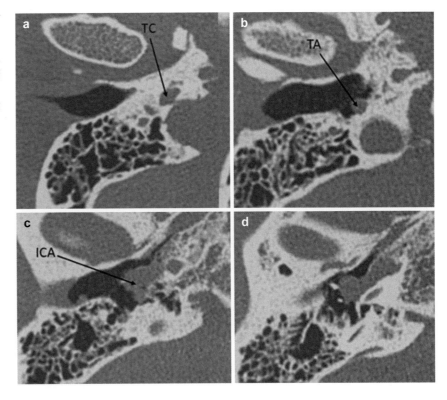

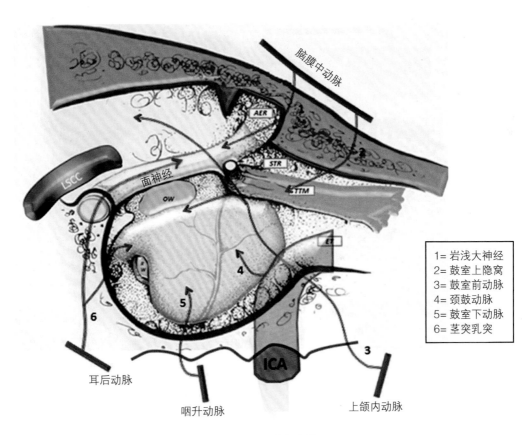

图 3-54 中耳血管

ICA：颈内动脉；LSCC：外半规管；OW：卵圆窗；RW：圆窗；AER：前上鼓室隐窝；STR：管上隐窝；TTM：鼓膜张肌；
ET：咽鼓管和砧骨。鼓室前动脉也产生分支，供应鼓室上腔和外侧壁的骨和黏膜。

3.5.2.3 脑膜中动脉分支

3.5.2.3.1 岩上动脉

岩上动脉经面神经管裂孔进入中耳，进入面神经管，为膝状神经节和面神经的鼓室乳突节提供血液供应；通过产生镫骨肌腱上、下动脉和脚后动脉，提供了镫骨后关节和镫骨后部分的血供。

3.5.2.3.2 鼓室上动脉

鼓室上动脉进入中耳，毗邻岩小神经。该动脉供应鼓膜张肌和部分上鼓室，还与鼓室下动脉形成吻合丛，形成镫骨前动脉和脚前动脉。

3.5.2.4 鼓室颈动脉

鼓室颈动脉是颈内动脉的分支，穿过颈动脉管壁进入中耳裂，最终与鼓室下动脉的分支吻合。

3.5.2.5 鼓室下动脉

鼓室下动脉是咽升动脉的一个分支，它通过鼓室神经（Jacobson 神经）进入中耳。该动脉与颈鼓动脉一起，为耳廓和下鼓室的黏膜提供主要的血液供应。

3.6 中耳的黏膜皱襞

本节将详细描述中耳黏膜皱襞，以阐明其解剖结构。在学习功能性中耳手术的过程中，充分了解这些皱襞的解剖结构及其在中耳腔内的关系至关重要。这些皱襞划分不同的间隔、空间和凹槽，将在第 4 个专题中详细描述。

3.6.1 黏膜皱襞的发育

胎儿 3～7 个月时，中耳裂隙的间充质组织逐渐吸收。同时，原始鼓室由内皮细胞包裹的液囊生长而成，液囊从咽鼓管延伸至中耳。四个主要的球囊萌发，定义了不同的中耳空间。它们是前球囊、中间球囊、上球囊和后球囊[79]（见第 4 个专题）。这些囊或小袋在中耳裂隙中开始增大，以取代先前存在的间充质。囊壁成为中耳腔的黏膜内衬。在两个相邻囊袋之间的接触面上，形成黏膜皱襞。在皱襞的黏膜层之间，有间质的残余物，这些残余物将转化为韧带和血管，为鼓室的"内脏"提供营养。

3.6.2 黏膜皱襞解剖

中耳黏膜皱襞从中耳壁延伸至其内容物，并将韧带和血管运送至听小骨。Bruce Proctor 是第一个描述中耳空间发育的人[80]。然而，他的描述和图表一直难以理解和传授。这些皱襞的临床相关性在于它们在慢性炎性中耳炎中的作用，以及它们对选择性通气障碍综合征和胆脂瘤扩散模式的影响。尽管这些皱襞可能决定中耳病变的进展方向，但它们并不是阻碍其发展的真正障碍。因此，清晰的解剖学描述对于理解中耳腔的结构至关重要（图 3-55～图 3-58）。

黏膜皱襞有两种不同类型：复合皱襞和重复皱襞。

- 复合皱襞，如锤骨前韧带皱襞、锤骨外侧韧带皱襞和砧骨后皱襞，有一个基本的共同特征：韧带和黏膜内衬的结合，在韧带界限上有不同程度的黏膜延伸，并以游离缘结束。当扩张的气囊与先前存在的韧带相遇，并被黏膜覆盖时，就会形成这些韧带。
- 重复皱襞，如鼓膜张肌皱襞（TTF）和砧骨外侧皱襞（LIMF），是两个扩张的气囊壁在没有任何插入结构的情况下融合而形成的薄黏膜结构。它们的位置会发生变化，因为每个气囊的扩张程度因人而异[82, 83]。

3.6.2.1 后鼓室-锤骨皱襞

后鼓室-锤骨皱襞是韧带皱襞，插入锤骨颈部的后部。它涉及锤骨柄的上部，并与砧骨外侧皱襞前部的下陷向上合并。它向后插入鼓室后棘，代表 von Tröltsch 后囊的内侧壁。其内侧边缘包围鼓索的后部（图 3-59）[84]。

3.6.2.2 前鼓室-锤骨皱襞

前鼓室-锤骨皱襞起源于锤骨颈部的前部，

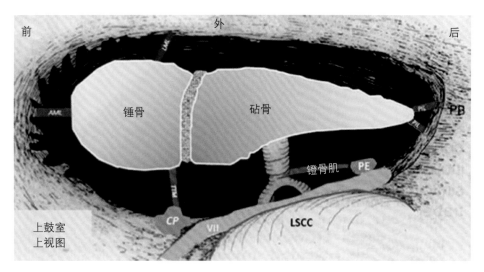

图 3-55　右中耳上视图，显示切除所有黏膜皱襞后的中耳小骨及其韧带[81]

AML：前锤骨韧带；LML：外锤骨韧带；PIL：后砧韧带；TTM：鼓膜张肌腱；CP：匙突；
PE：锥隆起；LSCC：外半规管；PB：岩骨。

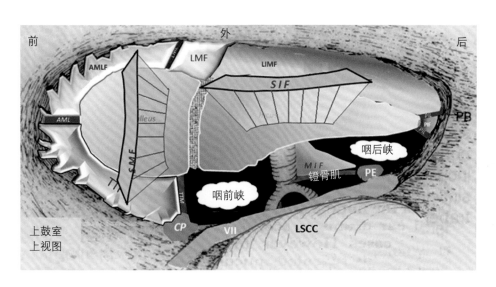

图 3-56　右中耳上视图显示中耳小骨、韧带和黏膜皱襞

AML：前锤骨韧带；LML：外锤骨韧带；PIL：后砧韧带；TTM：鼓膜张肌腱；CP：匙突；
PE：锥隆起；LSCC：外半规管；TTF：鼓膜张肌皱襞；AMLF：锤骨前韧带皱襞；LMF：锤骨
外侧韧带皱襞；SMF：锤骨上皱襞；MIF：砧骨内侧皱襞；LIMF：砧骨外侧皱襞；SIF：砧骨
上襞；PIF：砧骨后皱襞。

向前插入前鼓室棘。它形成 von Tröltsch 前囊的内侧壁（图 3-59 和图 3-60）[84]。

3.6.2.3　锤骨前韧带皱襞（AMF）

锤骨前韧带皱襞由 von Tröltsch 于 1856 年描述。它是鼓膜的一部分，起源于锤骨颈部，并延伸至前鼓室上隐窝骨壁。它从中耳外侧壁折回到锤骨前突和韧带以及鼓索前部。它的下部后部较

宽，代表 Prussak 间隙的前界（图 3-61）[84]。

3.6.2.4　锤骨外侧韧带皱襞（LMF）

锤骨外侧韧带皱襞较厚，1868 年，Helmholtz 首次对其进行了描述[86]。这个皱襞从锤骨颈部的中间部分开始，在附着到鼓室上隐窝外壁之前形成扇形展开；后方与砧骨外侧皱襞前降部汇合（图 3-62）。

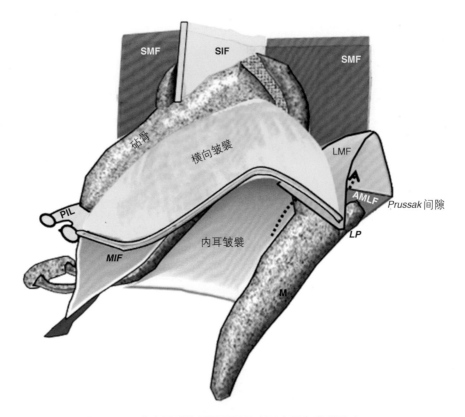

图 3-57　右中耳后外侧视图显示中耳小骨和黏膜皱襞

SMF：锤骨上皱襞；SIF：砧骨上皱襞；LMF：外锤骨皱襞；AMLF：锤骨前韧带皱襞；MIF：砧骨内侧皱襞；PIL：后砧韧带；M：外锤骨；LP：锤骨外侧突。虚线箭头表示 Prussak 间隙的气道。

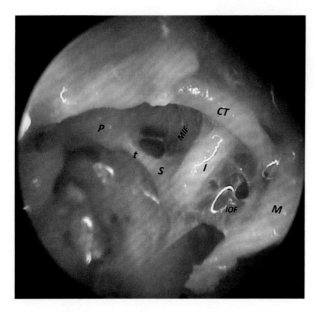

图 3-58　右耳显示听骨间褶皱（IOF）

延伸于锤骨柄（M）和砧骨长突（I）之间，内侧砧骨皱襞延伸于砧骨和镫骨（S）之间。P：锥隆起；t：肌腱；CT：鼓索。

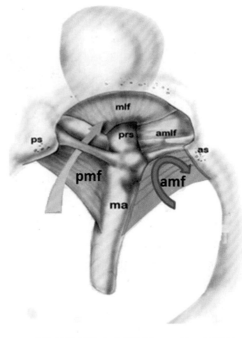

图 3-59　摘除鼓膜后的右中耳侧视图，显示锤骨前（amf）和后（pmf）皱襞

as：鼓室前棘；ps：鼓室后棘。黄色箭头表示 Prussak 间隙（prs）。蓝色箭头表示 Prussak 间隙底层前方完全闭合，mlf：锤骨外侧皱襞；amlf：锤骨前韧带皱襞；ma：锤骨柄[85]。

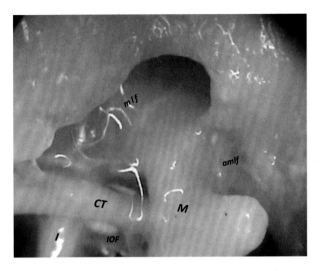

图 3-60 右耳松弛部切除后显露 Prussak 间隙

显示锤骨外侧皱襞（mlf）和锤骨前韧带皱襞（amlf）。IOF：听骨间皱襞；M：锤骨；I：砧骨；CT：鼓索。

该皱襞通常是完整的，代表 Prussak 间隙的顶部和外侧锤骨空间的底部，被认为对防止松弛部内陷袋的进展很有效[87]。

皱襞的缺陷，通常在其薄的后膜部分，出现概率为 7%。在这种情况下，缺陷在上部和下部上鼓室单元之间提供了直接的连通（见 4.5）[82, 83]。

3.6.2.5　锤骨上皱襞（SMF）

锤骨上皱襞在锤骨头上表面和被盖之间横向延伸。它包含上锤骨韧带，并将鼓室上隐窝分为前部和后部（图 3-56 和图 3-57）。

3.6.2.6　砧骨外侧皱襞（LIMF）

砧骨外侧皱襞是鼓室隔的一部分。它位于锤骨外侧韧带皱襞的上方，将上外侧鼓室上隐窝空间与下外侧鼓室上隐窝空间分开。该皱襞的水平面比 Prussak 间隙的顶部高出约 1 mm[86]。在大约 20% 的人中，这种皱襞的前部存在缺陷[83]。

砧骨外侧皱襞有一个后部和一个侧向延伸：在后部，它呈水平延伸，向内侧插入砧骨体和砧骨关节。在侧面，它插入到盾板骨壁的内侧表面。

该皱襞的前部向下弯曲至锤骨颈部，并与锤骨外侧韧带皱襞的后部合并，代表锤骨外间隙的

后界（图 3-57、图 3-63 和图 3-64）。

3.6.2.7　砧骨内侧皱襞（MIF）

砧骨内侧皱襞位于砧骨长突和镫骨肌腱之间，直至锥隆起（图 3-63）。

3.6.2.8　砧骨上皱襞（SIF）

砧骨上皱襞像砧骨上韧带一样从砧骨体的上表面延伸到天盖（图 3-63）。它将外侧后鼓室上隐窝与内侧后鼓室上隐窝分开（图 3-63）。

3.6.2.9　砧骨后皱襞（PIF）

砧骨后皱襞是后砧骨韧带纤维之间的皱襞（图 3-63），是鼓室隔的一部分（图 3-63）。

3.6.2.10　鼓膜张肌皱襞（TTF）

TTF 是鼓室隔的主要部分（图 3-65 和图 3-66），起源于鼓膜张肌腱的后部，比 Prussak 间隙的顶低 1.5 mm[88]，向前延伸到上鼓室的前壁，插入一个横向嵴：咽鼓管上嵴。内侧插入 TTM 骨管，外侧插入锤骨前韧带。张肌皱襞的外侧部分与鼓索的最前部保持着密切的关系。它将上鼓室前隐窝与咽鼓管上隐窝分离。

从胚胎学上讲，TTF 是由反球囊、中球囊和前球囊融合的结果。TTF 的倾斜角度在 80°～120° 之间变化，取决于隐窝大小[89, 90]。管上隐窝和前上鼓室隐窝的大小取决于 TTF 的垂直方向。TTF 越垂直，咽鼓管上隐窝越宽（图 3-67 和图 3-69）[88]。TTF 水平导致咽鼓管上隐窝非常小甚至不存在[89]。通过不完全的 TTF，从咽鼓管上隐窝直接向上鼓室通气，可防止鼓室上隐窝通气不良的发生[90]。

TTF 的外围部分较厚，而中心部分较薄且透明。Palva 及其同事指出，只有 25% 的人的 TTF 是不完整的，这导致从咽鼓管和管上隐窝到前上鼓室隐窝，然后到后鼓室上隐窝（鼓室上隐窝通气的前方路线）的直接连通（图 3-70 和图 3-71）。在具有完整 TTF 的耳中，前上鼓膜和前鼓膜完全分离。缺乏这条通气途径，更容易患上选择性通气障碍综合征（见 4.8.1.1）。

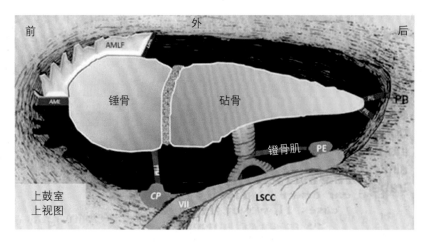

图 3-61 右中耳的上视图,显示了锤骨前韧带皱襞(AMLF)

AML:锤骨前韧带;LML:锤骨外侧韧带;PIL:砧骨后韧带;TTM:鼓膜张肌;
CP:匙突;PE:锥隆起;LSCC:外半规管;PB:颞骨岩部。

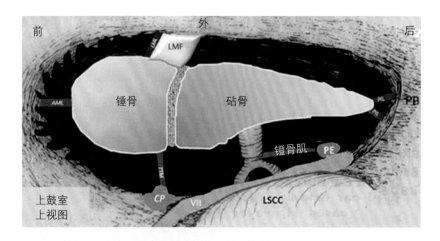

图 3-62 右中耳的上视图,显示了锤骨外侧皱襞(LMF)

AML:锤骨前韧带;LML:锤骨外侧韧带;PIL:砧骨后韧带;TTM:鼓膜张肌;
CP:匙突;PE:锥隆起;LSCC:外半规管;PB:颞骨岩部。

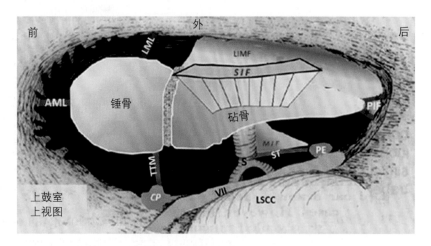

图 3-63 右中耳的上视图,显示砧骨上皱襞(SIF)、砧骨内侧皱襞(MIF)、
         砧骨外侧皱襞(LIMF)和砧骨后皱襞(PIF)

TTM:鼓膜张肌;ST:镫骨肌腱;AML:锤骨前韧带;LML:锤骨外侧韧带;CP:
匙突;Ⅶ:面神经;*:砧骨后韧带;S:镫骨;PE:锥隆起;LSCC:外半规管。

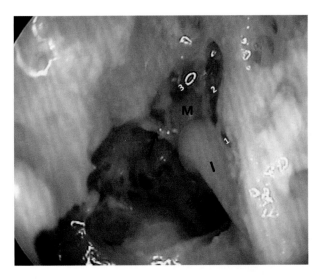

图 3-64　右中耳横断位上视图，显示具有砧骨外侧皱襞（1）、锤骨外侧皱襞（2）、锤骨前皱襞（3）和锤骨上皱襞的鼓室隔膜（黑色箭头）

M：锤骨；I：砧骨。

3.6.3　鼓室隔

Chatellier 和 Lemoine 在 1946 年提出了"上鼓室隔"的概念[91]，提出了现代鼓室通气理论。作者描述了隔膜是如何由各种皱襞结构和膜状韧带组成的，膜状韧带与锤骨和砧骨一起构成了上鼓室的底部。

Palva 等修正了 Chatellier 的上鼓室隔概念，增加了另外两个重要的皱襞：TTF 和砧骨侧皱襞[92, 93]。根据他们的理论，完整的鼓室隔由三个锤骨韧带皱襞（前、侧、后）、砧骨后皱襞、TTF、砧骨外侧皱襞以及砧骨和锤骨组成（图 3-68 和图 3-72）[88, 94]。

图 3-65　右中耳上视图，显示鼓膜张肌皱襞（TTF）

该皱襞向后插入鼓膜张肌肌腱（TTM），侧向插入锤骨前韧带（AML），向前插入鼓室上隐窝前壁。LML：锤骨外侧韧带；PIL：砧骨后韧带；CP：匙突；PE：锥隆起；LSCC：外半规管；PB：颞骨岩部。

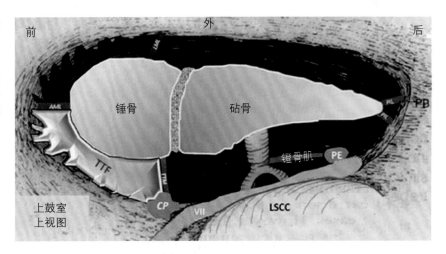

图 3-66　左耳显示鼓膜张肌皱襞（TTF）

从鼓膜张肌管（TTM）延伸至中耳外侧壁，从鼓膜张肌腱（t）延伸至前壁。M：锤状肌；I：砧骨；CT：鼓索；*：匙突（由 Murthy Sreeram 博士提供）。

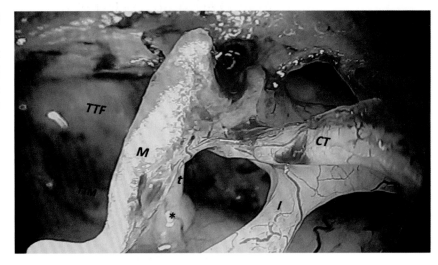

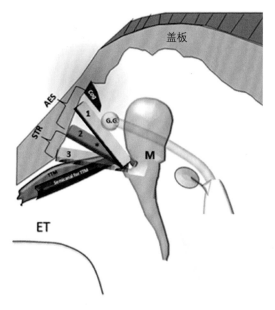

图 3-67　左耳侧视图，显示鼓膜张肌皱襞（＊）及其可变前位

1：高位插入；2：中位插入；3：低位插入。TTF 的可变插入决定了 TTF 上方的前上鼓膜隐窝（AER）和 TTF 下方的管上隐窝（STR）的体积。TTM：鼓膜张肌；M：锤骨；GG：膝状神经节。

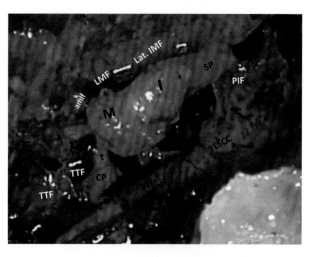

图 3-68　右中耳上视图，显示鼓室隔

amlf：锤骨前韧带皱襞；TTF：鼓膜张肌皱襞；LMF：锤骨外侧皱襞；IMF：砧骨外侧皱襞；PIF：砧骨后皱襞；t：鼓膜张肌肌腱；CP：匙突；S：镫骨；I：砧骨；M：锤骨；Ⅶ：面神经；LSCC：外半规管；SP：砧骨短突。

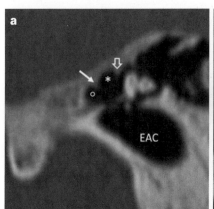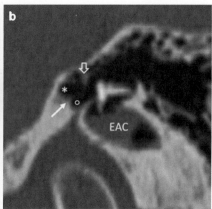

图 3-69　矢状位重建显示 STR（o）和 AER（＊）之间 TTF（白色箭头）的倾斜程度不同

导致两个腔室的大小不同。Cog（空箭头）；EAC：外耳道。

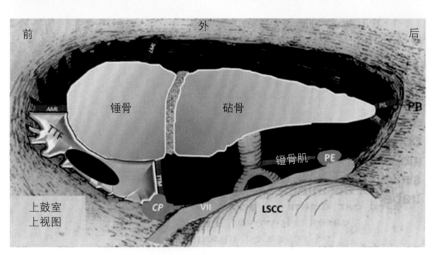

图 3-70　右中耳的上视图，显示不完整鼓膜张肌皱襞（TTF）

AML：锤骨前韧带；LML：锤骨外侧韧带；PIL：砧骨后韧带；TTM：鼓膜张肌；CP：匙突；PE：锥隆起；LSCC：外半规管；PB：颞骨岩部。

图 3-71　左耳内镜探查，内镜置于锤骨柄（M）前方，以显示不完整的鼓膜张肌皱襞（TTF）（黑色箭头）

ET：咽鼓管；STR：管上隐窝；TTM：鼓膜张肌；t：鼓膜张肌腱；*：匙突。

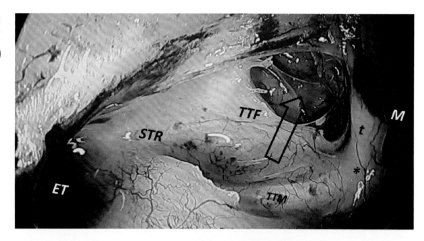

图 3-72　右中耳上视图，显示鼓室隔

AMLF：锤骨前韧带皱襞；TTF：鼓膜张肌皱襞；LMF：锤骨外侧皱襞；LIMF：砧骨外皱襞；AML：锤骨前韧带；LML：锤骨外侧韧带；PIL：砧骨后韧带；TTM：鼓膜张肌腱；CP：匙突；PE：锥隆起；LSCC：外半规管；PB：颞骨岩部。

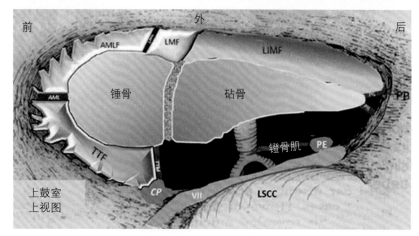

鼓室隔不是完全水平的，因为其组成部分处于不同的水平面。它将鼓室上隐窝的上部单元从中鼓室向上分开，而鼓室上隐窝的下部单元，即 Prussak 间隙，则从下分开。锤骨外皱襞将 Prussak 间隙与上鼓室上部分开；这就是为什么我们称 Prussak 间隙为上鼓室隐窝的下部单元（见 4.5）[88]。

砧骨外侧皱襞将鼓室后部的上鼓室和中鼓室分开，张肌皱襞将鼓室前部的上鼓室和前鼓室分开。上鼓室隔划定的所有隔室均通过唯一且始终存在的通气方式——由位于砧骨后韧带内侧与鼓膜张肌皱襞之间的鼓峡路径接收空气。炎症后的病理和不可逆改变可能涉及鼓膜通气途径，促进慢性中耳疾病的发生。

3.6.4　鼓峡

中鼓室与咽鼓管相连。然而，鼓室上隐窝和乳突通过鼓室隔与中鼓室隔离。鼓室上隐窝通过鼓室隔上一个 2.5 mm 的开口通气，称为鼓峡（图 3-73）。

整个鼓室上隐窝通过鼓峡通风。Prussak 间隙通过 von Tröltsch 后囊通风[92, 94]。

鼓峡从鼓膜张肌前方延伸至后上砧骨后韧带和后下锥隆起。TTM 到砧骨后韧带前缘的距离约 6 mm[88]。鼓峡内侧受鼓室上隐窝骨壁限制，外侧受砧骨体、短突和锤骨头限制。

鼓峡被砧骨内侧皱襞分为两部分（图 3-73）。

3.6.4.1　鼓前峡

鼓前峡较重要，它位于 TTM 前方和镫骨后下之间。该通路的直径为 1～3 mm（图 3-73）。

3.6.4.2　鼓后峡

鼓后峡相对不太重要，位于砧骨短突和镫骨肌之间[80, 92]。鼓后峡不稳定，常被后鼓室皱襞封闭。当它打开时，可以通过砧骨窝为后鼓室、上鼓室和乳突通气（图 3-73～图 3-75）。

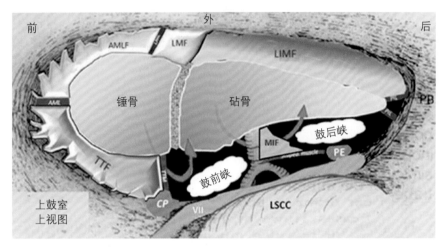

图 3-73　右中耳上视图，显示鼓室隔和鼓峡

鼓峡由砧骨内侧皱襞（MIF）分为前、后峡部。绿色箭头表示鼓室上隐窝从中耳通气的正常路径。AMLF：锤骨前韧带皱襞；TTF：鼓膜张肌皱襞；LMF：锤骨外侧皱襞；LIMF：砧骨外皱襞；AML：锤骨前韧带；LML：锤骨外侧韧带；PIL：砧骨后韧带；TTM：鼓膜张肌腱；CP：匙突；PE：锥隆起；LSCC：外半规管；PB：颞骨岩部。

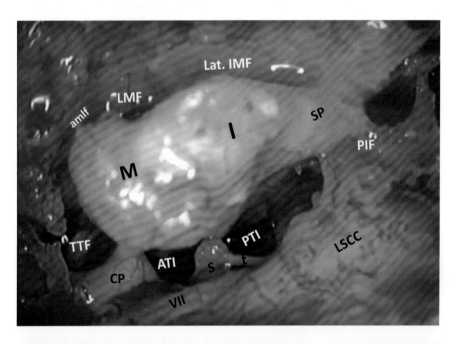

图 3-74　钻孔后正中颅窝入路右中耳鼓膜上视图

显示连接上鼓室和中鼓室的鼓前峡（ATI）和鼓后峡（PTI）。M：锤骨；I：砧骨；SP：砧骨短突；amlf：锤骨前韧带皱襞；TTF：鼓膜张肌皱襞；LMF：锤骨外侧皱襞；LIMF：砧骨外皱襞；PIF：砧骨后皱襞；TTM：鼓膜张肌腱；CP：匙突；PE：锥隆起；LSCC：外半规管；PB：颞骨岩部。

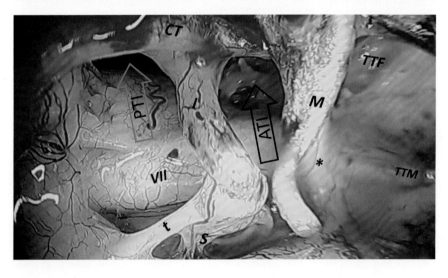

图 3-75　右耳内镜检查，黑色箭头显示鼓前峡（ATI），蓝色箭头显示鼓后峡（PTI）

t：镫骨肌腱；M：锤骨；I：砧骨；S：镫骨；CT：鼓索；TTF：鼓膜张肌皱襞；TTM：鼓膜张肌腱；*：匙突（由 Murthy Sreeram 博士提供）。

参考文献

[1] Moore KL, Persaud TVN. The developing human: clinically oriented embryology. 5th ed. Philadelphia: W. B. Saunders Company; 1993.

[2] le Douarin N, Kalcheim C. The neural crest. Cambridge: Cambridge University Press; 1999.

[3] Keith A. Human embryology and morphology. London: Edward Arnold; 1948.

[4] Baxter JS. Frazer's manual of embryology. 3rd ed. London: Baillière, Tindall & Cox; 1953. p. 202-5, 235-43.

[5] Bast TH, Anson BJ, Richany SF. The development of the second branchial arch (Reichert's cartilage), facial canal and associated structures in man. Q Bull Northwest Univ Med Sch. 1956; 30: 235-49.

[6] Anson BJ, Hanson JR, Richany SF. Early embryology of the auditory ossicles and associated structures in relation to certain anomalies observed clinically. Ann Otol. 1960; 69: 427-47.

[7] Bastian D, Tran Ba Huy P. Organogenèse de l'oreille moyenne. Encycl Med Chir Paris: ORL. 1996; 20-005-A-30: 4-12.

[8] Nager GT. Aural atresia: anatomy and surgery. Postgrad Med. 1961; 29: 529-41.

[9] Hough JV. Congenital malformations of the middle ear. Arch Otolaryngol. 1963; 78: 127-35.

[10] Nomura Y, Nagao Y, Fukaya T. Anomalies of the middle ear. Laryngoscope. 1988; 98: 390-3.

[11] Rahbar R, Neault MW, Kenna MA. Congenital absence of the incus bilaterally without other otologic anomalies: a new case report. Ear Nose Throat J. 2002; 81: 274-8.

[12] Hanson JR, Anson BJ, Strickland EM. Branchial sources of the auditory ossicles in man: part II observation of embryonic stages from 7 mm to 28 mm (CR length). Arch Otolaryngol. 1962; 76: 200-15.

[13] Louryan S. Développement des osselets de l'ouïe chez l'embryon humain: corrélation avec les données recueillies chez la souris. Bull Assoc Anat. 1993; 77: 29-32.

[14] Louryan S, Glineur R. The mouse stapes develops mainly from the Reichert's cartilage independently of the otic capsule. Eur Arch Biol. 1993; 103: 211-2.

[15] Louryan S, Heymans O, Goffard J-C. Ear malformations in the mouse embryo after maternal administration of triazène, with clinical implications. Surg Radiol Anat. 1995; 17: 59-64.

[16] Louryan S, Vanmuylder N, Resimont S. Ectopic stapes: a case report with embryologic correlations. Surg Radiol Anat. 2003; 25: 342-4.

[17] Burford CM, Mason MJ. Early development of the malleus and incus in humans. J Anat. 2016; 229(6): 857-70.

[18] Louryan S, Lejong M, Choa-Duterre M, Vanmuylder N. Hox-A2 protein expression in mouse middle ear ossicles. Morphologie. 2018; 102(339): 243-9. https: //doi. org/10.1016/j.morpho.2018.09.002.

[19] Louryan S. Morphogénèse des osselets de l'oreille moyenne chez l'embryon des souris: I. Aspects morphologiques. Arch Biol. 1986; 97: 317-37.

[20] Louryan S. In vitro development of mouse middle ear ossicles: a preliminary report. Eur Arch Biol. 1991; 102: 55-8.

[21] Mark M. Les gènes du développement. In: Saloba E, Hamamah S, Gold F, Benhamed M, editors. Médecine et biologie du développement. Paris: Masson; 2001.

[22] Szymanski M. The influence of incudostapedial joint separation on the middle ear transfer function. Clin Exp

[23] Louryan S, Glineur R, Tainmont S, Van Dam P. Tératogénicité de l'acide 13-cis rétinoïque sur les ébauches mandibulo-otiques de l'embryon de souris: approche histologique et histochimique. Bull Group Int Rech Stomatol Et Odontol. 1990; 33: 147-53.

[24] Mallo M. Formation of the middle ear: recent progress on the developmental and molecular mechanisms. Dev Biol. 2001; 231: 410-9.

[25] Louryan S. Embryologie fondamentale. In: Veillon F, editor. Imagerie de l'os temporal, tome 5: pédiatrie. Paris: Lavoisier; 2014.

[26] Jaskoll F. Morphogenesis and teratogenesis of the middle ear in animals. Birth Defects Orig Artic Ser. 1980; XVI(7): 9-28.

[27] Jaskoll TF, Maderson PFA. A histological study of the development of the avian middle ear and tympanum. Anat Rec. 1978; 190: 177-99. https: //doi. org/10.1002/ar.1091900203.

[28] Anson BJ, Caulowell EW. The developmental anatomy of the human stapes. Ann Otol Rhinol Laryngol. 1942; 51: 891-904.

[29] Louryan S, Glineur R, Dourov N. Induced and genetic mouse middle ear ossicles malformations: a model for human malformative ossicular diseases and a tool for clarifying their normal ontogenesis. Surg Radiol Anat. 1992; 14: 227-32.

[30] Davies DG. Malleus fixation. J Laryngol Otol. 1968; 82: 331-51.

[31] Martin JF, Bradley A, Olson EN. The paired-like homeobox gene MHox is required for early events of skeletogenesis in multiple lineages. Genes Dev. 1995; 9: 1237-49.

[32] Smeele LE. Ontogeny of relationship of the human middle ear ant temporomandibular (squamosomandibular) joint. I. Morphology and ontogeny in man. Acta Anat. 1988; 131: 338-41.

[33] Rodriguez-Vazquez JF, Merida-Velasco JR, Merida-Velasco JA, Jimenez-Collado J. Anatomical considerations on the disco-malleolar ligament. J Anat. 1994; 192: 617-21.

[34] Rodriguez-Vazquez JF, Merida-Velasco JR, Jimenez-Collado J. Development of the sphenomandibular ligament. Anat Rec. 1993; 233: 453-60.

[35] Funasaka S. Congenital ossicular anomalies without malformations of the external ear. Arch Otorhinolaryngol. 1979; 224: 231-40.

[36] Tabb HG. Symposium: congenital anomalies of the middle ear. I. Epitympanic fixation of incus and malleus. Laryngoscope. 1976; 86(2): 243-6.

[37] Mansour S, Nicolas K, Sbeity S. Triple ossicular fixation and semicircular canal malformations. J Otolaryngol. 2007; 36(3): E31-4.

[38] Rodriguez K, Shah RK, Kenna M. Anomalies of the middle and inner ear. Otolaryngol Clin North Am. 2007; 40(1): 81-96, vi. Review. PubMed PMID: 17346562.

[39] Kurosaki Y, Tanaka YO, Itai Y. Malleus bar as a rare cause of congenital malleus fixation: CT demonstration. AJNR Am J Neuroradiol. 1998; 19: 1229-30.

[40] Carfrae MJ, Jahrsdoerfer RA, Kesser BW. Malleus bar: an unusual ossicular abnormality in the setting of congenital aural atresia. Otol Neurotol. 2010; 31(3): 415-8.

[41] Louryan S. Pure second branchial arch syndrome. Ann Otol Rhinol Laryngol. 1993; 102: 904-5.

[42] Nandapalan V, Tos M. Isolated congenital stapes ankylosis: an embryologic survey and literature review. Am J Otol. 2000;

21(1): 71-80.

[43] Herman HK, Kimmelman CP. Congenital anomalies limited to the middle ear. Otolaryngol Head Neck Surg. 1992; 106: 285-7.

[44] Swartz JD, Wolfson RJ, Marlowe FI, Popky GL. Postinflammatory ossicular fixation: CT analysis with surgical correlation. Radiology. 1985; 154: 697-700.

[45] Vaisbuch Y, Hosseini DK, Oghalai JS. Otosclerosis with concomitant anterior malleolar ligament fixation. Otol Neurotol. 2018; 39(1): e58-9.

[46] Huber A, Koike T, Wada H, Nandapalan V, Fisch U. Fixation of the anterior mallear ligament: diagnosis and consequences for hearing results in stapes surgery. Ann Otol Rhinol Laryngol. 2003; 112(4): 348-55.

[47] Chien W, Northrop C, Levine S, Pilch BZ, Peake WT, Rosowski JJ, et al. Anatomy of the distal incus in humans. J Assoc Res Otolaryngol. 2009; 10(4): 485-96.

[48] Funnell W, Robert J, Heng Siah T, McKee Marc D, et al. On the coupling between the incus and the stapes in the cat. J Assoc Res Otolaryngol. 2005; 6: 9-18.

[49] Watson C. Necrosis of the incus by the chorda tympani nerve. J Laryngol Otol. 1992; 106: 252-3.

[50] Lannigan FJ, O'Higgins P, McPhie P. The vascular supply of the lenticular and long processes of the incus. Clin Otolaryngol Allied Sci. 1993; 18: 387-9.

[51] Alberti PW. The blood supply of the long process of the incus and the head and neck of stapes. J Laryngol Otol. 1965; 79: 966-70.

[52] aWengen DF, Nishihara S, Kurokawa H, Goode RL. Measurements of stapes superstructure. Ann Otol Rhinol Laryngol. 1995; 104: 311-6.

[53] House JW. Otosclerosis. In: Hughes GB, Pensak ML, editors. Clinical otology. 2nd ed. New York: Thieme; 1997. p. 241-9.

[54] Bruner H. Attachment of the stapes to the oval window in man. Arch Otolaryngol. 1954; 50: 18-29.

[55] Gan RZ, et al. Mechanical properties of stapedial annular ligament. Med Eng Phys. 2011; 33(3): 330-9. https: //doi.org/10.1016/j.medengphy.2010.10.022. Author manuscript; available in PMC 2012 Apr 1. Published online 2010 Nov 26.

[56] Feng B, Gan RZ. Lumped parametric model of the human ear for sound transmission. Biomechanics and Modeling in Mechanobiology. 2004; 3(1): 33-47.

[57] Whyte Orozco JR, Cisneros Gimeno AI, Yus Gotor C, Obón Nogues JA, Pérez Sanz R, Gañet Solé JF, et al. Ontogenic development of the incudostapedial joint. Acta Otorrinolaringol Esp. 2008; 59(8): 384-9.

[58] Gulya AJ, Schuknecht's anatomy of the temporal bone with surgical implications (3rd ed). New York Informa Healthcare, 2007.

[59] Mills R, Szymanski M, Abel E. Movements of the intact and reconstructed ossicular chain during changes in static pressure. Acta Otolaryngol. 2004; 124(1): 26-9.

[60] Noden DM. The embryonic origins of the avian cephalic and cervical muscles and associated connective tissues. Am J Anat. 1983; 168: 257-76.

[61] Kurosaki Y, Kuramoto K, Matsumoto K, Itai Y, Hara A, Kusukari J. Congenital ossification of the stapedius tendon: diagnosis with CT. Radiology. 1995; 195: 711-4.

[62] Hough JV. Congenital malformation of the middle ear. Arch Otolaryngol. 1963; 78: 335-43.

[63] Williams PL, Bannister LH, Berry MM, Collins P, Dyson M, Dussek JE, et al., editors. Gray's anatomy. 38th ed. New York: Churchill Livingstone Publishers; 1995. p. 263-84.

[64] Wynsberghe DV, Noback CR, Carola R. The senses. In: Wynsberghe DV, Noback CR, Carola R, editors. Human anatomy and physiology. 3rd ed. New York: McGraw-Hill Inc.; 1995. p. 512.

[65] Malkin DP. The role of TMJ dysfunction in the etiology of middle ear disease. Int J Orthod. 1987; 25: 20-1.

[66] Bance M, Makki FM, Garland P, Alian WA, Van Wijhe RG, Savage J. Effects of tensor tympani muscle contraction on the middle ear and markers of a contracted muscle. Laryngoscope. 2013; 123: 1021-7.

[67] Kanzara T, et al. Clinical anatomy of the tympanic nerve: a review. World J Otorhinolaryngol. 2014; 4(4): 17-22.

[68] Schuknecht HF. Pathology of the ear. 2nd ed. Philadelphia: Lea and Febiger; 1993. p. 40-1.

[69] Goravalingappa R. Cochlear implant electrode insertion: Jacobson's nerve, a useful anatomical landmark. Indian J Otolaryngol Head Neck Surg. 2002; 54: 70-3.

[70] Mavridis IN, Pyrgelis E. Clinical Anatomy of the Lesser Petrosal Nerve. Arch Neurosci. 2016; 3(2): e34168.

[71] Todd NW. Jacobson's nerve clues to the round window niche. Cochlear Implants Int. 2009; 10: 63-9.

[72] Glasscock ME, Gulya AJ. Developmental anatomy of the temporal bone and skull base. In: Gulya AJ, editor. Glasscock-Shambaugh surgery of the ear. 5th ed. Hamilton: BC Decker Inc.; 2003. p. 19-25.

[73] Moreano EH, Paparella MM, Zeltman D, Goycoolea MV. Prevalence of facial canal dehiscence and of persistent stapedial artery in the human middle ear: a report of 1000 temporal bones. Laryngoscope. 1994; 104: 309-20.

[74] Steffen TN. Vascular anomalies of the middle ear. Laryngoscope. 1968; 78: 171-97.

[75] David GD. Persistent stapedial artery: a temporal bone report. J Laryngol Otol. 1967; 81: 649-60.

[76] Silbergleit R, Quint DJ, Mehta BA, et al. The persistent stapedial artery. Am J Neuroradiol. 2000; 21: 572. (Case series and review of persistent stapedial artery, with a detailed discussion of embryology and developmental anatomy). [PMID: 10730654].

[77] Lasjaunias P, Moret J, Maelfe C. Arterial anomalies of the base of the skull. Neuroradiology. 1997; 13: 267-72.

[78] Moret J. La vascularisation de l'appareil auditif. J Neuroradiol. 1982; 9: 209-60.

[79] Hammar JA. Studien ueber die Entwicklung des Vorderdarms und einiger angrenzender Organe. Arch Mikroskop Anat. 1902; 59: 471-628.

[80] Proctor B. The development of the middle ear spaces and their surgical significance. J Laryngol Otol. 1964; 78: 631-48.

[81] Tos M. Manual of middle ear surgery and reconstructive procedures, vol. 2. New York: Thieme Publishers; 1995.

[82] Palva T, Ramsay H, Böhling T. Prussak's space revisited. Am J Otol. 1996; 17(4): 512-20.

[83] Palva T, Ramsay H. Aeration of Prussak's space is independent of the supradiaphragmatic epitympanic compartments. Otol Neurotol. 2007; 28(2): 264-8.

[84] Von Tröltsch A. Lehrbuch der Ohrenheilkunde mit Einschluss der anatomie des Ohres. 7th ed. Leipzig: FCW Vogel; 1881.

[85] Marchioni D. Lateral endoscopic approach to epitympanic diaphragm and Prussak's space: a dissection study. Surg Radiol Anat. 2010; 32(9): 843-52.

[86] Helmholtz H. Eine kürzlich in der Zeitschrift ftir rationelle Medicin. In: Archiv für die gesamte Physiologie des Menschen und der Tiere 1868. Vol. 1, Issue 1. Heidelberg: Springer; 1868. p. 1-60.

[87] Prussak A. Zur Anatomie des menschlichen Trommelfells.

Arch Ohrenheilkd. 1867; 3: 255-78.

[88] Palva T, Johnsson LG. Epitympanic compartment surgical considerations: reevaluation. Am J Otol. 1995; 16(4): 505-13.

[89] Onal K, Haastert RM, Grote JJ. Structural variations of supratubal recess: the anterior epitympanic space. Am J Otol. 1997; 18: 317-21.

[90] Palva T, Ramsay H, Bohlurg J. Lateral and anterior view to tensor fold and supratubal recess. Am J Otol. 1998; 19: 405-14.

[91] Chatellier HP, Lemoine J. Le diaphragme inter-attico-tympanique du nouveau-né. Description de sa morphologie; considérations sur son rôle pathogénique dans les oto-mastoïdites cloisonnées du nourrisson. Ann Otolaryngol Chir Cervicofac (Paris). 1946; 13: 534-66.

[92] Palva T, Ramsay H. Incudal folds and epitympanic aeration. Am J Otol. 1996; 17: 700-8.

[93] Palva T, Ramsay H, Böhling T. Tensor fold and anterior epitympanum. Am J Otol. 1997; 18: 307-16.

[94] Chateliere HP, Lemoine J. Le diaphragme interattico-tympanique du nouveau-né. Ann Otolaryngol Chir Cervicofac. 1946; 13: 534-66.

中耳室
Middle Ear Compartments

张宇园，叶栋，郝文娟　译

4

中耳腔在解剖学和功能上不仅是一个单独的腔室，而且是一个复杂的相互连接的隔室。本专题的目的是对这些区室的边界、关系和交通通道进行详细的描述，以便更好地了解炎性中耳疾病和胆脂瘤的发病机制。

中耳腔曾被分为五个腔室：中央的中鼓室、上鼓室、前鼓室、下鼓室和后鼓室（图4-1）。

然而，基于中耳皱襞的描述性解剖结构（见第3个专题），由于鼓膜的影响，本专题将说明超出其传统腔室划分的中耳内部的几个解剖功能单元。对这种功能性解剖结构的全面认识仍然是中耳重建手术成功的关键。

4.1　中耳室胚胎学

鼓室乳突系统在出生后第3周从称为管鼓室隐窝的第一个咽囊的外露处出现。该囊背端的内胚层组织形成咽鼓管和鼓室[1]。

到第7周，第二鳃弓的伴随生长使鼓室隐窝的中部收缩，将原鼓室置于该收缩部的外侧，并将原始咽鼓管置于该收缩部的内侧[1]。咽鼓管未来发展的标志是延长、变窄和中胚层软骨化，以建立纤维软骨咽鼓管（见7.1）。

鼓室隐窝的末端发育成四个囊：前囊、中囊、上囊和后囊[1~3]。这些囊逐渐扩张以取代中耳和乳突间充质（图4-2）。如前一专题所述，扩张囊

壁包围听骨链并排列在中耳腔壁上，两个囊之间的界面产生了几个系膜样黏膜皱襞，将血管和韧带传输到中耳内。

4.1.1　前囊

前囊是最小的囊。它向上延伸到鼓膜张肌腱的前部，形成鼓室前隐窝和前囊。在鼓膜张肌管水平，与中囊前囊融合形成重要的黏膜皱襞，鼓膜张肌皱襞。鼓膜张肌皱襞将鼓室前隐窝向上与

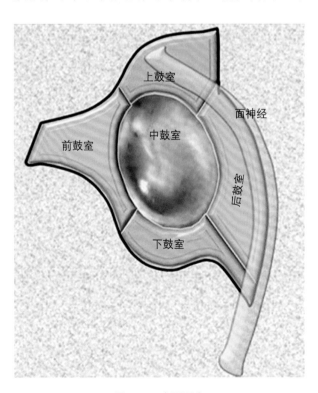

图4-1　中耳隔室

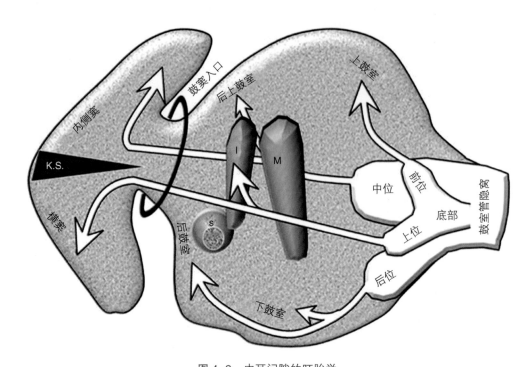

图 4-2　中耳间隙的胚胎学

I：砧骨；M：锤骨；S：镫骨；K.S.：Koerner 隔。

下方的咽鼓管上隐窝分开（图 4-2 和图 4-3）[2]。

4.1.2　中囊

中囊形成鼓室隐窝。它向上延伸，分为三个球囊。

（1）前球囊：向上发育形成鼓室前隐窝。

（2）内球囊：通过在砧骨旁体和砧骨后韧带上生长形成砧骨上间隙。内球囊向前发出一个分支，形成 Prussak 间隙。

（3）后球囊：它在砧骨的长突和镫骨之间向后延伸，形成乳突窦的内侧部分，该部分源自颞骨岩部（图 4-2 和图 4-3）[2]。

4.1.3　上囊

上囊在锤骨柄和砧骨长突之间向后和横向延伸，形成 von Tröltsch 后囊、砧骨下间隙和源自颞骨鳞部的外侧窦。

中囊、后囊（形成乳突气囊系统的内侧部分）和上囊（形成乳突气囊系统的外侧部分）之间的融合平面通常会破裂，如果破裂失败，骨性隔膜会保留在两部分之间，称为 Koerner 隔（图 4-2

和图 4-3）[2]。

4.1.4　后囊

后囊沿下鼓室延伸并向后上升形成圆窗龛、卵圆窗龛、面隐窝和鼓窦。窦性鼓膜在后囊有可变的大小和深度，这种变化取决于胎儿发育过程中镫骨肌腱下后囊的延伸程度（图 4-2 和图 4-3）[2]。

4.2　原鼓室

4.2.1　原鼓室的发育

前鼓壁的真正骨化仅在胎儿第 18 周开始，因为它取决于耳囊的骨骼生长。

从胎儿第 21 周开始，前鼓室壁由岩骨的几个突起组成（图 4-4）：

（1）鼓室盖形成原鼓室的顶部。

（2）颈动脉管外侧壁形成原鼓室的上壁。

（3）颈动脉管的下壁形成原鼓室的内侧壁。

前鼓室的内侧壁是由鼓岬本身形成的。同样，从胎儿第 23 周开始，鼓膜张肌管由上椎板和下椎板形成。此外，鼓室盖和岬角分别有助于完成前

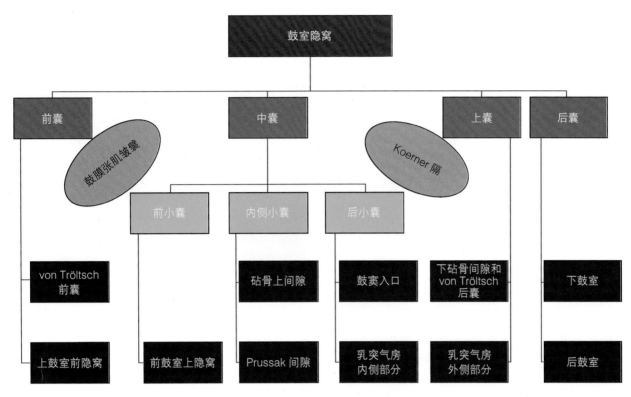

图 4-3 中耳不同空间、凹陷和囊袋的起源

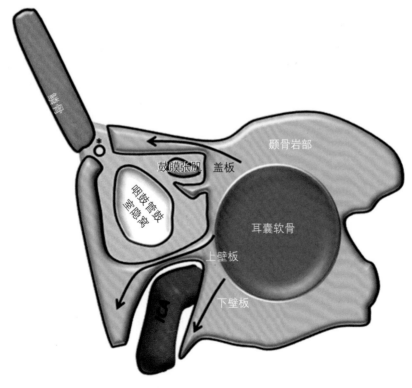

图 4-4 从岩骨开始形成前鼓室的过程示意图

ICA：颈内动脉。

鼓室上壁和内侧壁的形成。

4.2.2 原鼓室解剖

前鼓室是中耳室，位于穿过鼓室环前缘的前平面前方（图4-1）。这一空间向后连通中耳室，向前通向咽鼓管。我们将成人咽鼓管的整个骨性部分包括在咽前膜中，该部分长度约1 cm。

前鼓室起始于前鼓膜的骨脊之上，从内侧壁的鼓岬延伸到外侧壁。耳蜗前突从骨尖向后延伸至咽鼓管口。前突标志着最前鼓室下气囊的末端（图4-5）。

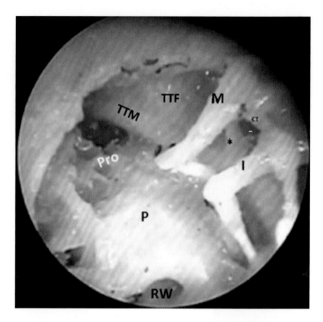

图4-6　左侧中耳的内镜视图，显示前鼓室（Pro）其上方被鼓膜张肌（TTM）和鼓膜张肌皱襞（TTF）管限制。*：匙突；M：锤骨；I：砧骨；P：鼓岬；RW：圆窗；CT：鼓索。

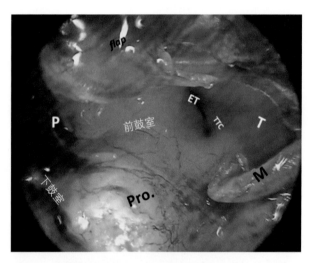

图4-5　前鼓室起始于称为前突（P）的骨脊上方，从内侧壁上的岬（Pro）延伸至外侧壁

前突标志着下鼓室的末端。T：鼓室盖；TTC：鼓膜张肌管；M：锤骨。

4.2.2.1 前鼓室壁

前鼓室位于其外侧骨壁、外侧板、鼓骨薄板（将前鼓膜与下颌窝分开）和内侧壁之间，耳蜗位于后部，颈动脉管位于前部。鼓室顶由鼓膜张肌和鼓膜张肌皱襞组成。TTF将前鼓室与前鼓室上隐窝分开（图4-6）。

前鼓室的手术边界

- 上部：鼓室顶和整个鼓膜张肌向后汇合，包括由张肌皱襞界定的咽鼓管上隐窝。
- 下部：从突隆（区分前鼓室和下鼓室之间过渡的斜骨嵴）开始。
- 前部：与ET的交界处和软骨部分汇合。

- 后部：与中鼓室汇合。
- 内侧：耳蜗后方和颈动脉管外侧壁前方，从颈动脉耳蜗隐窝延伸，颈动脉鼓室血管和神经，包括Jacobson神经（CN Ⅸ）的前支。
- 外侧：称为外侧板，将该间隙与下颌窝分离，并延伸至前环，从位于鼓室前棘下方的前小叶水平面到里Rivinus切迹的前界。它通常向内腔凸出，但也可能是凹的。凸面构造似乎会导致管腔变窄，并可能妨碍前边界的观察。

在鼓膜张肌骨管突出并向上隆起的情况下，前鼓膜中形成一个气动区域，主要通过内镜识别，位于鼓膜张肌管的下内侧，称为张肌隐窝（SbTR）（图4-7）。

4.2.2.2 咽鼓管上隐窝（STR）

咽鼓管上隐窝是前鼓膜的上部延伸。它对应于咽鼓管鼓室口上缘和鼓膜张肌皱襞之间的空间。它位于鼓室前隐窝下方，由鼓膜张肌皱襞（TTF）隔开。

咽鼓管上隐窝的大小取决于TTF的解剖结构（见3.6.2.10）。TTF形成前鼓室的顶部，并根据其前部插入的水平具有不同的方向。例如，更水平

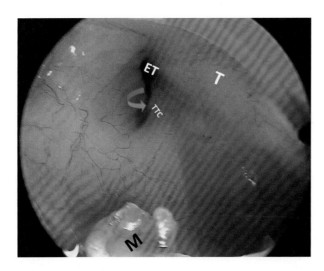

图 4-7　显示张肌隐窝下凹的左耳内镜图片（蓝色箭头）
T：鼓室盖；TTC：鼓膜张肌管；M：锤骨。

解剖变异：颈动脉管裂开

　　前鼓室内壁上的颈动脉管裂开在多达 7.7%
的颞骨中被发现，并且在＜2 岁和＞40 岁的
患者中更为常见[4]。裂开通常是由于骨板先天
性融合失败引起的。覆盖颈动脉的最薄骨板的
平均厚度为 1.5 mm（范围 0～3 mm），31% 的
人几乎没有颈动脉突出到原鼓膜中，56% 的人
中度明显，并且显著者仅 13%（见 3.5.1）[5]。

　　的 TTF 会导致咽鼓管上隐窝较小甚至不存在，而
更垂直的 TTF 会导致较大的咽鼓管上隐窝（图
3-68）[6~8]。

4.3　下鼓室

　　下鼓室是位于中耳底部的新月形空间。它从
后部韧带延伸到下部的前韧带和咽鼓管口。

　　下鼓室的头尾长度为 1～6 mm，前后距离为
10 mm，中外侧直径为 4 mm。

4.3.1　下鼓室各壁

- 前壁由内侧的颈动脉管形成。
- 后壁由骨尖和茎突复合体的下部构成。骨尖
将鼓室下窦与下鼓室分开。下鼓室的后壁经
常被气囊（面部后气囊）充气，气囊从乳突

窦延伸到面神经内侧的下鼓室。下鼓室的后
壁对应于从后半规管到乙状窦与颈静脉球交
界处的垂直平面。

- 侧壁由鼓室骨形成。
- 内壁由鼓岬的下部和在鼓岬下方延伸的岩骨
的一部分形成。这堵墙通常是气化的；它的
气室系统可能会延伸到耳蜗下方，到达岩尖
气房（图 4-8）。
- 下壁或底板呈穹窿状，对应于将下鼓室与颈
静脉球隔开的薄骨板（图 4-8）。在高颈静脉
球的情况下，下鼓室的尺寸显著减小。

　　通常，下鼓室被高度不同的小梁占据，为 7～
9 mm，前部长的小梁称为长小梁，而后部长的小
梁称为深部小梁。当小梁不存在时，颈静脉壁上升
到耳蜗囊。打开下鼓室后，当存在小梁时，手术是
安全的，因为颈静脉穹窿深 6 mm，乙状窦在后方。

解剖变异

　　颈静脉骨壁裂开的病例大约占总体的
16%，外科医生在胆脂瘤手术中去除母质或切
除病变时应该非常小心。高位颈静脉球可能与
乙状窦前置有关，在这种情况下，经迷路入路
和完整的骨桥技术是具有挑战性的（图 4-9）。

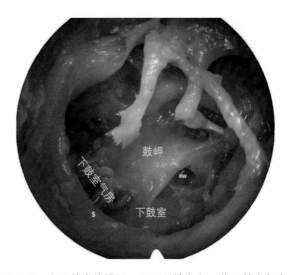

图 4-8　左耳的内镜视图，显示下鼓室和一些下鼓室气房
下鼓室位于鼓室沟（S）的水平下方。在这种情况下，下鼓室
的下壁是光滑的，由一块将中耳与颈静脉球分开的薄骨板组
成。RW：圆窗。

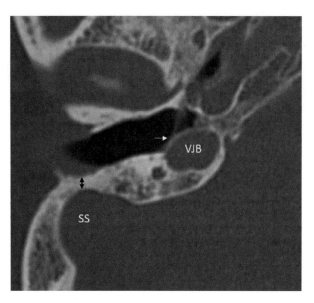

图 4-9　通过与鼓膜（白色箭头）接触的非常突出的颈静脉球（VJB）的轴位 CT 图像

与前移乙状窦（SS）相关，导致后乳突后骨板厚度显著减薄（双头箭头）。

4.3.2　下鼓室中的气房

下鼓室的气房分为以下几种。

4.3.2.1　下鼓室的气房

下鼓室气房存在于鼓室的内壁和下壁，可延伸到迷路下方到达岩尖气房（迷路下通道）（图4-10）。

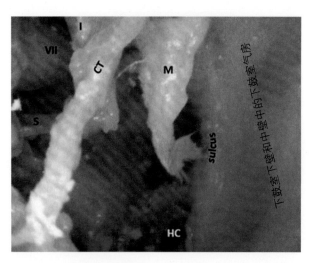

图 4-10　右耳的内镜视图，显示下鼓室下壁和内侧壁中的下鼓室气房

M：锤骨；I：砧骨；S：镫骨；CT：鼓索神经；面神经（Ⅶ）鼓室段。

4.3.2.2　面后气房

面后气房从乳突后部和中部延伸至面神经后部和内侧并汇入下鼓室气房。

通过解剖这些气房，人们能够识别出面神经、内淋巴囊和颈静脉球的外侧部分。一旦确定了面神经管，去除面神经和颈静脉球之间的面后部气房决定了针对鼓窦或岩尖进行面部后部入路手术以根除其他隐藏疾病的可行性。

面后入路的边界包括外侧的面神经和镫骨肌，上方的外半规管，后内侧的后半规管，前内侧的前庭和下方的颈静脉球。当鼓窦发育良好时，这些边界内的碟状切除手术可以广泛地进入鼓窦和圆窗龛[12]。

4.4　后鼓室

后鼓室是中耳最复杂的部分。它包括位于鼓室后部、鼓室环内侧和后部的几个独立空间（图4-1）。后鼓室是中耳病变发病率最高的部位，尤其是内陷袋和胆脂瘤（图 4-11）。

从解剖学的角度来看，后鼓室由相对于面神经和锥隆起的外侧和内侧空间组成。

- 位于 CN Ⅶ 和锥隆起外侧的两个横向空间。
- 位于 CN Ⅶ 垂直段和锥隆起内侧的两个内侧空间。

这些空间由后壁桥和中耳腔的隆起隔开。锥隆起是鼓室后部的支点（图4-12，见2.4.2）。

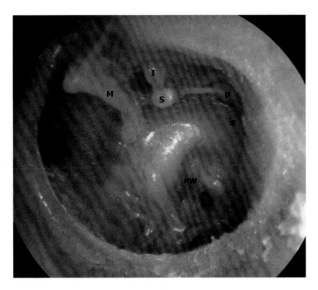

图4-11 左耳耳镜视图显示粘连性中耳炎和后部紧张部内陷袋进入后鼓室（＊）

I：砧骨长突；M：锤骨；S：镫骨；P：锥隆起；RW：圆窗。

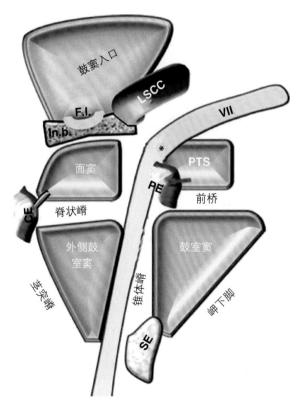

图4-12 从中鼓室看后鼓室示意图

PE：锥隆起；CE：脊索隆起；SE：茎突；Ⅶ：面神经鼓室段；＊：面神经第二膝；FI：砧骨窝；In.b：砧骨底；PTS：鼓室后窦；LSCC：外半规管。

4.4.1 外侧空间

鼓室外侧空间形成面隐窝。面隐窝的内侧与面神经管和锥隆起接触，外侧与鼓索接触。

- 在上方，面隐窝由砧骨支撑，即砧骨窝的骨质边界，它容纳砧骨短突。砧骨底将面隐窝与鼓窦入口分开。
- 在下方，面隐窝受限于从18°～30°的脊索-面神经角。

鼓索起点与砧骨短突之间的距离为5～10mm[14]。

面隐窝的大小因人而异，然而它在新生儿和成人的年龄组之间没有差异，这表明它在出生时接近成人大小[15~17]。测量它在圆窗的水平上外侧到内侧大约2mm，在卵圆窗口的水平上3mm[18, 19]。

脊索嵴位于锥隆起和脊索隆起之间，将面隐窝分为上部的面窦和下部的鼓室外侧窦。

4.4.1.1 面窦

是面隐窝的上部。它是一个小袋，位于上方的砧骨底、下方的脊索和内侧的面神经第二膝之间。面窦与鼓窦、鼓室隐窝或乳突的气房没有连接。

4.4.1.2 鼓室外侧窦

鼓室外侧窦是面隐窝的下部，是鼓室后部最外侧和最窄的窦。它占据了三个隆起之间的空间：锥隆起，茎突隆起和脊索隆起。它位于脊索隆起的内侧，锥隆起的下方和外侧，茎突隆起的上

外科应用：经乳突后鼓室切除术或面隐窝入路

面隐窝作为从乳突腔到达中耳的后窗，使卵圆窗和脑桥上方以及圆窗和下托的可视化成为可能。很明显这种重要的手术方法称为经乳突后鼓室切除术。它是通过对面隐窝后壁的乳突钻孔进行的，在外侧鼓索和内侧面神经之间（图4-13）。

在面隐窝狭窄或中耳目标结构暴露不完全的情况下，可以进行扩展面隐窝。在这种技术中，鼓索神经被牺牲，鼓膜环和面神经之间的空间被钻开。

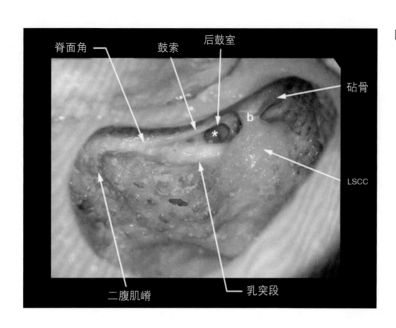

脊面角　　　鼓索　　　后鼓室

砧骨

LSCC

二腹肌嵴　　　　乳突段

图 4-13　左耳，经乳突后鼓室切除术（*）
b：砧骨底；LSCC：侧半规管。

方。鼓室外侧窦的头尾尺寸为 1.5～2.5 mm[20, 21]，它与鼓窦及鼓室隐窝没有任何联系。

4.4.2　中间隙

后鼓室的内侧空间分为两个区域：上鼓室后部和下鼓室后部。

4.4.2.1　上鼓室后部

也称为鼓室窦，包括中耳后壁的凹陷，位于侧面的面神经、锥隆起和内侧的迷路之间（图 4-12、图 4-14 和图 4-15）。从鼓岬到锥隆起的脑桥将鼓窦分为两个空间：上方的后鼓室窦和下方的鼓窦。

4.4.2.1.1　后鼓室窦

大多数中耳都存在后鼓室窦[22]，它位于脑桥上方，锥隆起和面神经的内侧。它深约 1 mm，长约 1.5 mm[23]。在脑桥未到达中耳后壁时，后鼓室窦与鼓室窦合并形成一个汇合窦（占 10%）[23]。

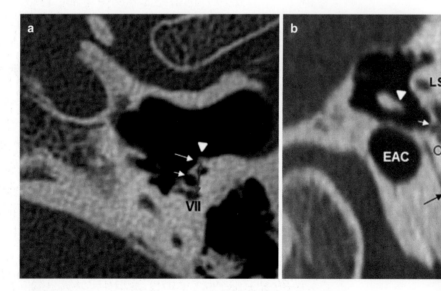

图 4-14　上鼓室 CT 影像图

a. 横向 CT 扫描显示鼓索（白色长箭头）和面神经（Ⅶ）乳突段之间的距离（红色双箭头），面隐窝（短箭头），鼓膜环（箭头）。b. CT 扫描的矢状面重建，显示从面神经（Ⅶ）出现的脊索（黑色箭头）、脊索面角以及脊索和面神经之间的骨壁（圆圈）。面隐窝（白色箭头）、砧骨短突（三角）。LSCC：外半规管；PSCC：后半规管；EAC：外耳道。

手术应用

在中耳手术期间，可能需要切除镫骨肌腱并磨除锥隆起以到达后鼓室窦。

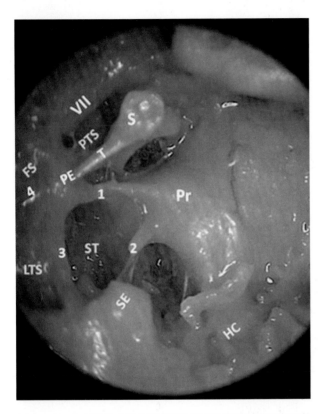

图 4-15 右中耳的内镜视图显示了鼓室后不同的窦和凹陷

PTS：后鼓室窦；ST：鼓室窦；LTS：侧鼓室窦；FS：面窦；PE：锥隆起；SE：茎突隆起；1：脑桥；2：下托；3：锥体脊；4：脊索；OW：卵圆窗；RW：圆窗；S：镫骨；T：镫骨肌腱；Pr：前突；HC：下鼓室气房；Ⅶ：面神经。

4.4.2.1.2 鼓窦

鼓窦是后鼓室最大的气房。它位于面神经乳突部的内侧，后半规管的外侧。其上方为脑桥和锥隆起，下方为下托和茎突隆起。

鼓窦的大小、形状和深度有很大的差异。它的前后径在 0.2～10 mm 之间变化，平均为 2 mm（图 4-16）[24~26]。

4.4.2.2 下鼓室后部

它包括位于下托和骨尖之间的空间。

- 下托（来自拉丁语，"支撑"）从后柱向茎突突出延伸，限制了鼓室窦下方。
- 骨尖（来自拉丁语，"边界线"）从前柱向颈静脉穹窿延伸，将后鼓室与下鼓室分开。

下鼓室包括以下内容。

4.4.2.2.1 鼓膜下窦

定义为下托和骨尖之间的解剖空间，相对于茎突隆起向内侧和向后发展，在鼓室后形成一个深部空间。它相对于下托位于下方，并与圆窗龛向内侧汇合。下鼓室窦位于鼓室窦下方，在两者之间形成了一个清晰的空间（图 4-17）：

- 下托在上方和后方。
- 骨尖在下方和前方。
- 茎突在后方和下方。

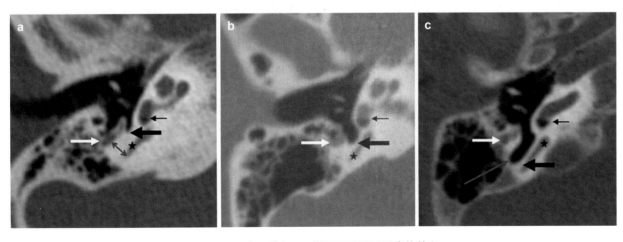

图 4-16 右耳横向 CT 视图显示不同深度的鼓窦

a. A 型。b. B 型。c. C 型。鼓窦最深点（黑色粗箭头），面神经（白色箭头），圆窗膜（黑色细箭头），后半规管 PSCC（★）。a 中的红色箭头表示面神经和 PSCC 之间的距离。c 中的红色箭头表示鼓窦的背面入路。

鼓窦类型和手术方法

根据其深度，鼓窦在一般人群中分为三种频率相同的类型（图4-16）[27, 28]。

- A型是浅的鼓窦：它很小，并且没有达到后部面神经垂直部分的水平。在这种情况下，手术经管进入鼓窦是可行的。

- B型鼓窦处于中等深度：它位于面神经垂直部分的内侧，但向后延伸不超过面神经水平。如果不使用内镜，就无法对这种鼓窦进行全面而清晰的观察。在没有内镜观察的情况下对鼓窦进行任何盲剥离都有并发症的风险，或者可能对裂开的面神经或高颈静脉球造成损伤[29]。

- C型鼓窦非常深：它向后延伸比面神经的垂直部分更深。这种类型经常出现在充气良好的乳突中。尽管使用了耳内镜，但无法完全从中耳探查到如此深的鼓窦病变。因此，应通过经乳突面后入路进入。这种方法要求面神经和后半规管之间的距离超过2 mm（图2-20），否则，这些结构很容易受伤。为了从乳突进入ST后部，有必要在FN、LSCC和PSCC形成的三角形区域解剖致密骨。这个三角形的尺寸几乎是恒定的。这个三角形似乎是边长为5 mm的等腰三角形。这允许外科医生有足够的空间进行骨解剖。然而，ST段的手术通路主要取决于窦的后延伸。窦向后延伸的越多，解剖的骨头就越少。从ST后壁到LSCC穹窿、PSCC穹窿和FN的平均距离分别为4.3 mm、4.8 mm和3.4 mm[30]。

4.4.2.2.2 "耳蜗下小管"

融合突（fustis来自拉丁语，"俱乐部"）是一个光滑的骨质结构，形成了圆窗的底部，似乎指示了圆窗壁龛的入口。该结构将茎突与耳蜗的底转连接起来（图4-17）。在前突和耳蜗之间，常可

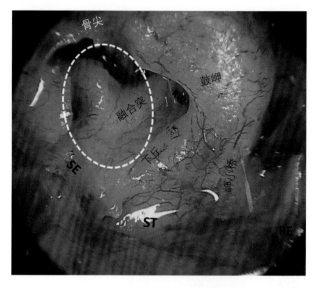

图4-17　鼓室下窦（白色圆圈）

位于鼓窦（ST）下方，在上、后方为下托，下、前方为骨尖，后、下方为茎突（SE）之间形成界限清楚的空间。RW：圆窗；PE：锥隆起。

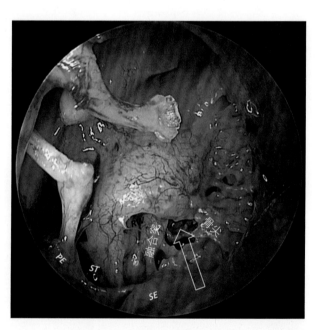

图4-18　左中耳内镜检查显示耳蜗下小管（白色箭头）

在前骨尖和后融合突之间的圆窗下方延伸。SE：茎突；ST：鼓室；PE：锥隆起。

见耳蜗下小管（图4-18~图4-20），这是一条通过一系列气房将下鼓室后部与岩尖连接起来的通道。

耳蜗下小管的形成很可能是由于胎儿发育过程中融合突区域与耳蜗之间的不融合引起的。

耳蜗下隧道为胆脂瘤通过该隧道延伸至耳囊下方提供了一条通路（图5-25）。使用显微镜，

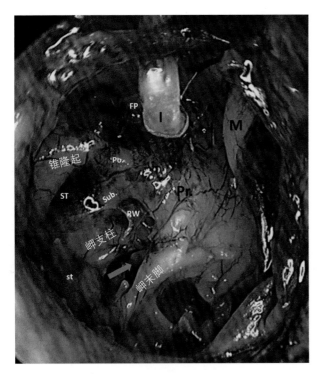

图 4-19　耳蜗下通道（蓝色箭头）

FP：底板；ST：茎突；I：砧骨；M：锤骨；Pr：鼓岬；RW：圆窗膜；Sub：岬下脚；Po：岬小桥。

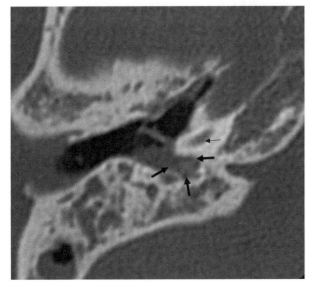

图 4-20　轴位 CT 图像显示耳蜗下小管

其中一些耳蜗下气室完全充满冷凝图像（粗箭头）。耳蜗底转的最下部（细箭头）。

这条隧道几乎看不到，但使用内镜可以安全地沿着这条隧道进行胆脂瘤手术。在与耳蜗接触的高颈静脉球的情况下，不可能实现耳蜗下入路到岩尖。相反，宽阔的耳蜗下空间允许钻孔和进行岩尖的耳蜗下引流。请注意，耳蜗下隧道与垂直的

颈内动脉相关，因此，外科医生在这个脆弱的部位钻孔时应该小心，以安全去除胆脂瘤。

4.5　上鼓室

上鼓室是鼓室的一部分，位于穿过锤骨短突的假想平面之上。上鼓室大约占整个鼓室垂直尺寸的 1/3，内有锤骨头、锤骨颈、锤骨体和砧骨短突（图 4-21）。

上鼓室由以下几个壁围绕而成：

- 上鼓室的外侧壁由下方的 Shrapnell 膜和上方的骨壁形成，称为上鼓室外侧壁。
- 上鼓室的内侧壁位于面神经鼓室段和鼓膜张肌之上，包含半规管。这个壁可能被迷路上气房气化（见 2.7.2，图 2-53）。
- 后壁几乎完全被鼓窦入口占据。它高 5～6 mm，通常上大下小。鼓窦入口提供了乳突腔和鼓室之间的连接。
- 下壁，鼓膜将上鼓室分为位于鼓膜上方的上部单元和位于鼓膜下方的下部单元（Prussak 间隙）。鼓膜将上鼓室与中鼓室分隔开来，出于通气目的，上鼓室的上部单元通过隔膜中的一个窗口与中鼓膜相连，称为鼓峡（图 4-22，见 3.6.3）[31, 32]。
- 前壁由颧骨界定。

4.5.1　上鼓室的上部单元

上鼓室的上部单元位于鼓膜的上方（见第 3 个专题，黏膜皱襞）。

- 在内侧，鼓膜将上鼓室的上部单元与下面的上中鼓室完全分隔开，其通气由鼓峡保证（图 3-55）。鼓峡位于前面的鼓膜张肌和后面的后侧韧带之间（见 3.6.4）。
- 在外侧，鼓膜分隔上鼓室的上部单元和下部单元，即 Prussak 间隙。
- 在后面，上鼓室的上部单元与乳突腔通过鼓窦入口与前腔相连。
- 前部为颧骨。

图 4-21　鼓室上、下单元示意图
Ⅶ：面神经；CP：匙突。

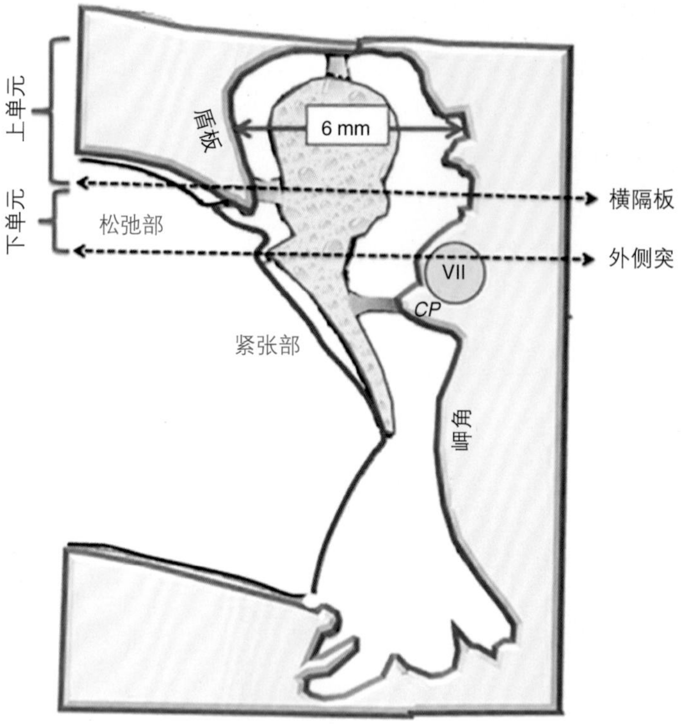

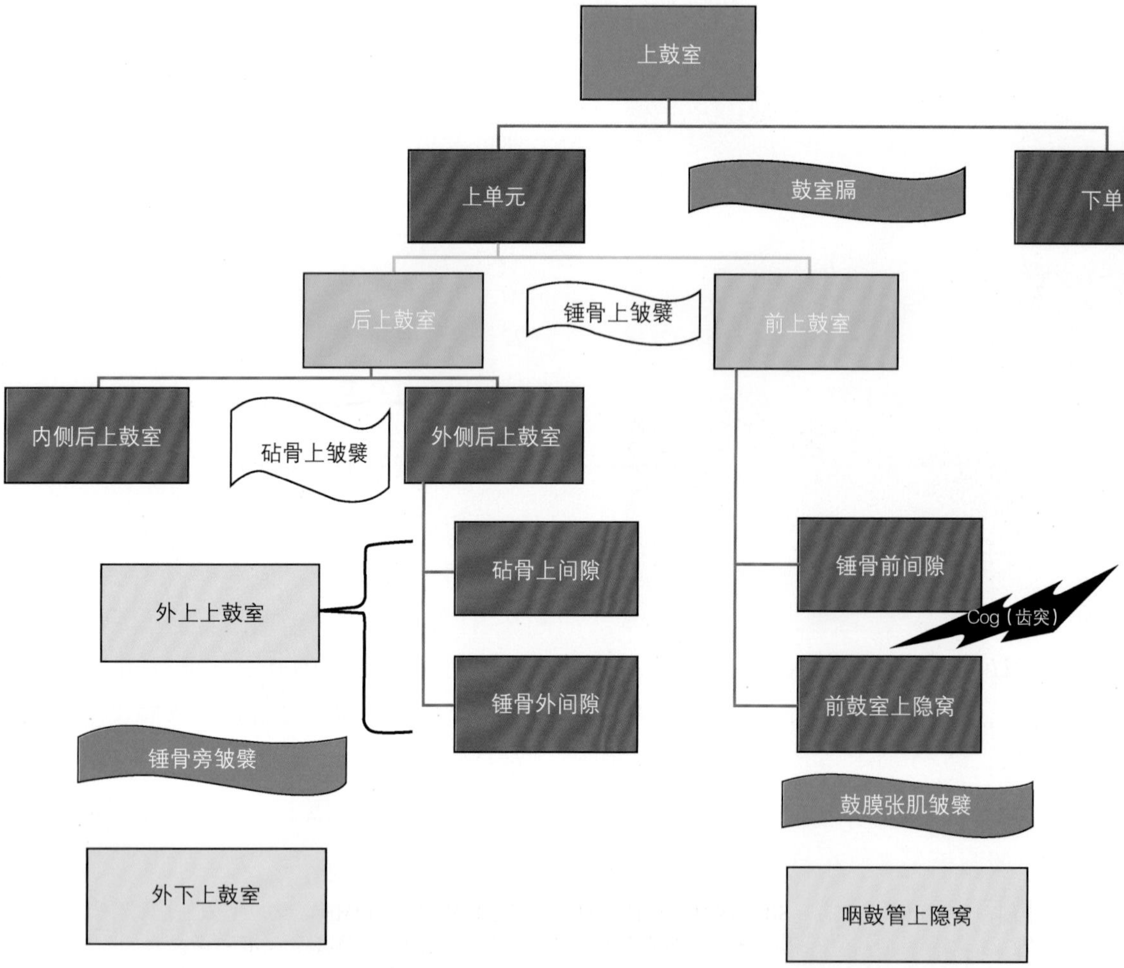

图 4-22　上鼓室不同隔室的组织结构，背景为透明蓝色的旗帜代表鼓室隔

除了鼓膜在水平面上的这种分离之外，垂直平面上的几个皱襞和韧带导致上鼓室上部单元空间的进一步划分。它们包括：

冠状方向的锤骨上皱襞将上鼓室的上部单元分为两个不同的空间：后部（较大的），后上鼓室，以及前部（较小的），前上鼓室（图4-22和图4-23）。

4.5.1.1　后上鼓室

后上鼓室在锤骨上皱襞的后面，主要由锤骨头的后部、体部和砧骨短突组成。在成人中，砧骨突到上鼓室顶的距离约为 6 mm[33]。

- 位于矢状面的砧骨上皱襞将后上鼓室分为内侧后上鼓室和外侧后上鼓室（图4-22和图4-24）。

4.5.1.1.1　内侧后上鼓室

内侧后上鼓室（或砧骨内侧间隙）是后上鼓室的较大空间。内侧以外半规管和面神经管为界，外侧以听小骨和砧骨上皱襞为界。外半规管与砧骨

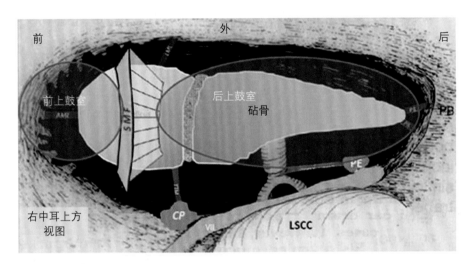

图4-23　右中耳的上方视图，显示了由锤骨上皱襞（SMF）分为较小的前上鼓室和较大的后上鼓室

AML：锤骨前韧带；LML：锤骨外侧韧带；TTM：鼓膜张肌腱；PB：岩骨；PIL：砧骨后韧带；PE：锥隆起；CP：匙突；Ⅶ：面神经；LSCC：外半规管。

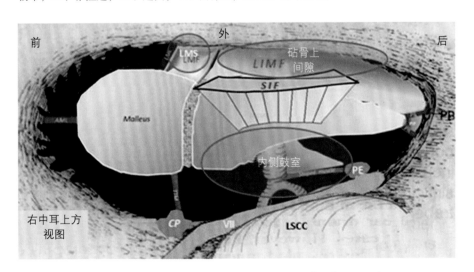

图4-24　右中耳的上方视图，显示了后上鼓室的不同隔室

中鼓室位于砧骨上皱襞（SIF）内侧，砧骨上间隙位于砧骨外皱襞（LIMF）上方和SIF上方，锤骨外间隙（LMS）位于锤骨外皱襞上方（LMF）。MIF：砧骨内侧皱襞；AML：锤骨前韧带；LML：锤骨外韧带；TTM：鼓膜张肌；PB：岩骨；PIL：砧骨后韧带；PE：锥隆起；CP：匙突；Ⅶ：面神经；LSCC：外半规管。

体之间的距离为 1.7 mm[31]。内侧后鼓室主要上包含鼓室峡部，该部被砧骨内侧皱襞分成前鼓室峡部和后鼓室峡部。这些开口是整个外鼓室通气的主要途径（图 4-22 和图 4-24）。

4.5.1.1.2　外侧后上鼓室

外侧后鼓室较窄，位于外侧壁与内侧锤骨头、砧骨体和砧骨上皱襞之间。

后上鼓室进一步分为三个空间（图 4-22 和图 4-24）：

- 砧骨上间隙。
- 形成上锤骨外侧间隙。
- 砧骨下间隙，称为外下上鼓室。

外上上鼓室

外上由两个间隙组成，大部分相互开放，但在不同的水平上，后部是砧骨上间隙，位于砧锤外皱襞上方，锤骨外侧间隙前方，锤骨外侧皱襞上方（图 4-22、图 4-24 和图 4-25）。

- 砧骨上间隙（SIS）：砧骨上间隙相对于外侧砧骨间隙，位置更靠上。它的下方是与砧骨间隙隔开的砧锤皱襞。
- 锤骨外间隙（LMS）：是一个独特的解剖区域，是外上鼓室的一部分。它位于锤骨外侧皱襞上方。它的分界：
  - 内侧是锤骨头和锤骨颈。
  - 外侧是上鼓室外壁。
  - 前面是前锤骨皱襞。
  - 后面是锤骨皱襞的向下折返端[34]。

锤骨外间隙向上开口，因此，它与砧骨上间隙相通（图 4-22、图 4-24 和图 4-25）。

很少有锤骨外皱襞不完整，并且在 Prussak 间隙和锤骨外间隙之间存在直接连通的情况[31, 32, 35~37]。

在极少数情况下，纵横皱襞可能延伸到整个锤骨外间隙。这意味着砧骨皱襞外侧向下倾斜并与锤骨后皱襞相连。在这种情况下，锤骨外侧间隙是孤立的，与砧骨上间隙分开，但它与砧骨下间隙是直接连通的[34]。

外下上鼓室或砧骨下间隙（IIS）

外下上鼓室位于上鼓室锤骨外侧皱襞下方，

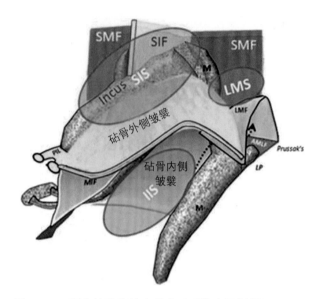

图 4-25　移除鼓膜和外上鼓室壁后的右耳侧视图，显示了外上鼓室的不同隔室

砧锤外侧皱襞（LIMF）上方的锤骨上间隙（SIS），锤骨外皱襞（LMF）上方的锤骨外间隙（LMS），比 SIS 更低的水平，但通常彼此开放连通。LMS 的后边界由 LIMF 的下降部分表示。SMF：锤骨上皱襞；SIF：锤骨外侧皱襞；PIL：砧骨后韧带；MIF：锤骨内皱襞；M：锤骨；LP：砧骨外侧突；AMLF：前锤骨韧带皱襞。

因此低于鼓膜。它位于短突的更依赖部分和内侧的砧骨体和外侧的盾板之间（图 4-22 和图 4-25）。中鼓室的一个特定区域保证了这个间隙的通气。砧骨下间隙的这个通气区域在内侧受到砧骨内侧皱襞的限制，而在前面则受到位于砧骨长突和锤骨柄上 2/3 之间的骨间皱襞的限制[33]。

4.5.1.2　前上鼓室

前上鼓室是一个不同形状的独立腔隙。它位于锤骨头和锤骨上皱襞的前方。

前上鼓室被匙突[36]分为两个空间：锤骨前间隙和前上鼓室隐窝（图 4-22、图 4-23 和图 4-26）。匙突是一种骨嵴，从鼓室盖向下延伸至匙突，前上至锤骨头。

- 锤骨前间隙：前间隙大小不一，位于后侧锤骨头和前匙突之间（图 4-21 和图 4-25）。
- 前上鼓室隐窝（AER）：前上鼓室隐窝被赋予了不同的名称，如前鼓室窦、前鼓室间隙、鼓室窦，甚至与管上隐窝混淆。然而，有解剖学研究将管上隐窝（STR）和前鼓室隐窝

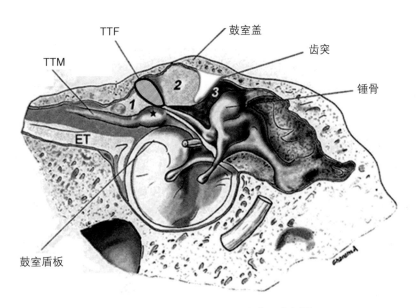

图 4-26　显示锤骨前间隙的右中耳内侧视图

1：咽鼓管上隐窝；TTF：鼓膜张肌皱襞；2：前上鼓室隐窝；3：锤骨前间隙；TTM：鼓膜张肌（经许可转载自 Journal of Otolaryngology-Head And Neck Surgery, Decker Publishing Publisher[37]）。

（AER）定义为由鼓膜张肌皱襞（TTF）分隔的两个不同的空间[8, 33, 37]。因此，前外鼓室一词应保留为由锤骨前间隙和前鼓室隐窝组成的整个解剖实体。管上隐窝被认为是鼓室的一部分（见 4.2.2）。

前上鼓室呈现以下边界[37~39]：

- 上方：鼓室盖前部。
- 前部：颧根。
- 后部：齿突（Cog）。
- 外侧：盾板。
- 内侧：面神经鼓室段前部和膝状神经节。
- 底：匙突和 TTF（图 4-26）。

前上鼓室位于 STR 上方。根据鼓膜张肌皱襞的倾斜度，在水平位 CT 图像上前上鼓室的底部可能比管上隐窝更横向，并且由于其倾斜，即使在水平位上 TTF 也可能变得可见（图 4-29b）。在冠状位图像上很容易找到它（图 4-30b）。请注意，前上鼓室始终与面神经位于同一水平，而管上隐窝与 TTM 位于同一水平（图 4-31）。

鼓膜张肌皱襞是鼓室隔的组成部分（见 3.6.3）。当鼓膜张肌皱襞完整时，鼓室前隐窝和面神经管上隐窝形成两个独立的间隙。当鼓膜张肌皱襞先天性缺损时（25%~40%），前上鼓室与

管上隐窝直接连通，作为通往上鼓室的辅助通气路径，称为前通道，后通道由鼓前峡和鼓后峡组成[35, 36, 38]。鼓膜张肌皱襞的方向决定鼓室前部间隙的构象、界限和大小的结构（图 3-66）。前上鼓室的大小因人而异。CT 扫描可以测量隐窝的大小；平均大小约为 4 mm × 4 mm。经乳突入路保留听骨链的 AER 切除要求最小为 3 mm × 3 mm[37]（图 4-27~图 4-29）。

在作者所做的一项研究中，发现慢性炎症性中耳炎患者的前上鼓室比非炎症性中耳炎患者相对小一些[37, 40]。在某些情况下，当骨结构位于上鼓室侧壁（外耳道和听骨）前面时，在显微镜下很难看到前上鼓室。在大多数情况下，通过后侧鼓室切开术使用 30° 内窥镜可提供进入鼓膜张肌皱襞的途径。使用这种方法，鼓膜张肌皱襞可以开放；然而，在慢性中耳炎中，需要完全切除鼓膜张肌皱襞和齿突，以创建和维持通向上鼓室及前部通气路径的宽阔。

4.5.2　上鼓室下端（鼓膜上隐窝）（图 4-21、图 4-22 和图 4-32）

1867 年，Prussak 描述了位于 Shrapnell 膜和锤骨颈之间的鼓室上隐窝，与 von Tröltsch 前囊

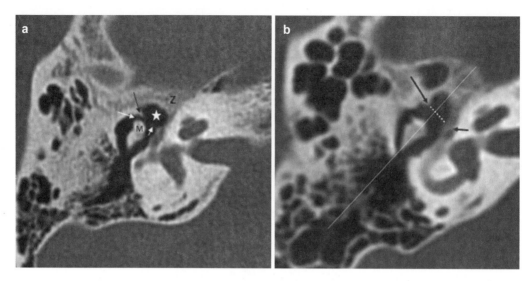

图 4-27 上鼓室前部的轴向 CT 视图

a. Cog（齿突）的最大外侧部分（黑色箭头）及其朝向内侧顶壁的连续性（白色小箭头），锤骨前间隙（白色长箭头），上鼓室前隐窝 AER（*），M：锤骨头；Z：颧骨。b. 测定 AER 的相关横向直径（点刺线），垂直于 Cog（长黑色箭头）和匙突（短黑色箭头）横向界限之间的砧锤轴（长白线）。

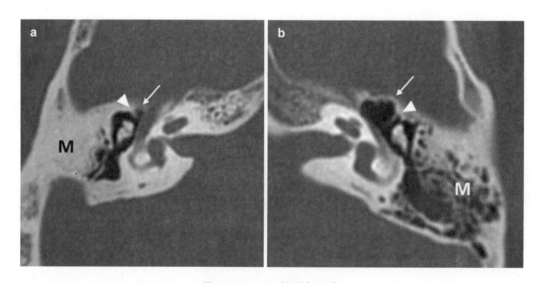

图 4-28 AER 的可变尺寸

a. 右耳轴位 CT 图像，非常小的 AER（箭头），Cog（箭头），乳突（M）硬化。b. 左侧的轴向 CT 图像，大 AER（箭头），Cog（箭头），气化良好的乳突（M）。

和后囊不同。后来，这个间隙被命名为 Prussak 间隙[41]。

Prussak 间隙由 von Tröltsch 后囊形成，作为上囊的低部或高部的延长，取代了锤骨颈和 Shrapnell 膜之间的间质组织[2]。通气路径和起源路径与 von Tröltsch 后囊相同。

Prussak 间隙位于鼓室隔下方，上鼓室的下部。侧面，Prussak 间隙在外耳道顶部上方延伸至 0.4 mm，并在外耳道顶部水平处最大达到 2.6 mm 的横截面[6]。它从盾板延伸到鼓膜突，有以下界限：

- 顶部是位于鼓膜下部的锤骨外侧皱襞（LMF）。这个 LMF 也是锤骨外侧间隙的底板。锤骨外侧皱襞将 Prussak 间隙与上鼓室的上部分开。
- 底面由锤骨颈形成。
- 前界为锤骨前皱襞（AMF）。
- 侧壁由松弛部和上鼓室外侧壁的下缘，即盾板形成。

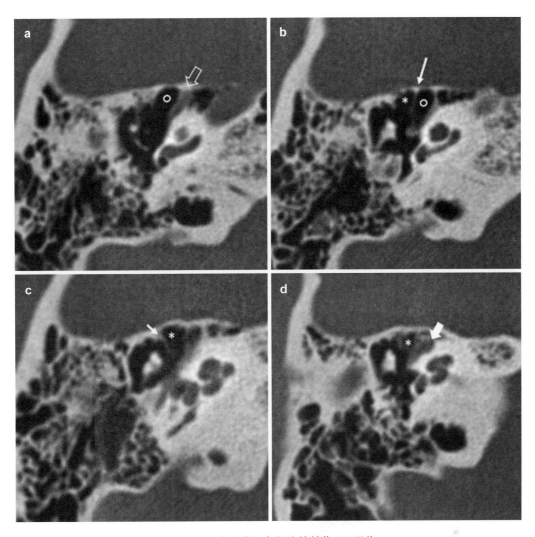

图 4-29　右耳头尾方向连续轴位 CT 图像

a. STR（o），鼓膜张肌：TTM（空箭头）。b. AER（＊），位于 STR（o）的外侧和上部，由鼓膜张肌皱襞分隔 TTF（白色箭头）。c. Cog 前方的 AER（＊）（箭头）。d. 面神经和膝状神经节外侧的 AER（＊）（平箭头）。

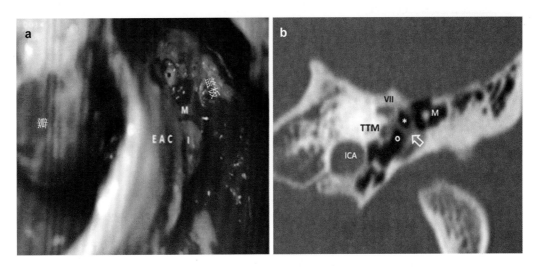

图 4-30　前上鼓室隐窝术中解剖图及 CT 影像图

a. 经乳突开放术后的左耳，移除 Cog 后的鼓膜张肌皱襞（＊）。I：内耳；M：锤骨头；EAC：外耳道。注意鼓膜张肌皱襞较厚，继发于慢性中耳炎。b. 冠状 CT 图像通过前鼓室。ICA：颈内动脉岩内动脉；TTM：鼓膜张肌；Ⅶ：面神经；M：锤骨头。加厚的 TTF（空箭头）将上述 AER（＊）与外面的 STR（o）隔开。

临床应用

慢性中耳炎（图 4-30 和图 4-31）在复发性耳漏伴中央或前部穿孔对常规药物治疗无效或持续存在黏液样中耳积液，或尽管反复鼓膜切开、鼓膜置管术仍会复发的情况下，AER 显得格外重要。此外，在存在内陷袋的情况下，必须对 AER 进行检查，尤其是内陷袋位于前上方时。因为 TTF 是完整的，上述情况可阻断前外鼓室和前上中鼓室之间通气，从而产生通气障碍综合征。单纯的后上鼓室切开效果并不理想。进行中耳手术时，对于病变阻塞峡部导致的通气障碍，必须对 AER 进行 CT 扫描，不仅要评估其受累情况，还要获得其大小，以便选择手术方法。切除 cog 和 TTF 是在前鼓室、管上隐窝、AER 和后上鼓室之间创建前部通气路径的基础[35, 37]。

空 间		结 构
前鼓室隐窝	⟷	第 7 对脑神经
管上隐窝	⟷	鼓膜张肌

图 4-31　前间隙在 CT 阅片中的标志

- 后壁向 von Tröltsch 后囊开放，然后向中鼓室打开。

Prussak 间隙的通气径路独立在上鼓室的上端。

Prussak 间隙通过 von Tröltsch 后囊进行通气，与鼓室峡部相比，它特别粗糙和狭窄，鼓室峡部更宽，并为上鼓室的上部单元提供大量通气[34]（图 4-32）。von Tröltsch 后囊外侧以鼓膜的腱膜为界，内侧以锤骨后皱襞（PMF）为界，PMF 起源于锤骨颈的后部和锤骨柄的上 1/3，并向后插入鼓室后部。这个后囊向后下方发展，并在中鼓膜的颅侧打开。由于一些原因导致选择性通气障碍：黏性分泌物使后囊闭合、Shrapnell 膜回缩及其与锤骨颈粘连。虽然 Prussak 间隙在解剖学上与外鼓室密不可分，但在通气和引流方面，它代表了

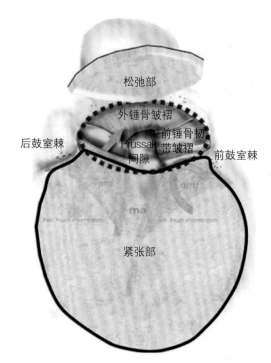

图 4-32　Shrapnell 膜反射后的 Prussak 间隙（prs）侧视图

mlf：砧骨内侧皱襞；amlf：锤骨前韧带皱襞；ps：后鼓室棘，与前鼓室棘相同。黄色箭头，通过 von Tröltsch 后囊对 Prussak 间隙充气。复制并修改自 Marchioni（经 Springer and Business Media、Springer 和原始出版社许可）[42]。

一个独立的单元。这个空间可以单独病变并闭塞，而不涉及鼓室隔膜上方的隔室，如前鼓室和后鼓室、鼓窦入口和乳突气房。

中耳功能解剖的这一生理概念在内窥镜中耳手术中是极其重要的：恢复通气通路与统一。

临床应用

Prussak 间隙通气障碍和上鼓室胆脂瘤慢性炎症性中耳炎时，厚黏液分泌物关闭 von Tröltsch 后囊的可能性很高。这一事件可能导致 Prussak 间隙选择性通气不良，并发展为与锤骨颈粘连的松弛部囊袋（图 4-33）。

这一过程可能不涉及位于鼓膜上方的上单元的其他腔室[43]。最初，内陷袋的囊仍然很小，位于听小骨表面。然而，持续的收缩和角蛋白积累导致囊的扩大，并通过阻力最小的途径扩张。上鼓室胆脂瘤的生长途径有以下几种（图 4-34）：

图 4-33 上鼓室胆脂瘤的耳内镜及 CT 征象

a. 上鼓室胆脂瘤。b. 右耳冠状位 CT 重建，显示松弛部内陷袋（空箭头）伴盾板破坏（长细箭头）、胆脂瘤（*）、听骨裂（粗箭头）。EAC：外耳道。

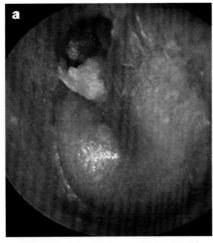
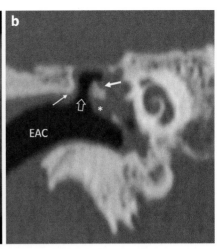

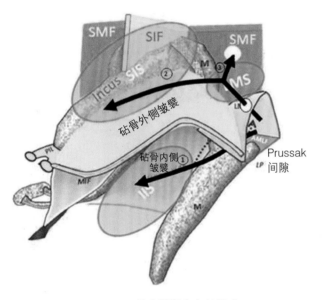

图 4-34 顶叶胆脂瘤生长模式

从 Prussak 间隙，胆脂瘤可延伸通过以下三个通道：（1）通过 von Tröltsch 的后囊到达下外侧顶部（砧骨下间隙，IIS）。（2）通过锤骨外侧皱襞（LMF）的缺损到达锤骨外间隙（LMS），然后到达砧骨上间隙（SIS）。（3）从锤骨外侧间隙通过锤骨上韧带（SMF）到达锤骨前间隙。SIF：砧骨上皱襞；PIL：锤骨后韧带；MIF：砧骨内侧韧带；M：锤骨；LP：锤骨外侧突；AMLF：锤骨前韧带皱襞。

- 途径 1：胆脂瘤通过 von Tröltsch 后囊进展。后鼓室皱襞使这个扩张朝向下方间隙。从那里，胆脂瘤可向内侧延伸至砧骨长突，然后穿过鼓室峡部，进入上鼓室内侧（图 4-35）。
- 途径 2：胆脂瘤通过锤骨外侧皱襞的一小部分直接进展到上鼓室上部，然后从那里到后上鼓室、鼓窦入口，然后到乳突腔（图 4-36）。

- 途径 3：胆脂瘤从锤骨外侧间隙进展到前上鼓室和前鼓室隐窝，然后向下延伸侵入管上隐窝和鼓室（图 4-37）。

需要强调的是，上鼓室皱襞可能会引导胆脂瘤的扩散，但它们并不构成阻止其扩张的有效障碍[6]。

4.6 中鼓室

中鼓室是中耳腔中央和最大的隔室。但是，它是最窄的。它的深度（内外侧直径）只有大约 2 mm。它的内侧受鼓岬限制，外侧受鼓膜张力部限制。它在鼓室、下鼓室和鼓室后部的前部、下部和后部广泛开放，并通过鼓膜与上鼓室隔开。中鼓室就像一个隧道，让来自咽鼓管的空气向上通过鼓室峡部，为整个上鼓室提供通气。中鼓室的侧壁有两个重要的隔室。

4.6.1 鼓膜隔室或囊袋（图 4-38）

- von Tröltsch 前囊：这个小囊位于锤骨前皱襞和鼓膜紧张部之间，它与管上隐窝和鼓室相通[44]。
- von Tröltsch 后囊：该囊位于锤骨后皱襞和鼓膜紧张部之间。von Tröltsch 后囊向后下方发育，并在中鼓膜的近颅侧开口[44]。这是 Prussak 间隙的主要通气途径。

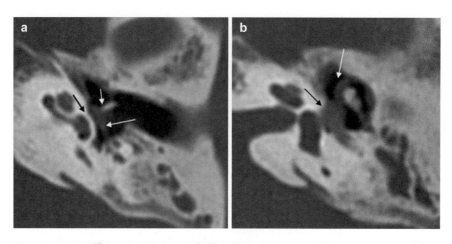

图 4-35 左耳横向 CT 图像上，根据第一路径（图 4-34）从 von Tröltsch 后囊至锤骨柄和砧骨长突之间的下内间隙生长的胆脂瘤

a. 锤骨柄之间的听骨间隙闭塞（短白箭头）和砧骨长突（白色长箭头）到达鼓岬（黑色箭头）。b. 内侧大延伸，卵圆窗壁龛闭塞（黑色箭头），通过锤骨前间隙到锤骨头上方（白色箭头）。

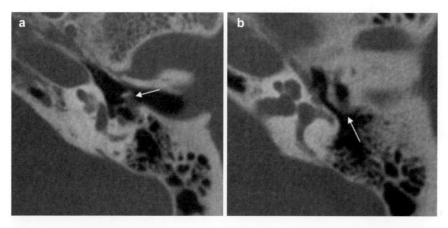

图 4-36 胆脂瘤根据第二路径（图 4-34）从 von Tröltsch 后囊沿内侧皱襞进入上腔

a. 轴向 CT 图像后囊袋 von Tröltsch（箭头所示）闭塞在砧锤皱襞上，直至后顶骨。b. 轴向 CT 图像显示砧锤外侧间隙的界限为后方的圆形界限（箭头所示）。

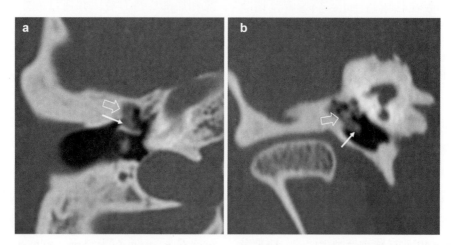

图 4-37 胆脂瘤根据第三路径（图 4-34）从前袋 von Tröltsch（长箭头）直接进入前上鼓室（空箭头）生长

a. 轴向 CT 视图。b. 冠状位倾斜 CT 视图。

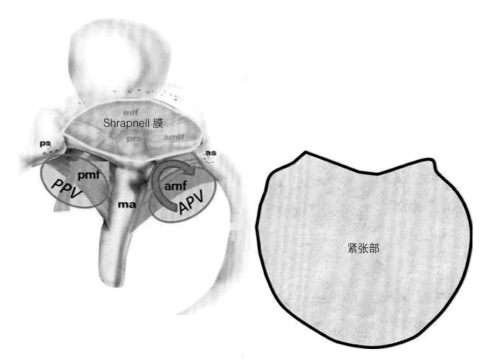

图 4-38　切除紧张部后的右耳侧壁隔室示意图

显示了与 Prussak 间隙分离的 von Tröltsch 前囊（APV）（蓝色箭头）和与 Prussak 间隙连通的 von Tröltsch 后囊（PPV）（黄色箭头）。as：鼓室前棘；ps：鼓室后棘；amf：锤骨前皱襞；pmf：锤骨后皱襞；ma：锤骨柄。

4.7　中耳通气通路

咽鼓管使前鼓室和中鼓室通气。鼓膜将中鼓室与上鼓室隔开。将鼓室作为一个解剖实体，了解其通气路径对于治疗中耳和鼓室疾病至关重要。Proctor 和 Aimi 在 1970 年对探索不同中耳隔室通气路径的贡献产生了重要的手术影响[21, 45, 46]。

其中一位作者在临床系列中证明了手术切除 TTF 和 Cog 以确保 AER 的通气、释放上鼓室的前路通风以控制慢性炎性中耳炎和疾病复发[37]。

最近，Marchioni 对通气途径的内镜解剖进行了说明，并讨论了选择性通气障碍现象作为影响中耳压力稳态的主要因素的程度[47]。

本文描述了通往上鼓室上部的两条主要的通气途径：前通气路和后通气路。

（1）前径路：从前鼓室到 STR，通过不完全的 TTF 进入 AER 和前顶。当 TTF 不完全时，该通路仅在 25%～40% 的耳中起作用。当 TTF 完成时（60%～75% 的耳），前顶通气仅依赖于后路（通过前鼓室峡部）。

（2）后径路：上鼓室的主通气途径延伸至前鼓室峡部，偶尔也延伸至后鼓室峡部（通气至上鼓室和后顶室）。

除上述通气途径外，von Tröltsch 的后袋还可对鼓室的下部（Prussak 间隙）进行通风。von Tröltsch 的后囊狭窄且容易堵塞，可能导致松弛部收缩囊袋形成。狭窄且容易堵塞，可能导致松弛部收缩囊袋形成。

此外，中耳压力不仅与功能正常的咽鼓管有关，还与通过上部和乳突黏膜的跨黏膜气体交换有关，这取决于乳突气动作用的程度（图 4-39）。

4.8　中耳通气压力调节

4.8.1　中耳黏膜

中耳衬有立方到柱状黏膜上皮和散在杯状细胞。耳道被假复层的纤毛柱状上皮所覆盖。杯状细胞在 ET 附近更为突出，有助于分泌含有卵磷脂、脂质和黏多糖的表面活性剂。这降低了表面张力并保持管通畅。纤毛密度随着管向两侧延伸而增加，进入软腭后面的鼻咽，促进黏液和其他物质的运动和引流。ME黏膜是一种改良的呼吸道黏膜，非纤毛细胞是主要的部分细胞，后者具有杯状细胞的细胞学特征。非纤毛细胞是主要的分泌细胞；后者具有杯状细胞的细胞学特征。黏液纤毛细胞系统主要在下鼓室、前鼓室和ET中起作用。这种黏液漂浮在对纤毛功能至关重要的水层上。如果这个水层太厚，纤毛将无法到达黏液；如果它太薄，纤毛运动会受到黏液黏性的阻碍。

4.8.1.1　中耳裂："微型鼻肺系统"

正常的中耳是一个非常敏感的压力感受器，它对大气压力的变化作出反应：气体交换的方向取决于中耳裂隙和血液中气体分压的差异。中耳裂受咽鼓管阻塞的影响。鼓室峡部的阻塞也会引起换气困难并影响充气颞骨内的空气流动。因此，鼓膜在中耳间隙的部分或完全隔离和缺氧中起主要作用。鼓膜将中耳裂分为两个独立的隔室：前下隔室，主要用于清除黏液纤毛功能；后上隔室，更专注于气体交换功能。

- 中耳裂的前下隔室，位于鼓膜下方，包括前鼓室、中鼓室和下鼓室，并被分泌纤毛细胞覆盖，能够清除黏液纤毛（图4-40和图4-41）。它通过前鼓室峡部和后鼓室峡部与后上鼓室相通。涉及前下中耳裂隙黏膜的炎症过程（ET功能障碍伴继发性整体通气障碍）导致黏液纤毛清除失调，黏液积聚和渗出。

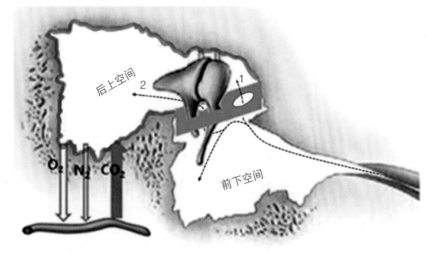
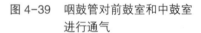

图4-39　咽鼓管对前鼓室和中鼓室进行通气

鼓膜将中鼓室与上鼓室分开。通向上室的两条主要的通气途径是：前部路径（1）和后部路径（2）。此外，中耳压力不仅与咽鼓管功能有关，还与通过乳突黏膜的跨黏膜气体交换有关。

图4-40　ME黏膜的显微照片（HE染色，40倍）

显示具有纤毛细胞和浅表黏液层的假复层上皮（＊）。黏膜下结缔组织中可见血管（V）。血管和上皮之间的平均距离（双头箭头）为70 μm（引自 Massachusetts Eye and Ear Infirmary, Temporal Bone Consortium, Boston）。

- 中耳裂的后上隔室，位于鼓膜上方，包括上鼓室和鼓室后部、鼓窦、窦腔和乳突气房系统（可与肺相比）。它被血管丰富的立方上皮覆盖，主要用于气体交换（图 4-42 和图 4-43）。

黏膜气体交换的最终结果是气体缺乏，通过间歇性 ET 开放和通气得到补偿（图 4-44）。后上中耳裂隙黏膜的炎症会损害气体交换并导致"过度气体缺乏状态"的发展。如果 ET 无法补偿，则会导致中耳负压。

4.8.2 黏膜细胞和 ET 压力联合调节

根据 Magnuson 所说，ME 压力调节系统取决于三个组件：

- ET 间歇性双向气体通过。
- 气体通过黏膜细胞的双向连续扩散[48]。
- 腭帆张肌及其扩张器纤维通过 TM 的泵送运动将空气输送到 ME，从而将气压保持在环境大气压的水平。

ME"空气"实际上不是空气，而是水蒸气完

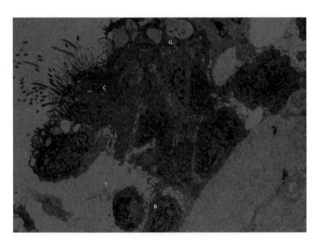

图 4-41　中耳黏膜的电子显微镜切片

清晰显示不同类型的黏膜细胞：纤毛细胞（C）、杯状细胞及其含黏液的空泡（G），以及靠近基底膜的未分化小细胞（B）。

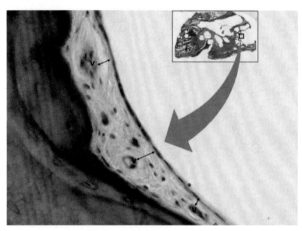

图 4-42　乳突黏膜显微摄影（HE 染色，40 倍）

扁平单层上皮（*），下面具有上皮下疏松结缔组织和丰富的血管（V）。血管和上皮之间的平均距离（双头箭头）为40 μm（引自 Massachusetts Eye and Ear Infirmary, Temporal Bone Consortium, Boston）。

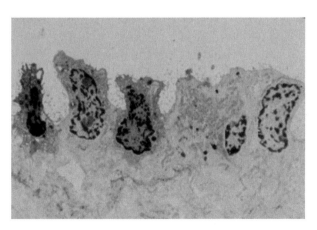

图 4-43　乳突黏膜的电子显微镜切片，显示上皮细胞形成单细胞层

注意纤毛细胞和杯状细胞的缺失。

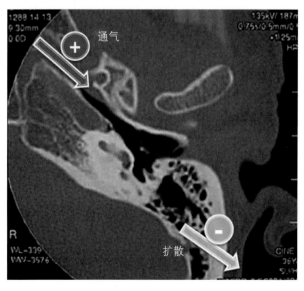

图 4-44　乳突气体扩散（蓝色箭头）与通气（红色箭头）的平衡

全饱和的相对高碳酸、低氧、高亚硝酸气体混合物（CO_2^+、O^-、N^+）。它是 ME 裂隙的黏膜血管之间双向扩散（中耳裂隙和血液中气体分压）以及在吞咽和打哈欠期间通过 ET 进行周期性气压调节的结果，都是在气压调节现象下进行的。

正常的耳朵是一个非常敏感的压力受体，这种感觉可能是由鼓膜中的拉伸感受器记录的[49]。ME 压力梯度的小幅波动可以通过 TM 的有限流动性来缓冲。然而，TM 的位移只能补偿 0.2～0.3 mL 的体积变化[50]。人乳突和咽鼓管能够主动反调节中耳压力（乳突和 ET 功能互补）。乳突提供持续调节较小的压力，而 ET 参与间歇性调节高压[51]。

4.8.3　中耳压力调节的神经控制

4.8.3.1　外周神经受体

研究支持中耳压力感受器和化学感受器、咽鼓管和脑中枢与监测和调节中耳通气的神经回路之间的神经连接假设[52]。鼓膜球细胞似乎充当中耳化学感觉器官，参与调节中耳通气。中断这些神经元对中耳功能有负面影响，可能导致中耳不张[53]。这种组织是控制 ET 功能的神经反馈回路必不可少的感觉成分[54]。

具有独特结构的松弛部分作为压力感受器在中耳通气中起关键作用[49, 55]。这些受体的精确解剖部位仍然未知，位于鼓膜（松弛部）、中耳和乳突。

这些受体参与中耳压力控制，并由可能类似于神经呼吸和心血管反馈控制的神经反馈系统控制[56]。

4.8.3.2　中耳通气的中枢监管机制

在 ME 裂隙的压力感受器和连接脑桥孤束核的鼻咽区域的压力感受器之间的神经回路调节 ET 开放和 ME 气体交换的神经控制。例如，与鼻咽压力相比，中耳压力的降低将被脑桥的孤束核检测到，这将启动耳道肌肉收缩，打开 ET（增加通气）和乳突黏膜血管收缩的命令（减少黏膜气体扩散）。这两种机制都会增加中耳压力（图4-45）。从鼓丛（CN Ⅸ）到脑干孤束核的神经连接代表 ME 中化学感受器和压力感受器的感觉输入，以调节通气。这些神经连接的髓鞘形成过程（轴突传导效率）与年龄有关。这些神经连接的延迟成熟可能是儿童积液中耳炎病理生理学的一个重要因素[57]。

> **临床应用**
>
> 迄今为止，大多数为改善 ME 通气而对 ET 进行的侵入性手术都是基于单纯的机械而非动态的中耳功能障碍概念，这就是为什么耳鼻喉科手术未能从根本上控制慢性中耳炎。另一方面，仅针对慢性中耳炎后遗症修复的手术仍然不足，无法控制疾病的根本原因，即通气不良、缺氧、炎症之间的恶性循环。

图4-45　ME 裂隙的压力感受器（1）和鼻咽管前区的压力感受器（2）之间的神经环路

连接（绿色箭头）脑干的孤束核，调节（红色箭头）ET 开口（4）和乳突黏膜气体交换（3）的神经控制。

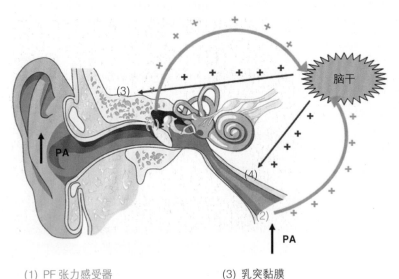

(1) PF 张力感受器　　　　　(3) 乳突黏膜
(2) 鼻咽压力感受器　　　　(4) TVP 肌肉

参考文献

[1] Proctor B. Embryology and anatomy of the Eustachian tube. Arch Otolaryngol. 1967; 86: 503–14.

[2] Hammar JA. Studien ueber die Entwicklung des Vorderdarms und einiger angrenzender Organe. Arch Mikrosk Anat. 1902; 59: 471–628.

[3] Proctor B. The development of the middle ear spaces and their surgical significance. J Laryngol Otol. 1964; 78: 631–48.

[4] Moreano EH, Paparella MM, Zelterman D, et al. Prevalence of carotid canal dehiscence in the human middle ear: a report of 1000 temporal bones. Laryngoscope. 1994; 104(5 Pt 1): 612–8.

[5] Savic D, Djeric D. Anatomical variations and relations in the medial wall of the bony portion of the eustachian tube. Acta Otolaryngol. 1985; 99(5–6): 551–6.

[6] Palva T, Johnsson LG. Epitympanic compartment surgical considerations: reevaluation. Am J Otol. 1995; 16(4): 505–13. Review. PubMed PMID: 8588652.

[7] Onal K, Haastert RM, Grote JJ. Structural variations of supratubal recess: the anterior epitympanic space. Am J Otol. 1997; 18: 317–21. [PubMed].

[8] Palva T, Ramsay H, Bohlurg J. Lateral and anterior view to tensor fold and supratubal recess. Am J Otol. 1998; 19: 405–14.

[9] Giddings NA, Brackmann DE, Kwartler JA. Transcanal infracochlear approach to the petrous apex. Otolaryngol Head Neck Surg. 1991; 104(1): 29–36.

[10] Mosnier I, Wu H, Chelly H, Cyna-Gorse F, Sterkers O. Infralabyrinthine approach for cholesterol granuloma of the petrous apex. Ann Otolaryngol Chir Cervicofac. 2000; 117(3): 174–82.

[11] Ghorayeb BY, Jahrsdoerfer RA. Subcochlear approach for cholesterol granulomas of the inferior petrous apex. Otolaryngol Head Neck Surg. 1990; 103(1): 60–5.

[12] Pickett BP, Cail WS, Lambert PR. Sinus tympani: anatomic considerations, computed tomography, and a discussion of the retrofacial approach for removal of disease. Am J Otol. 1995 Nov; 16(6): 741–50.

[13] Roland JT Jr, Hoffman RA, Miller PJ, Cohen NL. Retrofacial approach to the hypotympanum. Arch Otolaryngol Head Neck Surg. 1995; 121(2): 233–6.

[14] Calli C, Pinar E, Oncel S, Tatar B, Tuncbilek MA. Measurements of the facial recess anatomy: implications for sparing the facial nerve and chorda tympani during posterior tympanotomy. Ear Nose Throat J. 2010; 89: 490–4.

[15] Dahm MC, Shepherd RK, Clark GM. The postnatal growth of the temporal bone and its implications for cochlear implantation in children. Acta Otolaryngol Suppl. 1993; 505: 4–27.

[16] Eby TL, Nadol JB. Postnatal growth of the human temporal bone: implications for cochlear implants in children. Ann Otol Rhinol Laryngol. 1986; 95: 356–64.

[17] Eby TL. Development of the facial recess: implications for cochlear implantation. Laryngoscope. 1996; 106: 1–7.

[18] Bielamowicz SA, Coker NJ, Jenkins HA, Igarashi M. Surgical dimensions of the facial recess in adults and children. Arch Otolaryngol Head Neck Surg. 1988; 114(5): 534–7.

[19] Dahm M, Seldon HL, Pyman BC, Clark GM. 3D reconstruction of the temporal bone in cochlear implant surgery. In: Yanagihara N, Suziki J, editors. Transplants and implants in otology II. Amsterdam: Kugler; 1992. p. 271–5.

[20] Parlier-Cuau C, Champsaur P, Perrin E, Rabischong P, Lassau JP. High-resolution computed tomographic study of the retrotympanum. Anatomic correlations. Surg Radiol Anat. 1998; 20(3): 215–20.

[21] Proctor B. Surgical anatomy of the posterior tympanum. Ann Otol Rhinol Laryngol. 1969; 78(5): 1026–40.

[22] Marchioni D, Molteni G, Presutti L. Endoscopic anatomy of the middle ear. Indian J Otolaryngol Head Neck Surg. 2011; 63(2): 101–13.

[23] Holt JJ. Posterior sinus of the middle ear. Ann Otol Rhinol Laryngol. 2007; 116(6): 457–61.

[24] Ozturan O, Bauer C, Miller C, et al. Dimensions of the sinus tympani and its surgical access via retrofacial approach. Ann Otol Rhinol Laryngol. 1996; 105: 776–83.

[25] Nitek S, Wysocki J, Niemczyk K, Ungier E. The anatomy of the tympanic sinus. Folia Morphol (Warsz). 2006; 65(3): 195–9.

[26] Amjad AH, Starke JJ, Scheer AA. Tympanofacial recess in the human ear. Arch Otolaryngol. 1968; 88(2): 131–7.

[27] Donaldson JA, Anson BJ, Warpeha RL, et al. The surgical anatomy of the sinus tympani. Arch Otolaryngol. 1970; 91: 219–27.

[28] Thomassin JM, Danvin BJ, Collin M. Endoscopic anatomy of the posterior tympanum. Rev Laryngol Otol Rhinol (Bord). 2008; 129(4–5): 239–43.

[29] Thomassin JM, Korchia D, Doris JM. Endoscopic-guided otosurgery in the prevention of residual cholesteatomas. Laryngoscope. 1993; 103: 939–43.

[30] Aslan A, Guclu G, Tekdemir I, Elhan A. Anatomic limitations of posterior exposure of the sinus tympani. Otolaryngol Head Neck Surg. 2004; 131(4): 457–60.

[31] Savic D, Djeric D. Anatomical variations and relations of the medial and lateral portions of the attic and their surgical significance. J Laryngol Otol. 1987; 101(11): 1109–17.

[32] Palva T, Johnsson LG, Ramsay H. Attic aeration in temporal bones from children with recurrent otitis media: tympanostomy tubes did not cure disease in Prussak's space. Am J Otol. 2000; 21: 485–93.

[33] Palva T, Ramsay H, Northrop C. Color atlas of the anatomy and pathology of the epitympanum. Basel: Karger; 2001.

[34] Palva T, Ramsay H, Böhling T. Prussak's space revisited. Am J Otol. 1996; 17(4): 512–20.

[35] Palva T, Ramsay H. Chronic inflammatory ear disease and cholesteatoma: creation of auxiliary attic aeration pathways by microdissection. Am J Otol. 1999; 20: 145–51.

[36] Horn KL, Brackmann DE, Luxford WM, et al. The supratubal recess in cholesteatoma surgery. Ann Otol Rhinol Laryngol. 1986; 95: 12–5.

[37] Mansour S, Nicolas K, Naim A, et al. Inflammatory chronic otitis media and the anterior epitympanic recess. J Otolaryngol. 2005; 34: 149–58.

[38] Hoshino T. Surgical anatomy of the anterior epitympanic space. Arch Otolaryngol Head Neck Surg. 1988; 114: 1143–5.

[39] Todd NW, Heindel NH, PerLee JH. Bony anatomy of the anterior epitympanic space. J Otorhinolaryngol Relat Spec. 1994; 56: 146–53.

[40] Marchioni D, Mattioli F, Cobelli M, et al. CT morphological evaluation of anterior epitympanic recess in patients with attic cholesteatoma. Eur Arch Otorhinolaryngol. 2009; 266: 1183–9. https://doi.org/10.1007/s00405-008-0871-x.

[41] Prussak A. Zur Anatomie des menschlichen Trommelfells. Arch Ohrenheilkd. 1867; 3: 255–78.

[42] Marchioni D. Lateral endoscopic approach to epitympanic diaphragm and Prussak's space: a dissection study. Surg Radiol Anat. 2010; 32(9): 843-52.

[43] Palva T, Ramsey H. Aeration of Prussak's space is independent of the supradiaphragmatic epitympanic compartment. Otol Neurotol. 2007; 28: 264-8.

[44] Von Tröltsch A. Lehrbuch der Ohrenheilkunde mit Einschluss der anatomie des Ohres. 7th ed. Leipzig: FCW Vogel; 1881.

[45] Proctor B. Attic-aditus block and the tympanic diaphragm. Ann Otol Rhinol Laryngol. 1971; l80: 371-5.

[46] Aimi K. The clinical significance of epitympanic mucosal folds. Arch. Otolaryng. 1971; 94: 499-505.

[47] Marchioni D, Mattioli F, Alicandri-Ciufelli M, et al. Endoscopic evaluation of middle ear ventilation route blockage. American Journal of Otolaryngology. 2010; 31(6): 453-66.

[48] Magnuson B. Functions of the mastoid cell system: auto-regulation of temperature and gas pressure. J Laryngol Otol. 2003; 117(2): 99-103.

[49] Rockley TJ, Hawke WM. The middle ear as a baroreceptor. Acta Otolaryngol. 1992; 112(5): 816-23.

[50] Lima MAR, et al. Update on middle ear barotrauma after hyperbaric oxygen therapy—insights on pathophysiology.

[51] Gaihede M, Dirckx JJ, Jacobsen H, Aernouts J, Søvsø M, Tveterås K. Middle ear pressure regulation— complementary active actions of the mastoid and the Eustachian tube. Otol Neurotol. 2010; 31(4): 603-11. https: //doi.org/10.1097/ MAO. 0b013e3181dd13e2.

[52] Eden AR. Neural control of middle ear aeration. New York, NY: Mount Sinai School of Medicine; 1987.

[53] Ceylan A, et al. Impact of Jacobson's (tympanic) nerve sectioning on middle ear functions. Otol Neurotol. 2007; 28(3): 341-4.

[54] Eden AR, Gannon PJ. Neural control of middle ear aeration. Arch Otolaryngol Head Neck Surg. 1987; 113(2): 133-7.

[55] Swarts JD, Alper CM, Luntz M, et al. Panel 2: Eustachian tube, middle ear, and mastoid—anatomy, physiology, pathophysiology, and pathogenesis. Otolaryngol Head Neck Surg. 2013; 148(4 Suppl): E26-36.

[56] Gaihede M, et al. Chronic otitis media: pathogenesis-oriented therapeutic management edited by Bernard Ars. Amsterdam, The Netherlands: Kugler Publications.

[57] Eden AR, Laitman JT, Gannon PJ. Mechanisms of ME aeration: anatomic and physiologic evidence in primates. Laryngoscope. 1990; 100(1): 67-75.

Int Arch Otorhinolaryngol. 2014; 18: 204-9.

乳突
The Mastoid

陈静静，周重昌，胡燕　译

乳突学名"mastoid"起源于希腊语"mastós"，表示骨头的形状是突起的。乳突从颅底突起，位于颞骨外表面下方和外耳道后方。

乳突包含了几个重要的结构，比如面神经，乙状窦，迷路，并且它靠近颅中窝和颅后窝。因此，为了选择恰当的手术入路和避免并发症或陷阱，良好的乳突解剖知识是必要的。

此外，乳突内大量含气腔。这些气腔叫乳突气房，它们对中耳通气有重要作用和功能。

5.1　乳突及鼓窦胚胎学

鼓窦，是乳突中最大的气房，在胚胎第22～24周开始发育。它在妊娠第35周达到成年尺寸[1~3]。出生时，鼓窦平均表面积为1 cm²[4]。

鼓窦在岩鳞裂两侧的乳突中心发育。鼓窦的内侧面即岩部，由中囊发育而来，而外侧面即鳞部，由上囊发育而来（图4-2和图4-3）。鼓窦的岩部和鳞部之间的融合面对应于岩鳞裂。两囊之间完全融合失败导致乳突腔被称为Koerner隔的骨隔板隔开[5]（图5-1）。

乳突发育出现在妊娠第29周，是由于耳囊的岩部和鳞部的鼓室突融合的结果（图1-1和图1-3）。

出生后鼓窦大小不会改变，然而，由于乳突的发育，它会发生内侧和下方的移位。相反，乳突发育会持续到青春期甚至更长时间。

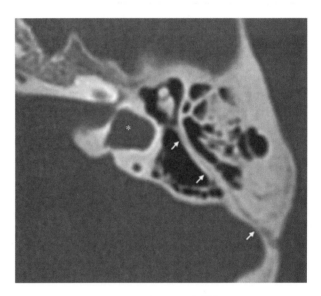

图5-1　左耳CT水平位

在乳突的鳞部和岩部之间融合，导致双层的Koerner隔（白色箭头）。前庭发育停滞（＊）。

5.2　出生后乳突气化的形成

在出生时，乳突只出现鼓窦。乳突气房是鼓窦的衍生物；上皮气道从鼓窦萌芽并延伸到颞骨的邻近区域，形成乳突气房（图5-2）。这种气房的扩张，称为乳突气化，是由骨髓分化为疏松的间充质而来的。

此后，乳突处形成一个空气腔，称为乳突气房。残余未气化致密骨，形成乳突气房之间的隔板（乳突气房间骨间隔）[1, 6~16]。

从出生到青春期，乳突气化有三个阶段（图

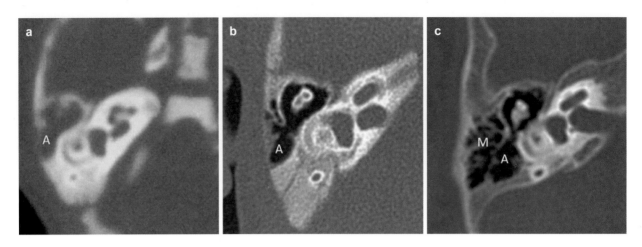

图 5-2   从胎儿期晚期到 1 岁的右耳横断面 CT

a. 胎儿期颞骨 CT 显示鼓窦（A）在此年龄作为唯一乳突气房是边缘化的。b. 出生时鼓窦仍然是唯一的乳突气房。c. 1 岁时，与之前的图像相比，晚期的乳突气化（M）将边缘化的鼓窦（A）中心化。

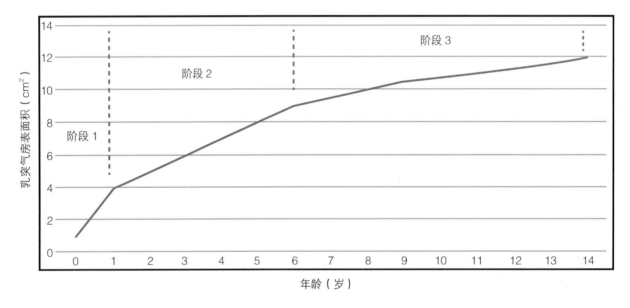

图 5-3   图示从出生到青春期乳突气化的三个阶段

5-3)：

- 阶段 1（0～1 岁）：在出生时鼓窦的平均表面积为 1 cm^2（图 5-2）。在出生后的第 1 年里，乳突气房发育迅速。到 1 岁，表面积增加 3 cm^2，总表面积达到 4 cm^2。在此期间，乳突长宽增加 1 cm，深度增加 0.5 cm。
- 阶段 2（1～6 岁）：乳突气化呈线性增长，每年增长 1 cm^2。由于这种气化过程，在 2 岁时，乳突尖覆盖了茎乳孔的面神经，乳突的长和宽每年增加 0.5 cm，深度每年增加 0.25 cm

（图 5-2)。

- 阶段 3（6 岁～青春期）：此阶段，乳突气化进展极缓慢。这一过程一直持续到青春期，此时乳突达到成人的大小。成人乳突气房的平均成人表面积约为 12 cm^2[4, 6]。最后发育的气房是岩尖气房。这些气房大约占成人颞骨的 35%～40%[6, 17, 18]。

出生后乳突气化表现出相当大的差异，这与遗传、环境、感染和咽鼓管功能等因素有关。有关不同程度的乳突气化的争议仍然存在。存在两种理论：

（1）环境理论：根据这一理论，童年早期发生的中耳感染性疾病是导致婴幼儿气化失败的主要原因[8~11, 19~21]。

（2）遗传理论：这一理论将气化程度与遗传因素联系起来，表明遗传原因导致气化程度降低，使儿童易患中耳炎[6, 12~14]。

5.3 乳突气房束

乳突气房是从第一咽囊延伸到乳突的气腔。乳突的气化从中耳裂孔经鼓窦入口延伸至中央气房腔，从中央气房束可向多个方向进一步延伸。

乳突气化通过几个成熟的路径进行。这些气化束差别很大。乳突气化束主要有两个：

（1）前外侧束使颞骨的鳞部气化。

（2）后内侧束使颞骨的岩部气化。本束分为以下几个小束：

- 后上气房束：后上气房束从硬膜后窝和中窝交界处的鼓窦向内侧延伸，并位于上半规管和内耳道之上。它保证了颞骨内侧锥体的气化。
- 后内侧气房束（后上迷路）：后内侧气房束通过鼓窦向内侧延伸，平行于后上气房束并位于其下方，对内侧锥体进行气化。
- 弓状下气房束（迷路外）：弓状下气房束位于较中间的位置。它起源于乳突腔，并向前内侧延伸，经过上半规管下方，以确保岩尖的气化。
- 迷路周围气房束：迷路周围气房束起源于鼓窦，并压迫迷路区。它分为上迷路束和下迷路束，可以延伸到岩尖。
- 面神经管周围气房束：这个气房束起于乳突腔，使经迷路下方的面神经管和其周围区气化。

岩尖的气化是最后形成的。岩尖气房由后上和后内侧气房束发展而来。弓状下气房束，迷路周围气房束和面神经管周围气房束也可不同程度地参与岩尖的气化[22, 23]。

一些作者认为岩尖气化可能是一个独立于中耳气房和乳突气房的过程，可能不受附近主要解剖结构的影响（颈动脉和迷路）。也有报道称气化良好的上鼓室前隐窝（AER）与气化良好的岩尖相关；因此，中囊的前囊可能是岩尖气化的主要影响因素[24]。

75%的正常人两侧颞骨气化是对称的。在个别病例中发现的不对称气化可能表明在气化期间有中耳疾病史。

临床意义

乳突在出生时发育不全。这种情况下面神经相对较浅，它从茎乳孔中出来不受保护。在难产时，使用产钳压迫面神经可能会损伤面神经。

在2岁时，随着气房的发育，乳突的外侧壁向下向前发展，形成乳突尖。此外，颈部过伸生长，使胸锁乳突肌将乳突尖向下拉和略微向外拉，从而覆盖茎乳孔，并逐渐对面神经提供更好的保护。

5.4 乳突解剖学

成人乳突呈锥形，略向前和向下倾斜。它的前缘是圆形且垂直的。它的后缘向下和向前倾斜约45°。在乳突上部的后面，乳突孔有乳突血管通过。

鳞部形成乳突的前上部。岩部形成乳突的后下部。这两部分的连接形成岩鳞裂。岩鳞裂垂直于乳突上缘，与乳突尖上方的前下缘相连（图5-4）。

乳突作为几个肌肉的附着点，如头夹肌、头长肌、二腹肌和胸锁乳突肌。男性的乳突更大，因为他们的肌肉更大，需要更大的附着点。胸锁乳突肌附着于乳突尖的外表面。二腹肌后腹附着于乳突尖内侧表面的二腹肌沟。二腹肌沟的前端是面神经从茎乳孔出来的一个可靠标志。

5.4.1 乳突表面标志

沿着乳突的外侧表面，我们可以区分几个重要的外科标志。

5.4.1.1 颞线

颞线是位于乳突上端的一个水平嵴。它延伸到颧突后根的后面，是颞肌下缘附着的标志（图5-4）。颞线可能是尖锐的边缘突起或宽基底突起或没有[25]。

外科要点：颞线

人们普遍认为颞线标志硬膜颅中窝的下位。因此，在乳突切除术中，总是建议沿着颞线钻孔，而不是在颞线上方，以避免无意中损伤硬脑膜[26]。

尸体研究发现颞线位于硬脑膜中窝下约5 mm[27]。这可能意味着甚至可以在颞线上5 mm以上钻孔，这对硬脑膜没有危险，可以增加乳突腔的外科暴露范围。在没有Henle棘的颞骨中，颞线与硬脑膜中窝之间的距离趋于增大。在颞线缺失的情况下，Henle棘可以作为推测硬脑膜中窝水平的一个解剖学标志。

5.4.1.2 Henle棘

Henle棘是乳突外表面突出的骨棘（图5-17b）。它位于外耳道后上象限的后面和上面，在颞线起点的下面[28]。这片骨板几乎沿外耳道的圆周方向弯曲，其上端比下端更向前（图5-5）。Henle棘可能又小又光滑，也可能又尖又长。它在大约6%的颞骨中是缺失的[29, 30]。它作为韧带的附着点固定外耳道的软骨部分。

5.4.1.3 Mac-Ewen三角

道上三角或Mac-Ewen三角是乳突外侧表面的一个凹陷。它位于颞线的前端即Henle棘和外耳道后上象限之间（图5-5）。

外科要点：Henle棘

在乳突切除术中，Henle棘是一个很好的标志，因为它指示了乳突窦入口深面的位置。此外，当颞线缺失时，它可作为硬脑膜中窝的标志，硬脑膜位于Henle棘上方约1 cm处[27]。

外科要点：Mac-Ewen三角

Mac-Ewen三角是外科手术进入窦腔的一个有用的解剖学标志，乳突腔位于这个三角形深面12～15 mm处。10%人无此三角[31～34]。

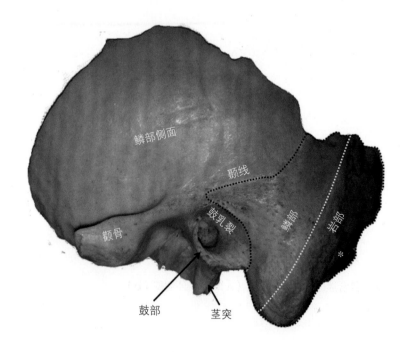

图5-4 左侧颞骨的侧面，显示乳突（黑色虚线）由鳞部和岩部组成，由岩鳞裂连接（白色虚线）

乳突通过鼓乳裂（TMS）与鼓部相连；*：二腹肌附着点。

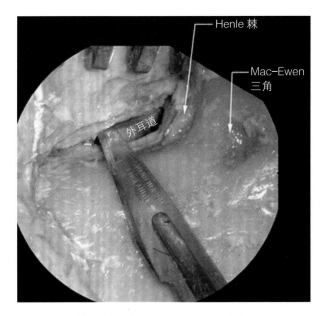

图 5-5　尸体左侧乳突表面显示 Henle 棘和 Mac-Ewen 三角

5.4.2　乳突腔的外科解剖

乳突腔（鼓室，鼓窦，Valsalva 腔）是最大的乳突气房，向后与乳突气房相连，向前经底板通到乳突腔（乳突腔入口），与中耳的上鼓室隐窝相连。

乳突腔平均体积为 1 cm×1 cm×1 cm。它位于外耳道和中耳后方，硬脑膜颅中窝板下方，乙状窦和硬脑膜颅后窝板前方。乳突腔通过鼓窦入

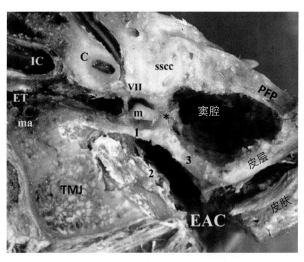

图 5-6　尸体左侧颞骨矢状斜位，显示在鼓窦入口水平上的鼓窦（＊）

PFP：颅后窝板；EAC：外耳道；1：上鼓室外侧壁；2：外耳道前壁；3：外耳道后壁；C：耳蜗；SSCC：上半规管；m：锤骨；Ⅶ：面神经；IC：颈内动脉；ET：咽鼓管；ma：脑膜中动脉；TMJ：颞下颌关节。

口与上鼓室前部相通（图 5-6 和图 5-7）。鼓窦是乳突手术的重要标志：高度气化有利于鼓窦定位。

手术识别鼓室盖和减薄后管壁是到达鼓窦非常重要的手术步骤。之后，必须寻找乙状窦：它可能位于气化较差的乳突较前方。未能识别鼓室盖可能导致解剖过于向下，暴露外半规管或面神经，从而有损伤的风险。

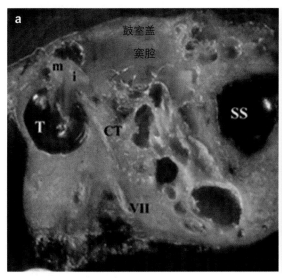
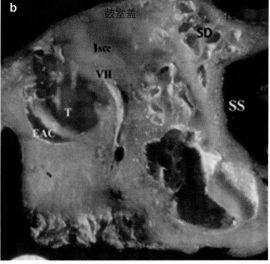

图 5-7　颞骨的矢状位，显示包含迷路的鼓窦内侧壁（a），鼓窦外侧壁（b）

鼓窦在鼓室腔（T）的后上方。当鼓室盖向前移动时，它会向下倾斜。窦脑膜角（SD）在鼓窦后方，乙状窦（SS）和鼓室盖之间。面神经（CN Ⅶ）在鼓窦的前下方。EAC：外耳道；m：锤骨；i：砧骨；ISCC：外半规管；CT：鼓索。

5.4.2.1 鼓窦体表标志

鼓窦的深度是乳突手术的基本点。尽管鼓窦在出生时就达到了成人大小，但由于气化过程，其内侧移位使其深度取决于受试者的年龄。它的深度也因年龄的不同而不同。对于 1 岁以下的婴儿，皮质骨和鼓窦之间的距离只有 2～4 mm（图 5-2a）。到 3 岁时，鼓窦距皮质骨 10 mm，成年时，鼓窦距乳突皮质骨约 25 mm[35]。

在幼儿时，通过刮除皮质骨很容易到达鼓窦。在成人中，鼓窦位于乳突上嵴以下，岩鳞裂之上和前方。Mac-Ewen 三角是判断鼓窦区的重要标志（图 5-5 和图 5-8）。

鼓窦与 Henle 棘的关系也具有年龄依赖性。在大约 10 岁时，与 Henle 棘同水平；在这个年龄之后，鼓窦向 Henle 棘后方移动约 1 cm。

5.4.2.2 鼓窦深度关系

在对乳突腔进行手术时，必须考虑几个重要的结构。最重要的是外半规管、面神经、乙状窦、硬脑膜颅后窝板和鼓室盖。熟悉乳突腔与这些结构的密切关系对乳突手术的安全非常重要。

5.4.2.2.1 外半规管和实三角

在内侧，乳突腔被乳突实三角所限制，实三角是由三个半规管组成的紧密骨三角：

- 外半规管（LSCC）位于前庭内壁的后方。管被坚固致密的骨壳所包围，其本身对器械有很强的抵抗力。鼓室盖到外侧半规管的距离约为 6 mm[27]。
- 上半规管（SSCC）垂直于 LSCC。它位于中间约 2 mm。它的前足向上向鼓膜延伸，然后向后弯曲，与后半规管连接，形成总足。
- 后半规管也与 LSCC 垂直。后半规管的上半部分位于外半规管平分线（Donaldson 线）的上方。后半规管的下半部分在 Donaldson 线的下方延伸并深入到面神经的垂直部进入前庭（图 5-9）。

5.4.2.2.2 岩乳突管

岩乳突管从颅后窝至乳突腔，它通常是一个封闭的遗迹。它开始于下弓状窝，位于颞骨的后表面，在内耳道的上方和后方。它沿颞骨外侧穿过上半规管下方和外半规管上方，到达乳突腔（图 5-11 和图 5-12）。它在乳突腔和颅腔之间建立潜在的联系。如果没有，可能是乳突炎继发脑膜炎的原因（图 5-12c）。

5.4.2.2.3 面神经乳突段

Fallopian 管（面神经管）的垂直部分在几乎

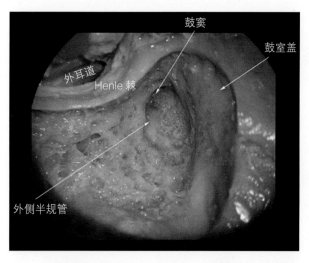

图 5-8　左侧乳突切除术显示前庭，内侧壁有外半规管（LSSC）

注意 Henle 棘（s）和前庭之间的关系：前庭总是在 Henle 棘上（s）和外耳道（EAC）的上方和后方。

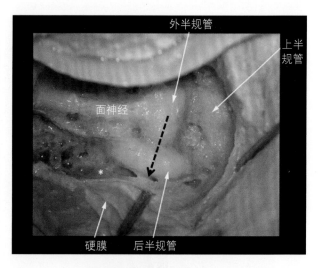

图 5-9　尸体左侧乳突切除术显示外半规管（LSCC）、上半规管（SSCC）和后上规管（PSCC）

注意 PSCC 和面神经之间的关系，注意 Donaldson 线（黑色虚线）和内淋巴囊（*）。

外科应用：Donaldson 线

Donaldson 线是一条沿外半规管轴线的直线，将后半规管一分为二。这是寻找内淋巴囊的重要标志（图 5-9 和图 5-10）。内淋巴囊位于硬脑膜后窝，在 Donaldson 线下方，迷路内侧。内淋巴囊的外科暴露是通过该区域的面后气房束进行的，前界为面神经乳突段，后界为颅后窝板，上界为颈静脉球。

随着内淋巴囊向鳃盖下方延伸并从硬脑膜盖下方出现，内淋巴囊与后管之间增加约 2 mm 的致密骨。内淋巴囊在硬脑膜内可识别，紧邻硬脑膜盖下方和外侧。然而，内淋巴囊的骨外成分的位置变化很大，并且可能不存在[36]。

乳突气化不良和乙状窦突出可导致囊的闭合。

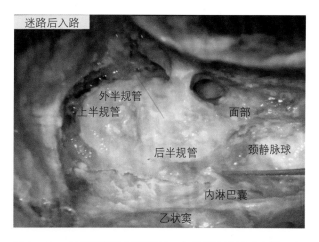

图 5-10 右耳迷路后入路解剖三个半规管后显示内淋巴囊 蓝线代表 Donaldson 的线。LSCC：外半规管；PSCC：后半规管；SSCC：上半规管。

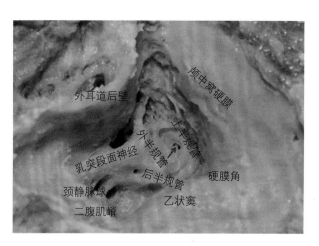

图 5-11 左侧颞骨乳突切除术
剥离并开放三个半规管，显示岩乳突管的乳突开口（红色箭头）。

平行于外耳道后壁的平面内下降到乳突腔的前壁。它穿过称为弧形前乳突层的致密骨层。

在成人中，鼓窦下部与面神经的第二膝相邻。必须识别面神经，因为它来自水平半规管内侧和砧骨短突之间的鼓室。砧骨突始终位于面神经外侧 2 mm 以上，是定位面神经的重要标志。

在儿童中，鼓窦位于面神经的高度，因此，鼓窦手术入路最终导致面神经损伤的风险较低。

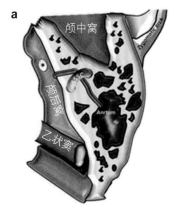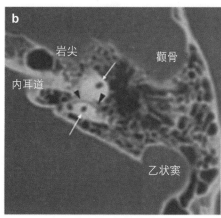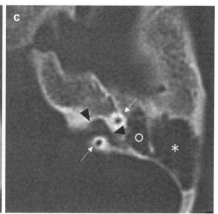

图 5-12 岩乳突管的走向

a. 显示右侧岩乳突管从颅后窝（PCF）前上方至内耳道（*），并通过上半规管（SSCC）下方至窦部。b. 左耳的横向 CT 图像，岩乳突管（箭头）非常薄，穿过上半规管的两个臂（箭头）。c. 具有发育不全的卵圆窗和相关镫骨畸形的幼儿左耳的横向 CT 图像，还显示了明显的岩乳突管（箭头）、鼓窦（○）和乳突密度增加（*），以及 SSCC 的两个臂（箭头）。

神经垂直段到硬膜颅后窝的距离为5～10 mm[7]。面神经管乳突段与乙状窦的距离变化很大，约为4 mm[37]。面神经与鼓环之间的距离为2～3 mm（图5-13）。面神经乳突下1/3段紧邻二腹肌嵴，神经始终位于该结构的内侧和前方。二腹肌嵴代表面神经识别的标志。在这个水平，乙状窦从内侧传递到面神经（图5-14）。在气化不良的颞骨中，二腹肌嵴可能难以识别。

面神经通过茎乳孔离开 Fallopian 管。在茎乳孔处，从乳突皮质到面神经的平均深度为13 mm。

5.4.2.2.4　乙状窦

乙状窦是横窦的延续。它沿前下方向穿过乳

突，连接颈静脉球，形成一个前角的曲度。乙状窦的后上部分是最浅的部分，然后逐渐深入乳突。在乳突尖水平下，经二腹肌嵴内侧和面神经连接颈静脉球（图5-15）。

在与颈静脉球的交界处，乙状窦接受岩下窦，岩下窦沿着岩锥体后表面的下部分走行。岩上窦在乙状窦与横窦交界处进入。岩上窦和岩下窦都与海绵窦相连。岩下窦也连接到基底神经丛（图5-16）。

乙状窦相对于外耳道的位置是可变的。乙状窦至后外耳道的距离为10 ～ 20 mm[37]。这个距离取决于乳突气化的程度。在气化差的骨中，乙状窦可能非常靠前（图5-17）。在充气良好的乳突中，乙状窦外侧可被乳突气房覆盖（图5-27）。

- 岩上静脉窦（SPS）位于颅中后窝的交界处。它起源于海绵窦，经背外侧流入横乙状窦交界处。它位于岩上沟，从岩脊的后外侧基部开始，以前内侧的角度向其顶点移动。它接受小脑、小脑下静脉和鼓室静脉的引流。SPS 在三叉神经节上方，动眼神经和滑车神经下方运行。

- 岩下窦位于岩下沟，由颞骨岩部与枕骨基底部交界处形成。它始于海绵窦的后下方，穿过颈静脉孔的前部，终止于颈内静脉的上球

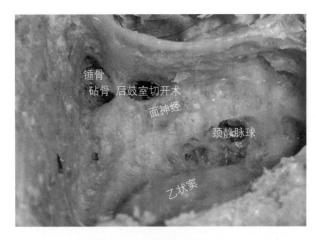

图 5-13　右侧乳突切除术后鼓室切开术（PT）显示面神经（Ⅶ）与乙状窦和颈静脉球（JB）的关系

M：锤骨；I：砧骨。

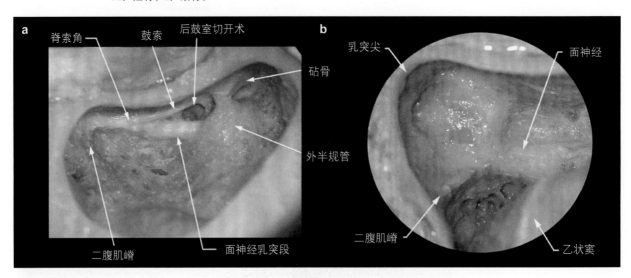

图 5-14　后鼓室切开显微视图

a. 后鼓室切开显微视图以及第二膝、砧骨和外半规管（LSCC）之间的关系。b. 乳突尖视图显示二腹肌和面神经之间的关系。

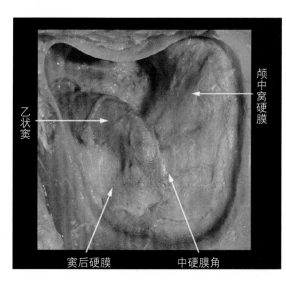

图5-15 左侧扩大乳突切除术
颅底入路显露乙状窦（SS）。

部。它接收内耳静脉、延髓静脉、脑桥和小脑下表面。

5.4.2.2.5 颅后窝硬膜板

颅后窝硬膜板是一块很薄的骨板，它将乳突腔和乳突气细胞与颅后窝分开。它由岩上窦、上乙状窦、中央区后半规管划分（图5-19）。

5.4.2.2.6 鼓室盖

鼓室盖是位于乳突窦上方的部分被盖。它将鼻窦与上覆的颅中窝硬膜和颞叶分开（见2.5.2，图2-30和图2-36）。

5.4.2.2.7 Trautman 三角

Trautman 三角是一个虚构的三角形，由鼓室盖、岩上窦、乙状窦和骨迷路组成（图5-19）。

图5-16 右侧乙状窦及其通过岩上窦和岩下窦与海绵窦的连接

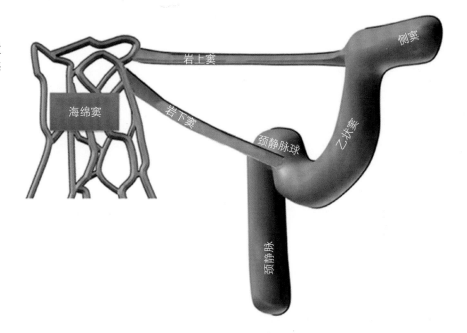

图5-17 右耳硬化乳突（*）横切面 CT

a. 乙状窦进行性偏侧。b. 薄的外膜后皮质骨（红色双箭头）在 Henle 脊后面测量（白色箭头）。

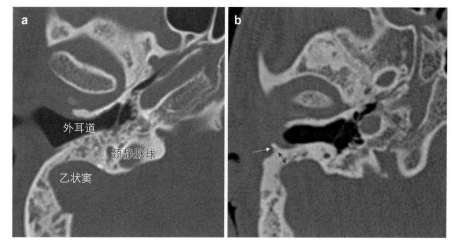

手术应用：乙状窦变异

乙状窦最常见的解剖变异是它的前移位。这种情况可能会使乳突结构和病理变得模糊，最终需要进行减压以改善进入的所需结构（图5-17和图5-18）。减压是通过去除乙状窦周围的骨头来完成的，留下一个岛状板骨，可以压在乙状窦上而不会有明显的撕裂的风险。

同时双极烧灼窦壁可使乙状窦收缩继而增大手术入路空间。

大部分颅后窝硬脑膜包含在Trautman三角内。在充气良好的颞骨中，乙状窦与迷路之间的距离可达10 mm。这个距离可能会小得多。显露Trautman三角对于大多数通过颞骨的神经外科入路来说是必不可少的。从乳突腔到颅后窝的通路是可获得的。

5.4.2.2.8　窦脑膜角（Citelli角）

Citelli角是颅中窝和颅后窝硬脑膜板之间的角度（图5-19和图5-20）。在充气良好的乳突中，这个角度被许多小的气房占据，称为Citelli气房。在慢性化脓性中耳炎的乳突切除术中必须

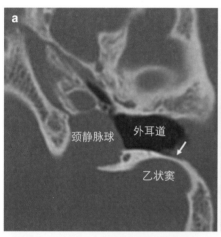

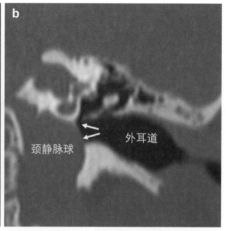

图5-18　乙状窦（SS）极发达及非常巨大颈静脉球（JVB）

a. 轴位CT图像，后鼓室骨厚度为1 mm（箭头）。b. 冠状位CT图像显示在颈静脉球上鼓膜回缩（箭头）。

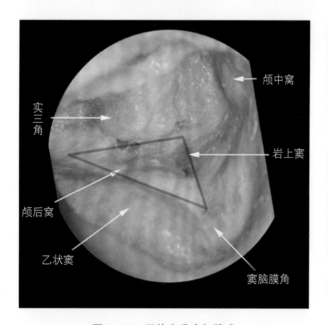

图5-19　尸体大乳突切除术

显示颅中窝（MCF）和颅后窝（PCF）硬膜、窦脑膜角和想象的Trautman三角（黑线三角）。

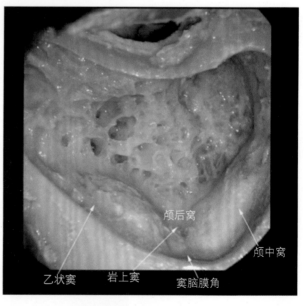

图5-20　左侧乳突切除术

显示窦脑膜角。

完全清除这些气房，否则，这些气房中的持续疾病、感染或残留胆脂瘤可能导致复发。在某些情况下，为了游离所有这些气房，必须在该角度下钻足够深以暴露岩上窦。

5.4.2.2.9 Koerner 隔

Koerner 隔是乳突腔的两个原囊融合平面上的致密骨板：中囊和上囊（见 4.1）。该隔膜将乳突分为浅鳞部和深岩部。Koerner 隔从外耳道后壁延伸，散布于靠近颅中窝板、窦脑膜角、乙状窦板的气房中。然后，当它前进到乳突尖端时，在面神经管的外侧下方延伸。

> **外科意义：Koerner 隔**
>
> 在乳突手术中，发育良好的 Koerner 隔可能被误认为是鼓窦内壁。如果未识别，鼓窦的深处就不会暴露出来。颞骨的术前高分辨率 CT 扫描可以证明存在这种隔膜（图 5-1）。

5.4.3 鼓窦入口

乳突窦通过称为鼓窦入口的狭窄通道与中耳上鼓室相通。

鼓窦入口是位于鼓窦顶部向后延伸的一段短而狭窄的骨管。它是一个三角形，尺寸为 4 mm × 4 mm × 4 mm。成人鼓窦入口位于乳突前壁的上半部分。然而，在新生儿和婴儿中，它出现在乳突前壁的中间部分。这是因为乳突腔在出生后向下迁移。

鼓窦入口是有界限的：
- 上方是鼓室盖。
- 内侧和下部是外半规管；面神经的第二膝在 LSCC 的下方和内侧。
- 外侧是颞骨鳞部。

在水平面，外半规管、砧骨短突和面神经第二膝均密切相关。外半规管被看作是从前上到后下以大约 30° 角的坚实的白色骨突起。面神经第二膝位于外半规管的正下方和内侧（图 5-21 和图5-22）。

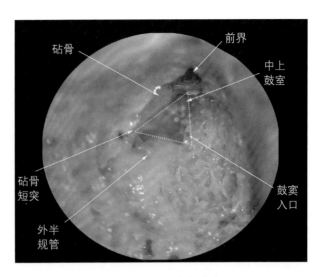

图 5-21　左乳突切除术
显示鼓窦入口（想象为三角）。

5.4.4 乳突气房

乳突气房是根据颞骨的不同区域进行分类的。

5.4.4.1 鳞-乳部气房

这些气房局限于乳突本身，并被细分为：
- 乳突腔。
- 乳突中央区，它是下乳突腔的直接延伸。
- 起源于鼓窦的乳突周围区域，外周进一步细分为：
  - 外耳道上方的鼓室盖气房。
  - 后上气房（窦脑膜角）。
  - 后下窦气房（乙状窦周围）。
  - 面神经气房（面神经乳突部周围）。
  - 乳突尖气房，由二腹肌嵴分为内侧组和外侧组。

根据乳突在乙状窦的延伸，乳突气房可分为乙状窦前乳突气房、乙状窦状上乳突气房和乙状窦后乳突气房。

5.4.4.2 岩部气房

岩部气房又细分为迷路周围气房和岩尖气房（图 5-23 和图 5-24）。

5.4.4.2.1 迷路周围气房

迷路周围气房包括：

（1）迷路上气房，可细分为后上、后中、弓

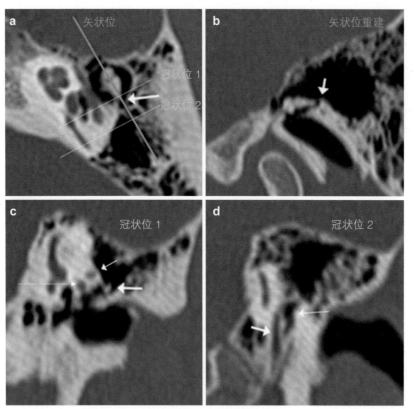

图 5-22　左中耳乳突 CT 影像重建

a. 左耳鼓窦入口（箭头）水平位 CT 成像，三条基线的 CT 重建图如下。b. 矢状位重建显示砧骨短突指向鼓窦入口（箭头）。c. 冠状位重建显示（1）砧骨短突（粗箭头），LSCC（细箭头），面神经鼓室段（长箭头）。d. 冠状位重建（2）比（1）更靠后方：显示面神经的垂直段（短箭头）和面隐窝（长箭头）。

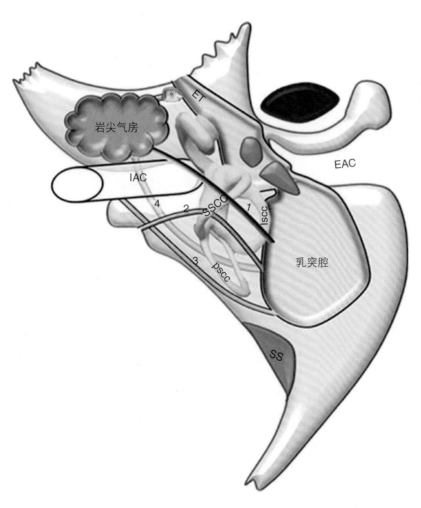

图 5-23　迷路气房

1：迷路上气房；2：基底部气房；3：后中气房；4：迷路下气房；*：交通气房；SS：乙状窦；IAC：内耳道；EAC：外耳道；ET：咽鼓管；LSCC：水平半规管；PSCC：后半规管；SSCC：上半规管。

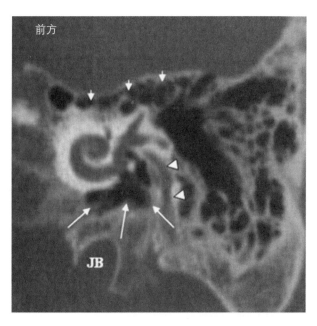

图 5-24　矢状位 CT

显示迷路上气房（短箭头）和迷路下气房（长箭头），面神经乳突段（箭头），颈静脉球（JB）。

状气房[1, 38]。

- 迷路后上气房是乳突腔的延续，位于上半规管周围，沿内耳道上方的岩骨后分布。
- 迷路后内侧气房沿着岩骨后表面在后上迷路气房下方向内耳道后壁延伸[39]。
- 弓状气房沿上半规管向弓状下窝延伸[1, 38]。

（2）气房可沿着乳突、中耳、耳蜗直至岩尖。慢性中耳疾患初次手术及扩大下鼓室及迷路下气房切除术中提倡仔细探查下鼓室，在这些区域

可发现胆脂瘤（图 5-25）或大量的肉芽组织[40]。

5.4.4.2.2　岩尖气房

岩尖气房位于内耳道的内侧及颈动脉管后内侧。岩尖气房多可变，主要与乳突的气化有关。因岩尖主要被松质骨占据且不含气房，所以定义为板障岩尖。然而，30% 患者岩尖含有气房（岩尖顶端）（图 5-26）[17, 39]。岩尖气房通过交通气房与迷路气房相通。

5.4.4.2.3　附属气房

这些气房包括颧骨、枕骨、颞骨鳞部、茎突气房（图 5-26）。

临床意义

乳突气房通过迷路气房与岩尖相通（图5-23 和图 5-26）。耳部感染可以蔓延至岩尖，导致岩部骨髓炎，俗称"岩尖炎"。该处炎症可能累及多 Dorello 管的第 6 对脑神经以及 Meckel 腔的第 5 对脑神经，出现岩尖综合征即耳漏、后眼窝痛（累及三叉神经）、复视（图 5-27）。

5.5　CT 评估

颞骨的 CT 扫描评估被认为是评估乳突气房系统和类型的最佳方法（图 5-28）。

乳突气房可分为三种类型：

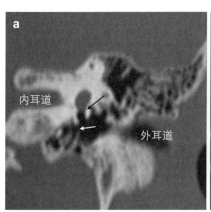
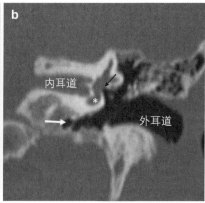
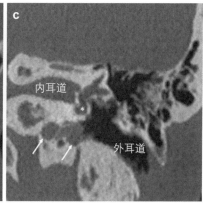

图 5-25　左耳冠状 CT 图像示耳蜗气房

a. 圆窗（黑色箭头），耳蜗小管（白色箭头）。b. 卵圆窗（黑色箭头）水平的稍前方，气化良好的耳蜗气房（白色箭头）。c. 同 b 相同层面的鼓室内胆脂瘤患者气化不良的耳蜗气房。*：耳蜗蜗管。

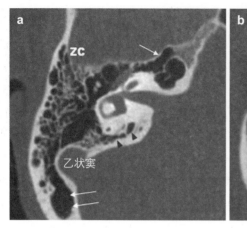

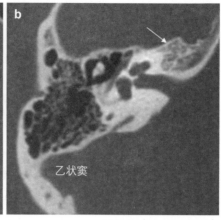

图 5-26　右耳 CT 图像显示气房

a. 气化良好的岩尖（箭头），气化良好的乳突尖（双箭），迷路后气房（短箭头），颞部气房（ZC）。
b. 板障型的岩尖（箭头）。

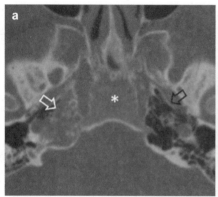

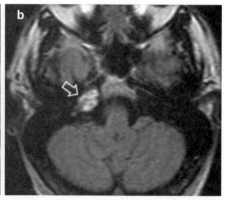

图 5-27　岩尖综合征 CT、MRI 水平成像

a. CT 水平成像显示炎症累及整个岩尖（空心白色箭头指示）和小梁结构局灶性变薄。对侧正常的广泛气化岩尖（空心黑色箭头指示）；斜坡（＊）。b. MRI 水平成像右侧岩尖高信号。

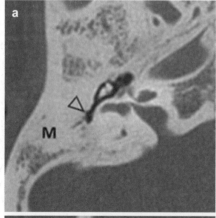

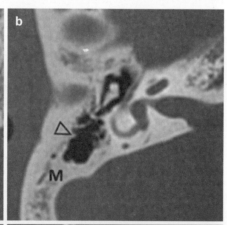

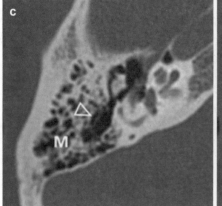

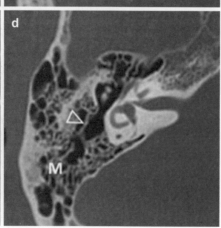

图 5-28　具有不同的气化状态的右耳乳突横断 CT

a. 完全硬化的乳突与微小鼓窦。
b. 正常 / 板障型乳突。c. 乳突和鼓窦的正常气化。d. 正常的乳突，鼓窦（箭头），乳突（M）。

（1）硬化型乳突——气房缺失。

（2）板障型乳突——气房稀疏。

（3）气化型乳突——正常或气化良好的乳突。

5.6　乳突气房的作用

5.6.1　气体交换

乳突气房在中耳的生理和结构中扮演重要角色。乳突气房覆盖血管柱状上皮，无纤毛细胞及杯状细胞。毛细血管网和上皮细胞黏膜表面之间的距离类似气体交换的肺泡。因乳突多个气房使上皮面积增大，乳突气房构成最重要的中耳腔隙容积，成为血管黏膜气体交换的主要部分[41]。黏膜表面的总面积影响气体交换率，气化良好的乳突也提高了中耳压力调节的能力[42]。

5.6.2　缓冲系统

乳突气房可在咽鼓管功能不良情况下缓冲中耳的压力。鼓室腔的容积为 0.5～1 mL，而乳突腔容积为 1～21 mL。乳突容气量"释放"压力可随容积变化而变化：在给定压力情况下大乳突腔（6 mL）的容积是小乳突腔（1 mL）的 6 倍。气房可被视为储备器，额外的空间用于缓冲压力变化，例如当咽鼓管闭塞导致压力变化时，相较于硬化性乳突，气化良好的乳突气房可吸收少量的气体。释放压力。同时额外的气房也存在不利，例如用力抽吸鼻子或在飞机着陆时鼓室内负压必须通过咽鼓管达到压力平衡，气化良好的乳突则需承受更多的压力。

5.6.3　中耳的作用机制

中耳气房的容积越大其顺应性越大。正常中耳结构空间可能在基于耳道的声学测试结果多变性中起着重要作用。超过 1 000 Hz 的情况下，不同的中耳结构空间有大于 10 dB 的阻抗。这种效果有助于声阻抗和耳声反射的交互[43]。

人类中耳容积具有重要的声学效果和声音传递功能。鼓膜穿孔或频率低于约 1 000 Hz 的情况下，中耳容积起主要作用。病耳的中耳容积会影响助听器的助听效果[44~47]。乳突气房通过调节中耳压力来调节声音的传播。气化良好的乳突具有较大的容积，相较于硬化性乳突，气化型乳突更利于共鸣。因此，在鼓膜穿孔的病例中，听力损失与中耳及乳突的容积呈负相关。其他如穿孔的大小和位置、气骨差的变化高达 35 dB，则取决于中耳和乳突容积。这是关于声音传播与听力的重要知识。在治疗鼓膜穿孔患者的同时，临床医生不仅要关注穿孔的大小，还要关注乳突容积，同时评估术前听力损失和术后听力恢复的成功率。

5.6.4　作为保护装置

乳突气房在外侧颞骨创伤中起到缓冲作用，从而保护颞骨中的重要结构[48]。

参考文献

[1] Allam AF. Pneumatization of the temporal bone. Ann Otol Rhinol Laryngol. 1969; 78: 48−64.

[2] Bast TH, Forester HB. Origin and distribution of air cells in the temporal bone. Arch Otolaryngol. 1939; 30: 183−205.

[3] Bast TH, Anson BJ. The temporal bone and the ear. Springfield: Charles C Thomas; 1949. p. 162−291.

[4] Cinamon U. The growth rate and size of the mastoid air cell system and mastoid bone: a review and reference. Eur Arch Otorhinolaryngol. 2009; 266(6): 781−6.

[5] Virapongse C, Kirschner JC, Sasaki C, et al. Computed tomography of Koerner's septum and the petrosquamosal suture. Arch Otolaryngol Head Neck Surg. 1986; 112: 81−7.

[6] Diamant M. Otitis and pneumatization of the mastoid bone.

Acta Otolaryngol (Suppl) (Stockh). 1940; 41: 1−149.

[7] Wittmaack K. Über die normale und Pathologische Pneumatisation des Schläfenbeins einschließlich ihrer Beziehungen zu der Mittelohrerkrankungen. Jena: Fischer; 1918. p. 1−64.

[8] Gans H, Wlodyka J. Mastoid pneumatization in chronic otitis media. Acta Otolaryngol. 1966; 33: 343−6.

[9] Palva T, Palva A. Size of the human mastoid air cell system. Acta Otolaryngol. 1966; 62: 237−51.

[10] Hug JE, Pfaltz CR. Temporal bone pneumatization. A planimetric study. Arch Otorhinolaryngol. 1981; 233: 145−56.

[11] Tos M. Mastoid pneumatization. A critical analysis of the hereditary theory. Acta Otolaryngol. 1982; 94: 73−80.

[12] Ueda T, Eguchi S. Distribution of pneumatization of the temporal bone in chronic otitis media seen during the age of antibiotic therapy. J Otol Rhinol Laryngol (Japan). 1962; 64: 1539−42.

[13] Schulter-Ellis F. Population differences in cellularity of the mastoid process. Acta Otolaryngol. 1979; 87: 461.

[14] Sade J, Hadas E. Prognostic evaluation of secretory otitis media as a function of mastoidal pneumatization. Arch Otorhinolaryngol. 1979; 225: 39−44.

[15] Holmquist J. Aeration in chronic otitis media. Clin Otolaryngol. 1978; 3: 278−84.

[16] Sade J. The correlation of middle ear aeration with mastoid pneumatization. Eur Arch Otorhinolaryngol. 1992; 249: 301−4.

[17] Virapongse C, Sarwar M, Bhimani S, Sasaki C, Shapiro R. Computed tomography of temporal bone pneumatization: 1 normal pattern and morphology. AJR Am J Roentgenol. 1985; 145: 473−81.

[18] Hentona H, Ohkubo J, Tsutsumi T, Tanaka H, Komatsuzaki A. Pneumatization of the petrous apex. Nippon Jibiinkoka Gakkai Kaiho. 1994; 97: 450−6.

[19] Tumarkin A. On the nature and significance of hypocellularity of mastoid. J Laryngol Otol. 1959; 73: 34−44.

[20] Tumarkin A. On the nature and vicissitudes of the accessory air spaces of the middle ear. J Laryngol Otol. 1957; 71: 210−48.

[21] Kolihova E, Abraham J, Blahova O. Rezidivierende Mittelohrentzündung im frühen Kindesalter und ihr Einfluss auf die Zellsystementwicklung des Schläfenbeins. Radiologie. 1966; 12: 62−5.

[22] Snow JB Jr, Wackym PA, editors. Ballenger's otorhinolaryngology head and neck surgery. 17th ed. Hamilton, ON: BC Decker; 2008.

[23] Tos M. Manual of middle ear surgery. New York: Thieme; 1997.

[24] Lee D-H, Kim M-J, Lee S, Hana C. Anatomical Factors Influencing Pneumatization of the Petrous Apex. Clin Exp Otorhinolaryngol. 2015; 8(4): 339−44. https: //doi.org/10.3342/ceo.2015.8.4.339.

[25] Tos M. Manual of middle ear surgery, Mastoid surgery and reconstructive procedures, vol. 2. Stuttgart: Thieme; 1995.

[26] Sanna M, Saleh E, Taibah A, Russo A. Atlas of temporal bone. 1st ed. Stuttgart: Thieme; 1995.

[27] Aslan A, Mutlu C, Celik O, Govsa F, Ozgur T, Egrilmez M. Surgical implications of anatomical landmarks on the lateral surface of the mastoid bone. Surg Radiol Anat. 2004; 26(4): 263−7. Epub 2004 Jun 17.

[28] Williams PL, Bannister LH, Berry MM, Collins P, Dyson M, Dussek JE, et al., editors. Gray's anatomy: the anatomical basis of medicine and surgery. 38th ed. London: Churchill Livingstone; 1995. p. 56.

[29] Anson B, Donaldson JA. Surgical anatomy of the temporal bone. 4th ed. New York: Raven; 1992.

[30] Peker TV, Pelin C, Turgut HB, Anil A, Sevim A. Various types of suprameatal spines and depressions in the human temporal bone. Eur Arch Otorhinolaryngol. 1998; 255: 391−5.

[31] Williams PL, Warwick R, Dyson M, Bannister LH. Gray's anatomy. 37th ed. Edinburg: ELBS with Churchill Livingstone; 1993.

[32] Berkovitz BKB, Moxham BJ. A textbook of head and neck anatomy. London: Wolfe Medical; 1988.

[33] Akabori E. Crania nipponica recentia. Analytical inquiries into the non-metric variations in the Japanese skull. Jpn J Med Sci I Anat. 1933; 4: 61−318, 11.

[34] Romanes GJ. Cunningham's manual of practical anatomy, Head and neck and brain, vol. III. London: Oxford University Press; 1992.

[35] Schwartze A. Handbuch der Ohrenheilkunde. Leipzig: Vogel; 1893.

[36] Richard R Locke. Anatomy of the transmastoid endolymphatic sac decompression in the management of Ménière's disease. PhD thesis, Faculty of Biomedical and Life Sciences, The University of Glasgow; 2008.

[37] Măru N, Cheiță AC, Mogoantă CA, Prejoianu B. Intratemporal course of the facial nerve: morphological, topographic and morphometric features. Romanian J Morphol Embryol. 2010; 51(2): 243−8.

[38] Pellet W, Cannoni M, Pech A. Basic anatomy. In: Otoneurosurgery. Berlin: Springer; 1990. p. 5−72.

[39] Yamakami I, Uchino Y, Kobayashi E, Yamaura A. Computed tomography evaluation of air cells in the petrous bone—relationship with postoperative cerebrospinal fluid rhinorrhea. Neurol Med Chir (Tokyo). 2003; 43(7): 334−8.

[40] Nadol JB Jr, Krouse JH. The hypotympanum and infralabyrinthine cells in chronic otitis media. Laryngoscope. 1991; 101(2): 137−41.

[41] Doyle J. The mastoid as a functional rate-limiter of middle ear pressure change. Int J Pediatr Otorhinolaryngol. 2007; 71: 393−402.

[42] Manjuran DJ, Bahuleyan B. Effect of middle ear and mastoid air space volume on acoustic transmission of sound in tympanic membrane perforation. Int J Res Med Sci. 2016; 4: 2611−4.

[43] Stepp CE, Voss SE. Acoustics of the human middle ear air space. J Acoust Soc Am. 2005; 118(2): 861−71.

[44] Voss SE. Effects of tympanic-membrane perforations on middleear sound transmission: measurements, mechanisms, and models. PhD thesis, Massachusetts Institute of Technology; 1998.

[45] Voss SE, Rosowski JJ, Merchant SN, Peake WT. How do tympanic-membrane perforations affect human middle-ear sound transmission? Acta Otolaryngol. 2001a; 121: 169−73.

[46] Voss SE, Rosowski JJ, Merchant SN, Peake WT. Middle-ear function with tympanic-membrane perforations. I. Measurements and mechanisms. J Acoust Soc Am. 2001b; 110: 1432−44.

[47] Voss SE, Rosowski JJ, Merchant SN, Peake WT. Middle-ear function with tympanic-membrane perforations. II. A simple model. J Acoust Soc Am. 2001c; 110: 1445−52.

[48] Ilea A, Butnaru A, Sfrangeu SA, et al. Role of mastoid pneumatization in temporal bone fractures. AJNR Am J Neuroradiol. 2014; 35: 1398−404.

面神经

Facial Nerve

郑梦梦，严降雨　译

面神经，或第 7 对脑神经（CN Ⅶ），是面部表情神经。由于各种发育事件的影响，面神经起于脑干，止于面部肌肉，其走形是曲折复杂的。面神经通过中耳和乳突，增加了中耳显微外科手术的复杂性和精细程度。因此，对面神经解剖及其多种标志的全面了解，对于中耳的精确、安全、有效的外科干预是至关重要的。我们有必要了解面神经的发育解剖，这有助于预测耳外科手术中可能遇到的各种解剖情况。

6.1　面神经的发育

面神经原基（第二鳃弓或舌弓神经）在妊娠第 4 周首先被识别为听觉基板附近的细胞集合，随后产生耳囊（图 6-1）。这些细胞来源于神经嵴细胞和第二鳃弓的鳃外微基板。面神经原基以窄带形式向原始膝状神经节区延伸；同时，听神经已到达耳泡[1]。

面神经的纤维起源于脑干的第 4 和第 5 菱脑节。小鼠先天性神经发育不全可由第 4 菱脑节发育不全引起，Hoxa1 和 Hoxb1 同源基因的误表达继发于第 4 菱脑节发育不全，与中耳第二弓衍生异常密切相关。这种情况在临床实践中可以观察到（图 6-6）[2]。

神经的中间部分（实际上是感觉纤维和一些自主神经纤维）从脑干发出，位于前庭蜗神经和

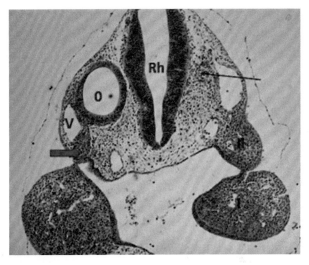

图 6-1　E9 小鼠胚胎头部冠状（不对称）切面

图右侧，我们观察到面神经纤维（箭头）与后脑（Rh）接触。图左侧，耳囊（O）和前主静脉（V）附近可见膝状神经节雏形（大箭头）。Ⅰ：第一鳃弓；Ⅱ：第二鳃弓。

面神经的传出部分之间。由于纤维较少，面神经的这个部分比运动部分要薄。相应的神经元位于膝状神经节。

在第 5 周，面部运动核可以在发育中的脑干中被识别出来。神经纤维离开核，通过尾侧到膝状神经节区域。这些纤维向背侧弯曲，形成在发育中的迷路和 Reichert 软骨上端之间的神经水平段。Reichert 软骨的上端将成为镫骨的胚芽（图 6-2）。最后，面神经垂直弯曲，然后进入第二鳃弓实体，由外侧透明膜恢复到外侧（图 6-3）。在第 5 周，鼓索构成面神经的第一个分支出现。此

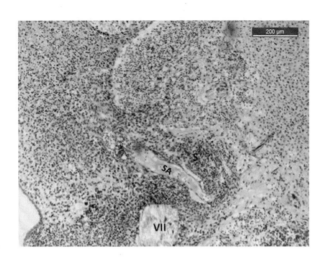

图 6-2 人类胚胎横切面 HE 染色显示通过镫骨动脉 (SA) 的面神经雏形 (VII) 与镫骨 (S) 的密切关系

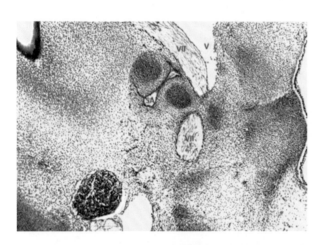

图 6-3 5～6 周 15.5 mm 人类胚胎的冠状切面 HE 染色

面神经基底 (VII) 部分被源自 Reichert 软骨的后透明质膜 (L) 所覆盖，并穿过镫骨 (S)，而镫骨本身又经过镫骨动脉 (SA)。前主静脉 (V) 位于神经的外侧。

时鼓索神经与面神经干大小大致相等，临床上成人耳廓闭锁可出现这种情况。鼓索神经 (图 6-3) 分化为下颌弓，与舌神经终结点在同一区域，也就是下颌神经节发育的地方。鼓索神经原基将听骨胚芽分为外侧的锤骨和内侧的砧骨。然而，到第 7 周时，鼓索神经比面神经小，并保持到成年期（图 3-2）[4]。

从系统发育的角度来看，鼓索是连接第二弓神经（面神经）和第一弓神经（三叉神经及其舌部）的震颤前神经，类似于第一颌口鳃神经之间的连接。

面神经周围的间质后来发展为面神经管。面

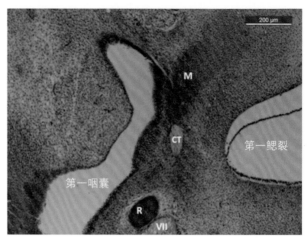

图 6-4 人类胚胎横切面 HE 染色见面神经与 Reichert 软骨 (R) 关系密切

鼓索 (CT) 更靠前，位于第一和第二弓之间，与锤骨 (M) 有关。

神经管的第一个软骨细胞来自后透明膜（图 6-3 和图 6-4）。相邻结构的复杂发育，如镫骨、迷路、乳突骨和鼓室骨，将决定面神经管的最终轨迹。

最初，面神经通过软骨耳囊内的沟；随后，沟骨化并成为面神经的骨管，侧壁从外侧透明膜发出（图 6-5），称为骨膜突。

面神经管骨化过程有两个中心：

• 前中心：妊娠第 20 周末在耳蜗骨化中心形成。
• 后中心：妊娠第 25 周时起于锥隆起处[3]。

每个骨化中心发出两个骨突出物，逐渐包围面神经的整个长度。来自耳囊骨膜层的膜内骨也参与面神经管[2]的覆盖。

足月时，约 80% 的鼓室段 Fallopian 管骨化，骨化在出生后 3 个月左右完成。面神经裂（发病率 25%）可能与这两个骨化中心[6]和（或）前庭附近的耳囊骨膜层的膜内成骨失败有关[2]。一些作者提出骨化失败可能与永存镫骨动脉有关[5, 7]。

由于面神经与其他第二弓衍生物在胚胎期的关联，在临床和实验中，面神经管的开裂可能与一些中耳或内耳畸形有关（图 6-6）[8]。

在胚胎期结束时，面神经的最终通路完成，面神经长度的增长与胎儿头部的增大密切相关[7]。

图 6-5　从 Reichert 软骨（RC）获得的后透明质膜（L）的发育

在 14 天小鼠胚胎（A）的矢状切面和 27.5 mm 人类胚胎的前部切面中，外侧透明膜较早覆盖面神经（Ⅶ），然后与耳囊（OC）融合。M：锤骨柄；S：镫骨。

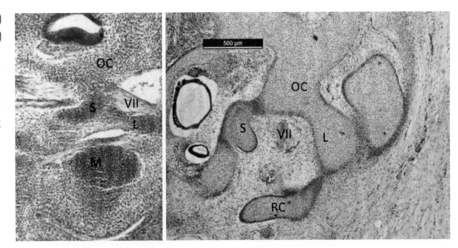

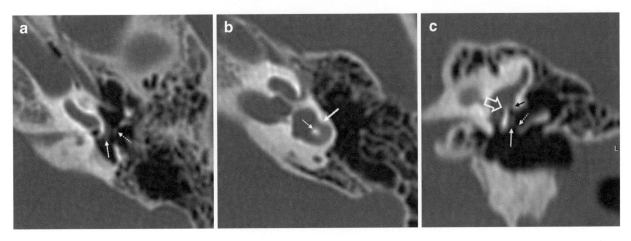

图 6-6　9 岁男童中耳、内耳伴第二弓结构相关畸形

a. 横断面 CT 图像显示一低位面神经（白色箭头）沿岬延伸。镫骨未发育的头部（虚线箭头）与镫骨肌腱接触。b. LSCC 相关畸形，有一个非常小的中央岛（细箭头），并在侧臂上显示凹痕（长白色箭头）。c. 冠状视图显示前庭地板上有一个很小的初步开口（黑色箭头），但没有任何卵圆窗开口（空箭头）。异常的面神经轨迹（白色箭头）覆盖岬。未成熟镫骨头（虚线箭头）。这种异常与敲除 *Hoxa1* 和 *Hoxb1* 基因获得的实验特征相似。

6.1.1　面神经的连接

妊娠第 7 周，膝状神经节的腹侧分支到达舌咽神经节，这将形成岩浅神经（LSPN）。大约在同一时间，镫骨肌的神经支出现[9]。妊娠第 12 和 13 周，两个小分支从面神经的背内侧面之间的镫骨肌和鼓索神经融合在一起，到达迷走神经（CN X）上神经节和舌咽神经（CN IX），形成 Arnold 神经，即迷走神经的耳支。Arnold 神经经原始鼓室乳突裂并支配外耳道后侧面皮下组织。到第 17 周，面神经，包括与第 2 和第 3 颈神经（C2、C3）、三叉神经、迷走神经和舌咽神经的明确通信已经建立。

临床应用：面神经在耳闭锁中的应用

面神经走形异常是外耳闭锁的常见现象。这是由于鼓室骨异常发育，通常将面神经乳突段向后推。面神经可置于中耳腔内，多位于卵圆窗和圆窗之间（图 6-7 和图 6-8）[10]。

6.2　面神经解剖

面神经是第二鳃弓的神经。它包含运动和躯体感觉两部分。面神经的躯体感觉纤维由中间神经组成。

面神经由大约 10 000 个神经元组成：

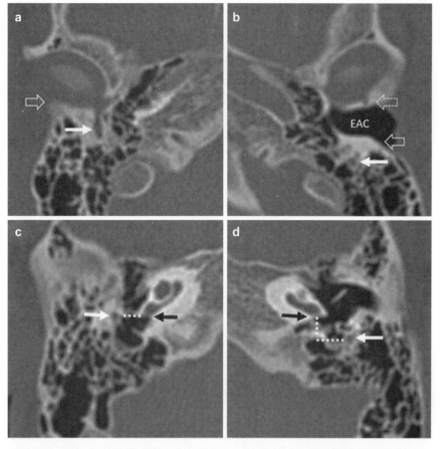

图 6-7　鼓骨完全发育不全的右耳 CT

a. 乳突前壁（空箭头）表示 TM 关节的后壁。面神经前位（平面箭头）。b. 正常对侧，前鼓骨（空箭头）、后鼓骨（空箭头）。面神经（平面箭头）。c. 切至 a 上方，显示前移位的面神经（白色箭头）与圆窗（黑色箭头）处于同一水平（虚线）。d. 正常对侧，在圆窗（黑色箭头）水平（虚线）后面清晰显示面神经正常状态（白色箭头）。EAC：外耳道。

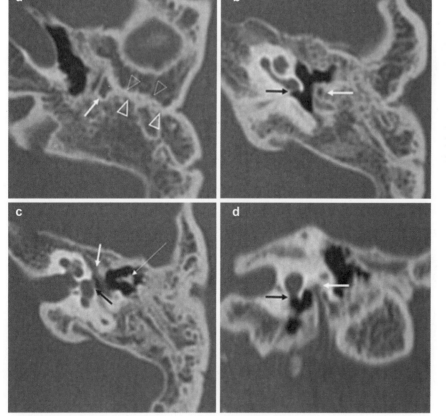

图 6-8　乳突水平位 CT

a. 鼓骨完全闭锁，在其位置可见岩鳞裂（空箭头）。茎乳孔（平箭头）为面神经。b. 上方几毫米处，面神经（白色箭头）与圆窗（黑色箭头）处于同一水平。c. 卵圆窗（黑色箭头）前面的面神经（白色箭头）；（面神经突出）。听骨链发育不完全（细长箭头）。d. 冠状位 CT 重建显示面神经第 2 膝高位，大部分高于圆窗水平。

- 7 000 个有髓神经形成面神经的运动部分，支配面部表情肌和镫骨肌。
- 中间神经由 3 000 个神经元组成，具有分泌成分和躯体感觉成分。

它们包括：传入的味觉纤维来自鼓索神经，支配舌头的前 2/3；从软腭传入的味觉纤维经腭神经和岩大神经；副交感神经分泌中枢连接下颌下腺、舌下腺和泪腺；来自耳廓、耳后区和耳后（Ramsay Hunt）区皮肤的传入纤维的皮肤感觉成分[11]。

面神经在桥髓交界处出脑干，它穿过桥小脑角（CPA），进入内耳道（IAC），内听道有四个神经通过，它在前上象限。它穿过面神经管到达茎乳突孔，在二腹肌嵴的前方和内侧进入腮腺并分成末端分支[12, 13]。

6.2.1 桥小脑角段

面神经（CN Ⅶ）在脑桥髓交界，离前庭蜗神经（CN Ⅷ）约 1.5 mm 处离开脑干[14]。面神经沿桥小脑的口外侧走 15～17 mm，进入颞骨内耳道（图 6-9）。面神经内耳道段直径为 1.8 mm，小于前庭蜗神经（约 3 mm）。第 3 根较小的神经为中间神经，出自 CN Ⅶ 和 CN Ⅷ。

6.2.2 面神经内耳道段

面神经内耳道段位于内耳道的前上象限，长

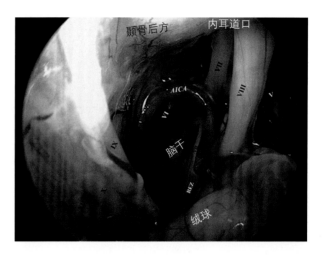

图 6-9 经乙状窦后入路内镜探查时左侧桥小脑角显示面神经（Ⅶ）

该面神经从脑干发出，位于小叶内侧的 REZ 区，并向内侧延伸至前庭蜗神经（Ⅷ）。V：三叉神经；Ⅵ：外展神经；Ⅸ：舌咽神经；Ⅺ：副神经；AICA：小脑前下动脉。

临床应用

面神经根出口区（REZ）是中枢和外周髓鞘的过渡区。在这个水平面神经包裹着一层薄薄的神经鞘，此处神经对血管的压迫很敏感（图 6-9）。这种神经血管压迫是几乎所有面肌痉挛的主要原因[15～18]。

8～10 mm；位于耳蜗神经的上方，并穿过镰状嵴（图 6-10）[19]。中间神经位于面神经运动根和耳蜗神经之间（图 6-11）。

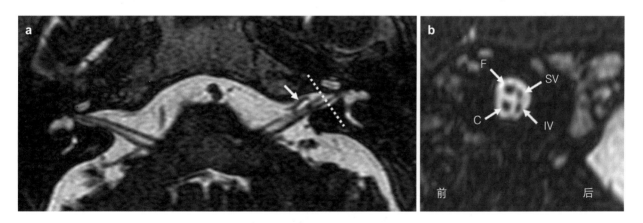

图 6-10 内耳道的高分辨率水平位 MRI T2

a. 血管袢（箭头）与内耳道内的脑神经紧密接触。虚线：参考线，垂直于内耳道。b. 面神经（F）和耳蜗神经（C）在内耳道的前方，前庭上神经（SV）和前庭下神经（Ⅳ）在内耳道的后方。

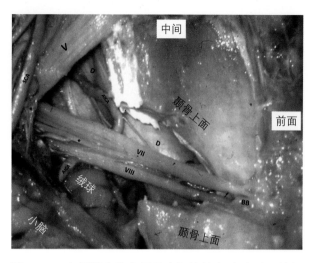

图 6-11　右侧桥小脑角显示中间神经（ * ）穿过面神经
　　　　（Ⅶ）和前庭蜗神经（Ⅷ）

在内耳道底部，垂直嵴（Bill 嵴，BB）将Ⅶ与Ⅷ向后分离。颅后窝硬膜延伸至内耳道，AICA：小脑前下动脉；f：镰状嵴。

在内耳道底的垂直面，垂直嵴前庭上神经和面神经之间，面神经位于前庭神经的前方（图 6-12）。面神经在内耳道底部进入面神经管。内耳道和面神经管之间的过渡区称为外耳段，是 Fallopian 管最窄的区域，直径约 0.65 mm[19]。由于硬膜在内耳道底部终止，此区域神经仅被软膜和蛛网膜包裹。在面神经炎性疾病，如 Bell 麻痹、Hunt 综合征等，最常见的压迫部位是外耳段。

6.2.3　面神经管（Fallopian 管）

在 IAC 的底部，面神经进入 Fallopian 管（Gabriel Fallopius 首次发现）。面神经在骨管中走行 25～30 mm[12]，是人体在骨管内走行距离最长的神经。Fallopian 管在解剖上分为三个不同的部分（图 6-13）。

6.2.3.1　迷路段（第一部分）

迷路段面神经长度为 3～5 mm，是面神经骨管内最短、最窄的一段。它走行于颅中窝下方，由内耳道底到膝状神经节[21]。此段面神经入口处最窄，然后向前、向上和向外走行，位于前庭的前上方，迷路段与 IAC 孔呈 120° 的前内倾角。耳蜗的底转位于迷路段面神经的前下方。

当面神经到达耳蜗的外上方时，它转折向前，几乎与颞骨岩部长轴成直角直到膝状神经节（图

6-14）。在到达膝状神经节之前，面神经和中间神经融合为一体。

6.2.3.2　膝状神经节

膝状神经节位于迷路段面神经末端外侧部。耳支的感觉纤维和鼓索神经的味觉纤维起始于膝状神经节的第二神经元。一部分副交感内脏运动纤维从膝状神经节出发，到达泪腺，支配腺体分泌，称为岩浅大神经（GSPN）。

在膝状神经节水平上，面神经向后走行，在第一段面神经和第二段面神经之间形成 48°～86° 锐角，这是面神经的"第一膝"（图 6-13～图 6-15）[22]。15% 颞骨中存在膝状神经节表面的骨裂，这种情况使面神经在前上鼓室隐窝手术或颅中窝手术容易受到损伤（图 6-16）。

6.2.3.3　岩浅大神经

岩浅大神经（GPSN）是面神经的副交感内脏运动分支，自膝状神经节的前方分出，分布到泪腺和鼻腔腺体，该神经从颞骨岩部的面神经裂孔出发，向前向内进入颅中窝（图 6-14、图 6-16 和图 6-17）。

在颅中窝，GSPN 在半月神经节的深部到达破裂孔后进入翼管。在翼管内，GSPN 加入岩深神经成为翼管神经，到达翼腭窝内的蝶腭神经节后，分布在软腭和舌体。来源于上涎核的分泌纤维到达蝶腭神经节交换神经元，节后纤维神经支配泪腺和鼻腔。

岩浅大神经沟内伴行着岩浅动脉，供应膝状神经节区域（见 6.2.4.1）。

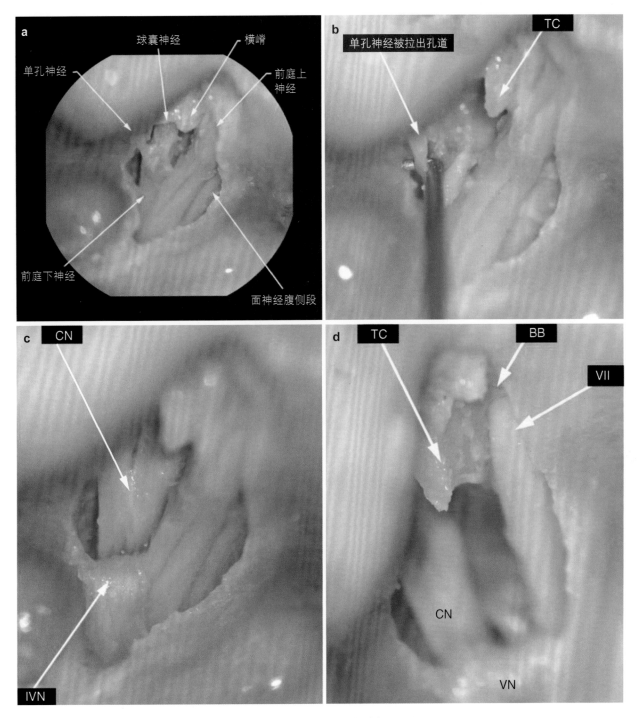

图 6-12　左耳经迷路入路到达内耳道

a. 打开硬膜，显示前庭上、下神经。b. 前庭下神经的分支单孔神经被拉出孔道，注意横嵴分隔前庭上、下神经。c. 切除前庭下神经（IVN），显示耳蜗神经（CN）。d. 切断前庭上神经后追踪至前庭神经（IVN），显示上方的面神经（Ⅶ）和下方的耳蜗神经（CN）（Ⅶ位于前庭神经前方）。Bill 嵴（BB）位于内耳道底部，分隔面神经和前庭上神经。TC：横嵴（由 Tardivet 提供[20]）。

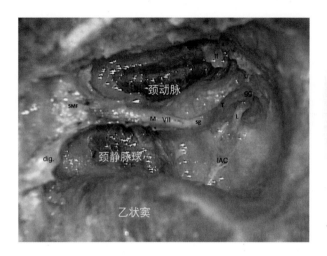

图6-13　左侧经乳突-迷路-内耳入路

Fallopian管自内耳道（IAC）解剖到茎乳孔（SMF）。它由三个部分组成：迷路段（L）、鼓室段（T）、乳突段（M）。三个节段由两个膝连接：第一膝，膝状神经节（gg）位于迷路段和鼓室段之间；第二膝（sg），位于鼓室段和乳突段之间。dig：二腹肌嵴；tt：鼓膜张肌。

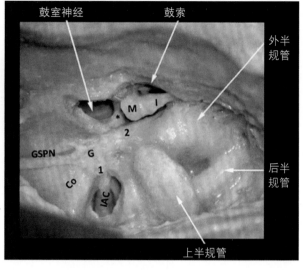

图6-14　磨除迷路、面神经骨管、鼓室盖骨质后，颅中窝方向的右侧面神经视图

IAC：内耳道；I：迷路段；G：膝状神经节；GSPN：岩浅大神经；2：鼓室段；Co：耳蜗区；M：锤骨；I：砧骨；*：匙突（由Tardivet提供[20]）。

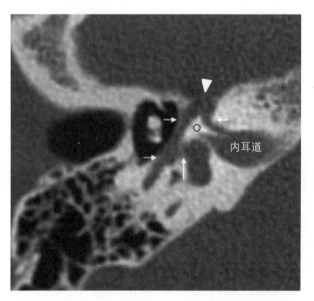

图6-15　右耳水平位CT见迷路段面神经（黑色短箭头），膝状神经节（白色三角），鼓室段面神经（白色箭头），卵圆窗龛（黑色长箭头）

注意第一段和第二段面神经之间的锐角（环）。

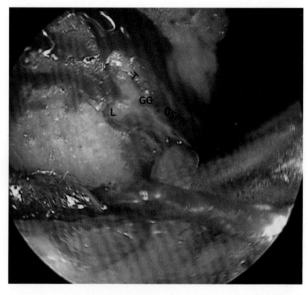

图6-16　左侧颅中窝入路显示MCF手术期间膝状神经节（GG）骨裂

T：鼓室段；L：迷路段；GSPN：岩浅大神经。

临床意义

　　岩浅大神经GSPN是颅中窝入路手术时识别面神经的一个重要标志。GSPN或翼管神经切断在过去曾用于治疗顽固性血管舒缩性鼻炎。如今这类手术已因为术后泪液分泌物减少（导致眼睛干燥）的副作用而逐渐取消了。

　　GSPN和岩浅小神经的联合损伤会导致在进食时出现面部充血、大量流涎、流泪和鼻腔分泌黏液。这些现象是由于受损神经的"错位连接愈合"引起的[23]。

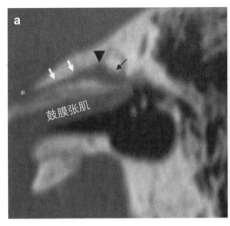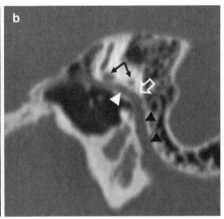

图 6-17 左耳面神经不同部分的矢状面 CT 重建

a. 面神经（黑色箭头）后部留下的膝状神经节（黑色三角）。岩浅大神经（白色箭头）在前部留下的膝状神经节，面神经裂孔（＊）。b. 面神经鼓室部分（白色三角）在 LSCC（黑色箭头）下方，面神经第二膝（空箭头），乳突段面神经（黑色三角）。

6.2.3.4 鼓室段（第二部分）

面神经的鼓室段从前方的膝状神经节向后延伸至第二膝，鼓室段在鼓室内侧壁向下、后方倾斜，在匙突和卵圆窗上方，水平半规管突起下方。面神经第二膝位于卵圆窗后方（图 6-14 和图 6-18）。

鼓室段面神经的长度为 9～12 mm，宽度为 1.2～1.6 mm[22]。

鼓室段面神经的前部略高于匙突[18]。面神经和匙突关系恒定；匙突即使在侵袭性中耳炎或胆脂瘤患者中也存在，是一个持久稳定的解剖标志，有助于中耳手术中定位面神经。鼓室段面神经和匙突的平均距离为 2 mm（图 6-19）。面神经第二膝和卵圆窗的平均距离为 3～4 mm（图 6-19）[22]。面神经鼓室段位于外半规管突起的内下方[24, 25]。

鼓室段面神经的骨管壁菲薄甚至开裂，中耳黏膜可能直接覆盖于面神经鞘上[26, 27]。

Fallopian 管内，神经束纤维以一定的顺序排列：口支靠近卵圆窗，额支离卵圆窗最远，眼支在二者之间[28, 29]。

面神经的外侧骨壁通过 CT 扫描显示良好，但下壁的骨裂在冠状位可能难以正确评估，但这些视图证明了面神经在卵圆窗前不同程度的脱垂，甚至与镫骨紧密接触（图 6-20 和图 6-21）。

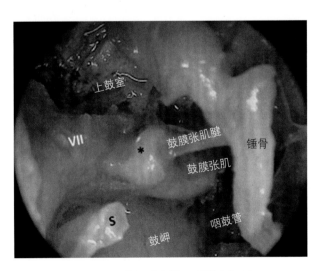

图 6-18 右耳耳内镜下后鼓室切开

显示鼓室段面神经（Ⅶ）及其与匙突（＊）、镫骨（S）、卵圆窗的关系。

手术意义

在 Gusher 综合征，X-连锁先天性混合性聋中，IAC 异常增宽。这类患者在镫骨手术中，由于 IAC 中高压脑脊液和内耳外淋巴液相互沟通，导致在镫骨手术期间脑脊液严重外漏，即"镫骨井喷"。IAC 病理性扩大也影响 Fallopian 管。扩大的 IAC 在 CT 上为球状外观，但并不典型。面神经第一段和第二段之间拓宽的角度高度提示 Gusher 综合征（图 6-22）[30, 31]。

图 6-19　鼓室乳突段面神经和中耳结
　　　　　构的关系

GSPN：岩浅大神经；GG：膝状神经节；
CP：匙突；RW：圆窗；LSCC：外半规
管；SMF：茎乳孔。

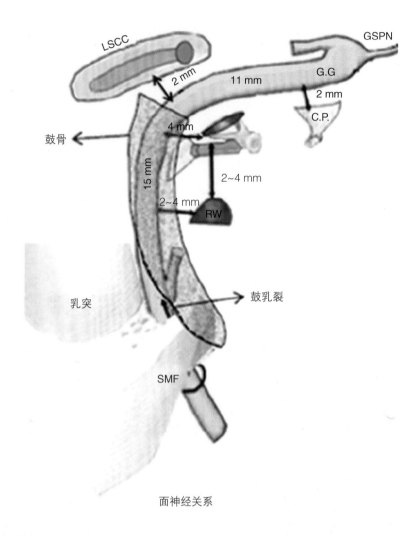

面神经关系

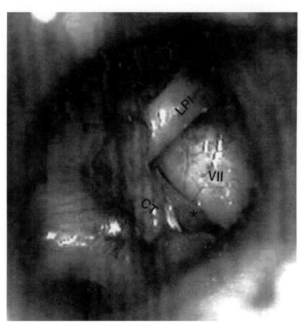

图 6-20　左耳镫骨手术期间显示的面神经鼓室段（Ⅶ）
　　　　　脱垂到镫骨（＊）上方

CT：鼓索神经；LPI：砧骨长突。

膝状神经节区域是 Fallopian 管最薄弱区。在颞骨骨折中，该区域是最常见的外伤性面神经损伤部位（图 6-23）[24]。值得注意的是，由于骨片引起的神经压迫比神经断裂更常见，因此必须早期紧急手术。

6.2.3.5　第二膝

第二膝位于面神经鼓室段和乳突段连接处，锥隆起的后外侧，面神经改变方向和路线，向下 2～3 mm 形成一个 90°～125° 的角度称为第二膝。第二个膝位于外半规管下方，在外半规管和砧骨短突中间，与砧骨短突的距离相对恒定，约为 2 mm（图 6-24～图 6-26）。

6.2.3.6　乳突段（第三部分）

面神经的乳突段是面神经在颞骨内的最长

图 6-21　右耳水平位 CT 显示
　　　　　面神经脱垂

a. 中等程度鼓室段面神经脱垂
（箭头）。b. 膨出的面神经鼓室
（短箭头），几乎完全阻塞卵圆窗
龛（长箭头）。

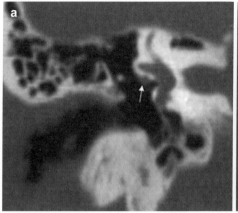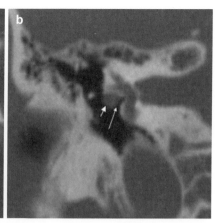

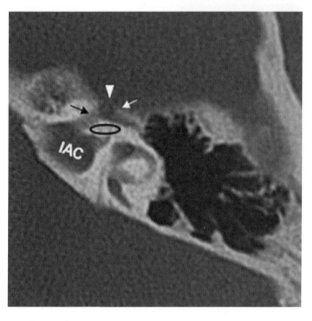

图 6-22　左耳水平位 CT 图像显示迷路段（黑色箭头）
　　　　　和鼓室段面神经（白色箭头）之间增宽的角度

提示 Gusher 综合征，膝状神经节（白色箭头），注意内耳道
（IAC）的球状外观。

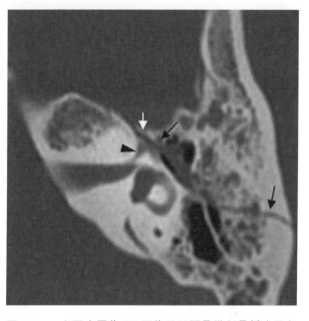

图 6-23　左耳水平位 CT 图像显示颞骨纵向骨折（黑色
　　　　　箭头）

累及膝状神经节（白色箭头）。迷路段面神经（箭头）。

外科影响

　　面神经的第二膝是中耳手术中神经最易
出现医源性损伤的部位，因为在识别面神经
前此处不易看清，尤其在侵袭性胆脂瘤和肉
芽组织病例中。

　　第二膝位于鼓窦入口的内下方，在乳突
手术中，朝着鼓窦入口磨骨，可能损伤神经。
硬化型乳突或存在长期慢性中耳炎的乳突
在鼓窦开放定位时会增加面神经暴露损伤的
风险[24]。

部分。此段垂直向下，其长度约 15 mm[25]。乳
突 Fallopian 管是相对最宽部分，此段面神经只占
Fallopian 管的 25%～50%。面神经乳突段很少发
生炎症[32, 33]。乳突段面神经在鼓室后壁从上方的
第二膝下降到下方的茎乳孔。面神经向下至乳突尖
后走行趋向水平。在很多病例中，乳突下半段可在
鼓环后下象限水平的外侧走行（图 6-27）[34]。

6.2.3.6.1　面神经乳突段和鼓室的关系

　　面神经乳突段位于鼓室后壁，在锥隆起、镫
骨肌和鼓窦的外侧。面神经乳突段与卵圆窗后缘
之间的平均距离为 4 mm。面神经与圆窗之间的距

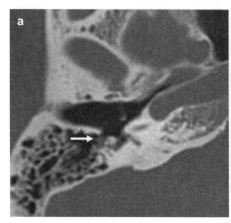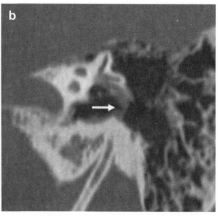

图 6-24 水平位和矢状位乳突 CT 局部放大显示面神经走行

a. 冠状位 CT 显示面神经在第二膝处裸露（箭头）。b. 沿面神经鼓室段轨迹斜矢状位重建显示在神经第二膝处形状不规则（箭头）。

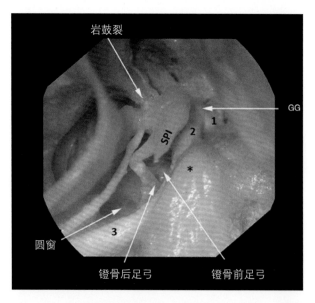

图 6-25 经迷路上入路行前、后鼓室切开术后左耳乳突视图

显示了外半规管（*）和位于面神经鼓室段（2）及乳突段（3）之间的面神经第二膝（锥段）之间的关系。GG：膝状神经节；SPI：砧骨短突（由 Tardivet 提供[20]）。

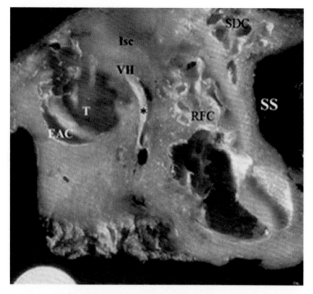

图 6-26 左侧中耳面神经乳突段平面矢状切面（*）

注意第二膝（Ⅶ）和外半规管（lsc）之间的关系；面神经后气房（RFC）将乙状窦（SS）与面神经分开。SDC：窦硬膜角气房；T：鼓室；EAC：外耳道。

临床意义

在外耳道成形术（canaloplasty）中，不应将鼓环视为面神经安全的标志，面神经可能在鼓环的外侧走行[34]。在这种情况下，经外耳道后下象限甚至鼓环的外侧钻孔，都可能导致面神经的损伤。

离也为 4 mm（图 6-21）。此外，鼓环到面神经的最小距离在 9 点钟方向，约为 1 mm[22]。这一情况表明，可通过牺牲鼓索神经来扩大后鼓室切开术的手术范围（见第 4 个专题）。

6.2.3.6.2 面神经乳突段与乳突结构之间的关系

在乳突腔内，乳突段从外半规管重叠部分的下方垂直向下延伸至茎乳孔。面神经乳突段被耳道骨壁的致密部和乳突气房包围。有时候面神经管存在骨质缺损，神经就从缺损处进入乳突气房。面神经乳突段的下 1/3 始终位于二腹肌嵴的前内侧，这是外侧颅底入路面神经暴露的一个重要标志（图 6-28）。然而，当乳突气化不良时，二腹肌嵴可能难以识别。

乙状窦通常在面神经的后内侧走行。面神经的乳突段和乙状窦之间的距离差异很大（平均 4 mm）。面神经到颈静脉球的距离为 0～12 mm[22]。

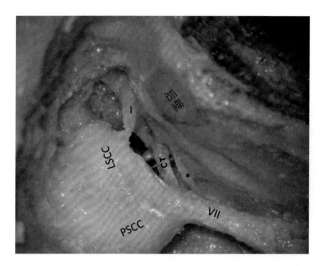

图 6-27　右耳剥离面神经乳突段（Ⅶ）后的解剖结构，显示面神经乳突段与鼓环（*）的关系

注意面神经乳突段的下段位于鼓环的外侧。CT：鼓索；LSCC：外半规管；PSCC：后半规管；I：砧骨短突。

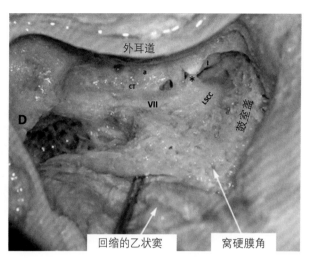

图 6-28　尸体左侧乳突切开术显示面神经乳突段（Ⅶ）

注意面神经位于二腹肌嵴（D）的前内侧。鼓环（a）、鼓索（CT）和面神经的关系。面神经第二膝经过砧骨短突（I）和外半规管（LSCC）。面神经在外半规管中点水平的乳突处下降，平行于砧骨短突方向走行。

面神经经茎乳孔离开面神经管。在茎乳孔平面，面神经距乳突表面的平均深度是 13 mm。当神经穿出二腹肌沟前缘的茎乳孔时，周围被一层由致密血管结缔组织形成的纤维鞘包裹。致密鞘内还有茎乳动脉和静脉。面神经离开茎乳孔后，在二腹肌和茎突舌骨肌之间走行并进入腮腺。

在茎乳孔下方，面神经发出一感觉分支，传递外耳道后壁和部分鼓膜感觉。

面神经乳突段的上界标志是外半规管，面神经在其前下方延伸，以及后半规管，面神经在其前方延伸 2.5 mm。二腹肌嵴是面神经乳突段的下界标志。

外科应用：乳突段乳突手术中的辨认

面神经乳突段的暴露需要通过经皮乳突切开术完成。辨认乳突腔内面神经最重要的标志是外半规管、砧骨短突和二腹肌嵴[35]。面神经的轴相当于砧骨短突的轴。最容易识别面神经的方法是首先想象一条线，它始于外半规管下部分的前方向下朝二腹肌嵴延伸。外耳道骨壁平行于面神经的方向逐渐变薄，直到白色鞘膜透过黄色骨骼显露。磨钻必须沿着神经外侧面进行。

6.2.3.6.3　镫骨肌神经

镫骨肌神经纤维集中起源于面神经核外的一些神经元，位于第Ⅳ脑室下方，随后加入面神经的运动神经元[36, 37]。支配镫骨肌的神经来自面神经一小分支，它在鼓室后壁的锥隆起后方下降走行。

临床要点

镫骨肌反射在先天性面瘫（Mobius 综合征）中表现正常，在一些脑干病变中仅有镫骨肌反射而无面瘫，这与支配镫骨肌神经的独特中心起源有关。

6.2.3.6.4　鼓索神经

鼓索是中间神经的末端分支。鼓索从面神经乳突段的不同水平分出，在茎乳孔上方 5～6 mm 处。面神经和鼓索分支形成 Plester 角，角度在 26°～35°（图 6-29 和图 6-30）[22]。鼓索通过鼓索隆起进入中耳。它穿过砧骨和锤骨柄之间，在鼓膜张肌腱上方，由岩鼓裂的 Huguier 管离开。然后鼓索穿过下颌窝的内侧面，最终在颞下窝与舌神经相连接（图 6-31）[38]。

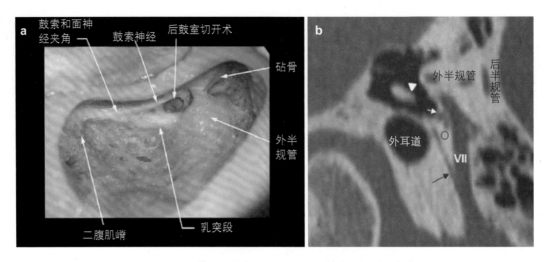

图 6-29 尸体左耳的切口暴露，显示鼓索和面神经夹角

a. 尸体左耳显示鼓索和面神经夹角（由 Tardive 提供[20]）。b. 矢状面重建 CT 显示从面神经（Ⅶ）发出的鼓索（黑色箭头）以及鼓索和面神经之间的骨壁（○）（面隐窝入路）。面隐窝（白色箭头）、砧骨短突（▲）。

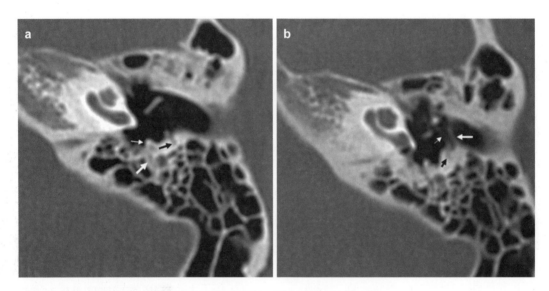

图 6-30 左耳从下到上的横向 CT 图像

a. 鼓索出现（黑箭头）在锥隆起外侧（细白箭头），面神经（粗白箭头）。b. 鼓索（小箭头）穿过鼓室，出现（黑箭头）在鼓膜（粗白箭头）后方。

外科影响：中耳手术中鼓索神经（CT）的损伤

在中耳手术中，医源性鼓索神经（CTN）损伤很常见。鼓索损伤最常见的类型是牵拉，切断神经不常见。开放式乳突根治术和后鼓室切开术中鼓索损伤的风险更高[39]。

只有 25% 的患者有鼓索损伤的症状。牵拉或切断鼓索给患者带来的症状可能相同。更多的研究表明，在中耳手术中神经牵拉与术后症状的相关程度高于神经切断[39, 40]。然而，这些发现与镫骨切除术后味觉障碍的测试结果相反。测试发现神经切断比单纯操作引起的症状明显严重[41]。术后最常见的主诉是味觉障碍，例如金属味。尽管大多数患者的症状会逐渐恢复，但大约 90% 的有症状患者需要 12 个月才完全康复，这些症状持续让人困扰[42]。在规范的操作中应尽可能减少形成味觉障碍的风险。术后鼓索神经损伤的症状在病史中是很重要的，尤其是对侧镫骨手术时。

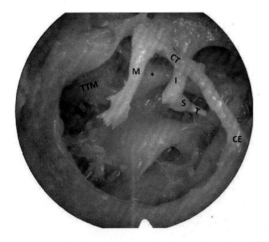

图6-31 左侧中耳内镜图显示鼓索（CT）经鼓索隆起（C.E.）穿过中耳

随后在内侧砧骨（I）和外侧锤骨（M）之间穿过、在鼓膜张肌腱（*）上方从鼓室前壁出中耳。T：镫骨肌腱；S：镫骨；TTM：鼓膜张肌。

鼓索神经功能：

- 感觉传入味觉纤维：这些鼓索神经纤维的细胞体位于膝状神经节中，传导舌前2/3的味觉。
- 到下颌下腺和舌下腺的节前传出分泌纤维：这些纤维的细胞体位于上涎核，在颌下神经节内形成突触反应，然后支配下颌下腺和舌下腺的分泌功能。

6.2.4 面神经的血液供应

面神经各段的血液供应来自基底动脉和颈外动脉系统的分支。

在脑桥内，面神经核的血液供应主要来自小脑前下动脉（AICA）。迷路动脉是小脑前下动脉的一个分支，它与面神经一起进入内耳道（IAC），为面神经远侧段供给血液。

面神经的鼓室段和乳突段由颈外动脉系统的两条分支供给：岩浅动脉和茎乳动脉。

6.2.4.1 岩浅动脉

岩浅动脉是脑膜中动脉（MMA）的颅内分支；它和岩浅大神经通过面神经管的骨裂孔进入中耳。该动脉为膝状神经节和面神经鼓室段供给血液。

6.2.4.2 茎乳动脉

茎乳动脉起源于颈外动脉系统，它通过茎乳孔进入中耳和面神经管。该动脉为面神经乳突段供给血液。它在第二膝水平与脑膜中动脉的岩浅动脉吻合[43]。

60%的患者茎乳动脉起源于枕动脉，40%的患者茎乳动脉起源于耳后动脉[44]。岩浅动脉和茎乳动脉形成一个称为面弓的动脉弓，为面神经的鼓室段和乳突段供血。在大多数人中，这个动脉弓主要由岩浅动脉供应（图6-32）[45]。此外，10%的人缺乏从脑膜中动脉到膝状神经节的血液供应，这意味着乳突段和鼓室段只接受来自茎乳动脉的血液供应[46]。

临床应用

在侧颅底手术中，前、后面神经的重新吻合会大大减少面神经的血供，从而导致面瘫的高风险。面神经乳突段的血液供应附着在面神经管表面，从面神经管分离神经时需要考虑到这一点[47]。

颈外动脉区域的栓塞通常用于治疗血管病变，包括顽固性鼻出血、血管瘤、硬膜瘘和动静脉畸形。当面神经鼓室-乳突段存在双重血供时，超选择性栓塞（SSE）并阻断茎乳动脉不会有诱发麻痹的风险。然而，在缺乏脑膜中动脉衍生血液供应的情况下，茎乳动脉栓塞可能导致面神经缺损。

由于6%的患者面神经鼓室乳突段的血液供应仅来自枕动脉发出的茎乳动脉，对于接受超选择性茎乳动脉栓塞的患者，理论上有6%的风险会出现血管解剖模式，这可能会增加栓塞期间面神经缺血的风险[48]。栓塞剂，如不可吸收聚合物，也会有发生脑神经病变的风险[49]。

考虑到这一风险，建议使用脑膜中动脉导管评估岩浅动脉的长度[49]。如果证实面神经有双重血供，则栓塞不会导致面神经麻痹。但如果岩浅动脉分支较短，则应考虑可吸收药物。颈外动脉分支栓塞术后立即出现缺血性面神经麻痹症状可能无法完全恢复[50]。

面神经减压术是急性神经麻痹患者恢复神经功能的方法之一[51]。

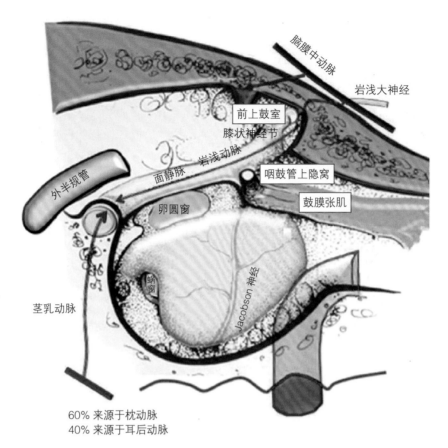

脑膜中动脉
岩浅大神经
前上鼓室
膝状神经节
岩浅动脉
面静脉
外半规管
卵圆窗
咽鼓管上隐窝
鼓膜张肌
蜗窗
Jacobson 神经
茎乳动脉

60% 来源于枕动脉
40% 来源于耳后动脉

图 6-32　面神经的血液供应

参考文献

[1] Louryan S. Développement du nerf facial. In: Martin-Duverneuil N, editor. A propos du nerf facial. Paris: Guerbet; 1994. p. 3−9.

[2] Gavalas A, Ruhrberg C, Liver J, Henderson CE, Krumlauf R. Neuronal defects in the hindbrain of Hoxa 1, Hoxb1 and Hoxb2 mutants reflect regulatory interactions among these Hox genes. Development. 2003; 130: 5663−79.

[3] Sataloff RT, Selber JC. Phylogeny and embryology of the facial nerve and related structures. Part II: embryology. Ear Nose Throat J. 2003; 82: 769−72.

[4] Bast TH, Anson BJ, Richany SF. The development of the second branchial arch (Reichert's cartilage), facial canal and associated structures in man. Q Bull Northwest Univ Med Sch. 1956; 30: 235−49.

[5] Declau F, Jacob W, Montoro S, Marquet J. Dehiscence of the facial canal: developmental aspects. Int J Pediatr Otorhinolaryngol. 1991; 21: 21−32.

[6] Spector JG, Ge X. Ossification patterns of the tympanic facial canal in the human fetus and neonate. Laryngoscope. 1993; 103: 1052−65.

[7] Gasser RF, Sigihara S, Shimada K. Three-dimensional development of the facial nerve path though the ear region in human embryos. Ann Otol Rhinol Laryngol. 1994; 103: 395−403.

[8] Louryan SM. Imaging case study of the month: pure second arch syndrome. Ann Otol Rhinol Laryngol. 1993; 102: 904−5.

[9] Gulyaln AJ. Developmental anatomy of the temporal bone and skull base. In: Glasscock-Shambaugh's surgery of the ear. 6th ed. Shelton: People's Medical Publishing House; 2010. p. 3−27.

[10] Wetmore RF, Muntz HR, McGill TJ. Pediatric otolaryngology: principles and practice pathways. New York: Thieme Medical Publishers; 2000.

[11] http: //emedicine.medscape.com/article/835286-overview.

[12] Chandra S, Goyal M, Gandhi D, Gera S, Berry M. Anatomy of the facial nerve in the temporal bone: HRCT. Indian J Radiol Imaging. 1999; 9(1): 5−8.

[13] Cornelia U, editor. Paralizii le nervu lui facial. Laşi: Ars Longa; 2001. p. 11−7.

[14] Gantz Bruce J, Rubinstein Jay T. Intratemporal facial nerve surgery. In: CW Cummings, JM Fredrickson, LA Harker, CJ Krause, MA Richardson, DE Schuller, editors. Otolaryngology head and neck surgery. 3rd ed. St. Louis: Mosby—Year Book; 1998. 4(143). p. 2785−2799.

[15] Magnan J, Chays A. [Functional surgery on the acoustic-facial pedicle]. Rev Laryngol Otol Rhinol (Bord) 1998; 119(3): 151−4. Review. French.

[16] Magnan J, Caces F, Locatelli P, Chays A. Hemifacial spasm: endoscopic vascular decompression. Otolaryngol Head Neck Surg. 1997; 117(4): 308−14.

[17] Badr-El-Dine M, El-Garem HF, Talaat AM, Magnan J.

Endoscopically assisted minimally invasive micro-vascular decompression of hemifacial spasm. Otol Neurotol. 2002; 23(2): 122−8.

[18] Magnan J, Chays A, Caces F, Lepetre-Gillot C, Cohen JM, Belus JF, et al. Role of endoscopy and vascular decompression in the treatment of hemifacial spasm. Ann Otolaryngol Chir Cervicofac. 1994; 111(3): 153− 60. French.

[19] Ge XX, Spector GJ. Labyrinthine segment and geniculate ganglion of the facial nerve in fetal and adult temporal bones. Ann Otol Rhinol Laryngol. 1981; 90(suppl 85): 1−12.

[20] Tardivet L. Anatomie Chirurgicale du nerf facial intra-pétreux. Thèse Med. Aix Marseille University; 2003.

[21] Proctor B. Surgical anatomy of the ear and temporal bone. New York: Thieme Medical Publishers; 1989.

[22] Măru N, Cheiță AC, Mogoantă CA, Prejoianu B. Intratemporal course of the facial nerve: morphological, topographic and morphometric features. Romanian J Morphol Embryol. 2010; 51(2): 243−8.

[23] Levin SL. [Syndromes of combined damage to the greater and lesser superficial petrosal nerves (paradoxical phenomena of hyperemia of the face, salivation, lacrimation and mucus secretion)]. Zh Nevropatol Psikhiatr Im S S Korsakova. 1986; 86(4): 509−12.

[24] Ozgirgin N, Cenjor C, Filipo R, Magnan J. Consensus on treatment algorithms for traumatic and iatrogenic facial paralysis. Mediterr J Otol. 2007; 3: 150−8.

[25] Yadav S, Ranga A, Sirohiwal B. Surgical anatomy of tympano-mastoid segment of facial nerve. Indian J Otolaryngol Head Neck Surg. 2006; 58(1): 27−30.

[26] Baxter A. Dehiscence of the fallopian canal. An anatomical study. J Laryngol Otol. 1971; 85(6): 587−94.

[27] Kim CW, Rho YS, Ahn HY, Oh SJ. Facial canal dehiscence in the initial operation for chronic otitis media without cholesteatoma. Auris Nasus Larynx. 2008; 35(3): 353−6.

[28] Miehlke A. Uber die Topographie des Faserverlaufes im Facialisstamm. Arch Ohren Nasen Kehlkopfheilkd. 1958; 171: 340.

[29] Hofmann L. Der Faserverlauf im N. facialis. Z Hals Nas Ohrenheilk. 1924; 10: 86.

[30] Kumar G, Castello M, Bucman CA. X-linked stapes gusher; CT findings in one patient. Am J Neuroradiol. 2003; 24: 1130−2.

[31] Talbot JM, Wilson DF. Computed tomographic diagnosis of X-linked congenital mixed deafness, fixation of the stapedial footplate, and perilymphatic gusher. Am J Otol. 1994; 15(2): 177−82.

[32] Jongkees LBW. Die chirurgische Behandlung der intratemporalen Facialislähmung. Dtsch Med Wochenschr. 1958; 83: 865.

[33] Lindemann H. The fallopian canal. An anatomical study of its distal part. Acta Otolaryngol Suppl. 1960; 158: 204.

[34] Adad B, Rasgon BM, Ackerson L. Relationship of the facial nerve to the tympanic annulus: a direct anatomic examination. Laryngoscope. 1999; 109(8): 1189−92.

[35] Chi FL, Wang J, Yuan YS, Liu HJ, Gu J, Huang T, et al. Landmark of facial nerve in middle ear surgery. Zhonghua Er Bi Yan Hou Tou Jing Wai Ke Za Zhi. 2006; 41(1): 5−8.

[36] Lyon MJ. The central location of the motor neurons to the stapedius muscle in the cat. Brain Res. 1978; 143(3): 437−44.

[37] Joseph MP, Guinan JJ Jr, Fullerton BC, Norris BE, Kiang NY. Number and distribution of stapedius motoneurons in cats. J Comp Neurol. 1985; 232: 43−54.

[38] Tóth M, Moser G, Patonay L, Oláh I. Development of the anterior chordal canal. Ann Anat. 2006; 188(1): 7−11.

[39] Gopalan P, Kumar M, Gupta D, Phillips JJ. A study of chorda tympani nerve injury and related symptoms following middle-ear surgery. J Laryngol Otol. 2005; 119(3): 189−92.

[40] Clark MP, O'Malley S. Chorda tympani nerve function at the middle ear surgery. Otol Neurotol. 2007; 28(3): 335−40.

[41] Mahendran S, Hogg R, Robinson JM. To divide or manipulate the chorda tympani in stapedotomy. Eur Arch Otorhinolaryngol. 2005; 262(6): 482−7.

[42] Kiverniti E, Watters G. Taste disturbance after mastoid surgery: immediate and long-term effects of chorda tympani nerve sacrifice. J Laryngol Otol. 2012; 126(1): 34−7.

[43] Ozanne A, Pereira V, Krings T, et al. Arterial vascularization of the cranial nerves. Neuroimaging Clin N Am. 2008; 18: 431−9, xii.

[44] Magnan J, Chays A, Gasquet R, Didier D, Garcia C, Bremond G. Anatomie chirurgicale de la tympanotomie postérieure. JF ORL. 1990; 5: 301−13.

[45] Djindjian R, Merland JJ. Super-selective arteriography of the external carotid artery. Berlin: Springer; 1978. p. 14−123.

[46] Marangos NM, Schumacher M. Facial palsy after glomus jugulare tumor embolization. J Laryngol Otol. 1999; 113: 268−70.

[47] Sanna M, Khrais T, Mancini F, Russo A, Taibah A. The facial nerve in temporal bone and lateral skull base microsurgery. Stuttgart/New York: G Thieme Verlag; 2006.

[48] Gartrell BC, Hansen MR, Gantz BJ, Gluth MB, Mowry SE, Aagaard-Kienitz BL, et al. Facial and lower cranial neuropathies after preoperative embolization of jugular foramen lesions with ethylene vinyl alcohol. Otol Neurotol. 2012; 33(7): 1270−5.

[49] Valavanis A. Preoperative embolization of the head and neck: indications, patient selection, goals, and precautions. Am J Neuroradiol. 1986; 7: 943−52.

[50] de Vries N, Versluis RJ, Valk J, et al. Facial nerve paralysis following embolization for severe epistaxis (case report and review of the literature). J Laryngol Otol. 1986; 100: 207−10.

[51] Ramakrishnan Y, Alam S, Kotecha A, et al. Reanimation following facial palsy: present and future directions. J Laryngol Otol. 2010; 124: 1146−52.

咽鼓管
The Eustachian Tube

裘世杰，李群，吴益栋　译

咽鼓管（ET）或耳咽管是细长的管，连接中耳腔和鼻咽部，用于平衡鼓膜两侧的空气压力。

它是一种中空的骨和软骨结构，内衬有呼吸道黏膜，并配有肌肉开放机制。

它是相邻器官系统的一部分，包括鼻子、中耳和乳突气房，专门用于中耳通气、保护和清除。虽然咽鼓管的生理学是明确的，但其在参与中耳炎症过程中的病理生理学过程仍有争议：咽鼓管功能障碍是慢性中耳炎的原因还是结果？

7.1　咽鼓管的生长发育

咽鼓管（ET）来源于第一咽（鳃）囊，它在第一和第二咽弓之间横向延伸，形成咽鼓管鼓室隐窝（TTR）。

TTR 的远端成为原始的鼓室，近端收缩形成纤维软骨 ET 的管腔。这些过程发生在妊娠第 4～6 周[1]。

在妊娠第 2～3 周，在第一和第二咽弓之间的横向延伸期间，第一咽囊接触到第一鳃沟，这是外耳道的起源（图 7-1）。

与 ET 腔相关的结构由第一咽囊周围的间充质可预测的序贯形成：

- 在妊娠第 10 周之前，只有管腔的上皮细胞内膜已经分化。

- 在妊娠第 10～12 周之间，腭帆提肌（LVP）

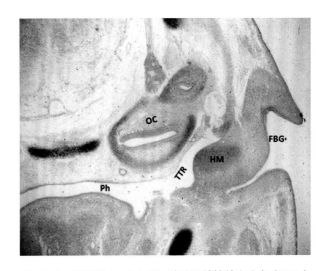

图 7-1　妊娠第 12 天小鼠胚胎的咽鼓管鼓室隐窝（TTR）
HR：锤骨柄；Ph：咽；OC：耳囊；FBG：第一鳃外胚层沟。这个水平部分显示了咽囊和咽部之间的连续性。HE 染色。

和腭帆张肌（TVP）发育并从周围的间充质中发育而来（图 7-2）[2, 3]。

- 软骨的最初分化开始于妊娠第 14 周。

- 到妊娠第 20 周，最初的软骨化中心已经增大，在咽鼓管的前内侧部分有明显的软骨膜分化（图 7-3）[2, 3]。

咽鼓管的生长主要与胎儿期第 16～28 周期间软骨部分的长度和管腔有关。

这些过程产生的 ET 结构与在成人中观察到的非常相似。在胎儿的发育中，ET 结构的形态发生变化。最明显的变化是咽鼓管软骨部分的长度从妊娠第 10 周时的 1 mm 增加到出生时的 13 mm。

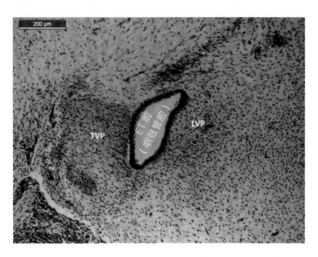

图 7-2　孕 7 周、27 mm 的人类胚胎（第 2 个月末）咽鼓管雏形的冠状切片

TVP：腭帆张肌；LVP：腭帆提肌。HE 染色。

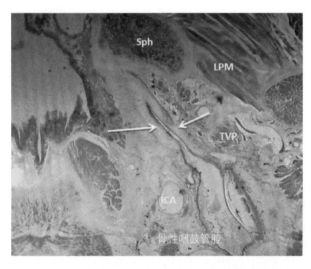

图 7-3　6 个月，250 mm 胎儿的颅底横切面显示咽鼓管
显示软骨部分发育良好（白色箭头），并且与骨咽鼓管（ET）位于同一平面上。LPM：翼外肌；Sph：蝶骨；ICA：颈内动脉；TVP：腭帆张肌。

在胎儿生长的过程中，咽鼓管仅偏离水平面约 10°，因为胎儿的颅底相对平坦；这种情况一直持续到儿童早期[2~5]。

这可以用以下方式来解释：

（1）胚胎期的 TTR 在最初从咽部外翻后，可能因周围鼻咽部的缺陷间充质发育不良而中断。

（2）咽鼓管软骨和 TTM 发育失败导致持续宽 TTR。这种畸形归因于 NCCs 引起的视野缺陷，同时影响 ET 和心脏流出道，导致法洛四联症。

临床应用

由于间充质缺陷而导致的咽鼓管鼓室隐窝（TTR）收缩失败，导致咽鼓管变宽，并形成"持续的鼓室隐窝"。一例 18 岁女性患者，法洛四联症矫正修复后，表现为复发性双侧耳漏伴双侧鼓膜穿孔。颞骨 CT 扫描显示双侧持续性咽鼓管鼓室隐窝（图 7-4）。

临床应用

由于相关的 ET 畸形和功能障碍，患有心脏异常的患者被认为容易发生中耳炎。这种关联可以用神经嵴细胞（NCC）参与鳃弓的分化来解释，包括心脏流出道的前体组织和咽鼓管[6]；因此，由 NCC 引起的缺陷可能导致这种关联。

也有研究表明，在唐氏综合征（43.3% 相关先天性心脏病）[7]中，ET 非常小，有几个部分塌陷。同样在唐氏综合征患者中，所有年龄段的软骨细胞密度都降低，容易导致咽鼓管塌陷。这些患者的全身性张力减退也可导致腭帆张肌功能下降。

7.2　出生后生长（图 7-2）

ET 在儿童早期迅速延长：在婴儿中，它约为 18 mm[8]，是成人的一半长，在 7 岁时达到成人大小[9, 10]。在这个过程中，骨比软骨[11]部分生长相对较多。在婴儿中，软骨和骨部分在咽部和中耳之间形成线性连接。但由于颅面生长，成人软骨管向下移位，与骨部分的平面形成约 45°的角[2, 12]。

LVP 横截面积和体积增加，并形成一个更适合有效地主动扩张咽鼓管的载体。婴儿的 ET 很松软，非常容易膨胀，缺乏铰链区的反冲现象。随着时间的推移，咽鼓管软骨变硬，弹性蛋白成分在交界区发育，使咽鼓管顺应性降低和反冲力

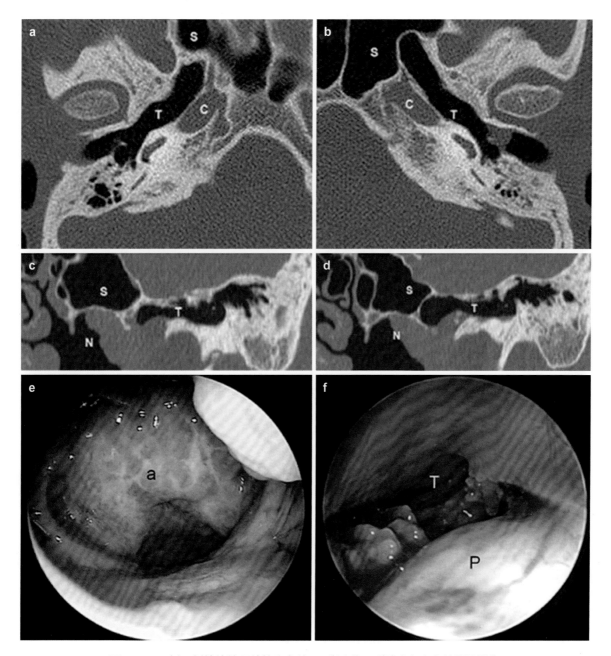

图 7-4 一例双侧持续性咽鼓管隐窝的 18 岁法洛四联综合征少女的颞骨影像

a. 右耳。b. 左耳多平面重建（c. 右耳；d. 左耳）显示双侧持续性鼓室隐窝（T），蝶窦（S）附近为盲囊，鼻咽无开口（N）。两侧 ET 均无软骨。C：颈动脉的水平段。e. 鼻咽镜检查显示存在小腺样体（a），环管缺失。f. 术中使用 30°左耳内镜检查显示鼓室明显增宽，作为一个持续的鼓室隐窝，并有一个盲端（T）。P：鼓岬。

增加，从而增强了 ET 的保护机制[13]。

从新生儿到 20 岁的成人，ET 的管腔增加了近 5 倍。管腔的横截面长度随着年龄的增长而显著增加，特别是在咽鼓管的咽部区域。ET 大部分软骨部分的管腔明显小于成人[14]。此外，Ostmann 脂肪垫的体积和保护功能随年龄增加[15]。

7.3 咽鼓管解剖学

ET 是连接鼓室和鼻咽的狭窄骨软骨通道。它的管腔允许两种不同的物质通过：一种是用于中耳通气的气体，第二种是来自中耳间隙的液体。ET 始于鼓室的鼓室口，终于位于鼻咽外侧壁的咽口（图 7-6a）。其从后外侧到前内侧和从上到下

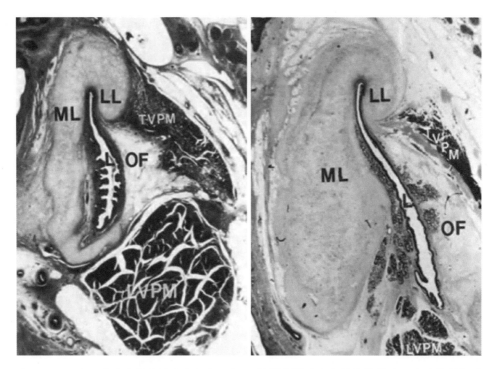

图 7-5　一名 3 个月大的女性（左）和一名 34 岁的男性（右）的咽鼓管（ET）中软骨部分横截面的显微镜图

显示了 Ostmann 脂肪垫（OF）的发育差异。LL：咽鼓管软骨外侧板；LVPM：腭帆提肌；ML：咽鼓管软骨内侧板；TVPM：腭帆张肌（由 I. Sando 医学博士提供）。

的轨迹呈倒 s 型缓曲线。

　　ET 的一般形状类似于由两个不相等的锥体结合组成的沙漏。后侧锥体小而固定，代表骨性 ET；前侧锥体细长且可移动，代表纤维软骨 ET。两个锥体在峡部的连接区相连，夹角 160°（图 7-6b）。

　　在成人中，咽鼓管轴与硬腭平面形成平均角为 36°（范围为 31°～40°）。ET 的总长度为 33 mm，分为如下三个部分（图 7-6）。

- 骨性部分，长度为 6.5 mm [16, 17]。
- 连接部分为 3 mm。
- 软骨部分为 23.5 mm。

　　骨性部分一直是通畅的，与之不同的是，纤维软骨部分在休息时关闭，在吞咽时或某种情况下被迫打开，如在做 Valsalva 动作时。

7.3.1　咽鼓管的骨部

　　ET 的骨性部分完全位于颞骨的岩部内。其中耳腔内的开口位于前内侧方向，沿着岩尖，朝向颅底下表面的岩蝶沟。

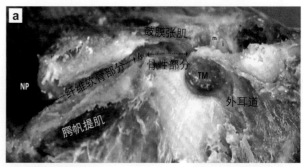

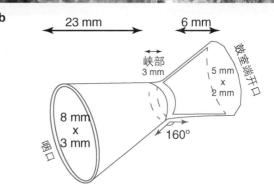

图 7-6　咽鼓管软骨部及骨部的大体结构及解剖示意图

a. 左颞骨沿咽鼓管轴线显示骨性部分和相关的鼓膜张肌、纤维软骨部分和相关的腭帆提肌以及两部分之间的峡部（Is）。m：锤骨头；i：砧骨体；NP：鼻咽；TM：鼓膜。b. 咽鼓管不同尺寸对应示意图（平均值）。

耳咽鼓管的鼓室口位于中耳腔前壁的中间 1/3 处，距中耳底 4 mm，靠近颈动脉管（见 2.6.2）。开口为椭圆形，水平约 5 mm，垂直约 2 mm（图 7-6b）[12]。

骨 ET 管腔大致呈三角形，垂直 2～3 mm，沿水平基部 3～4 mm[18]。

咽鼓管骨部的内侧壁由两部分组成：耳蜗后部和颈动脉前方。前内侧部分骨壁的平均厚度为 1.5～3 mm。2% 个体的骨壁裂开，暴露颈动脉（图 7-7）[18]。

内侧壁腔内表面的上 1/3 被腭帆张肌的骨管所覆盖。骨管的上壁或顶与鼓室盖相对应（图 7-7 和图 7-8）。骨管的外侧壁毗邻 Hugier 管和颞下颌关节。在开口处，ET 和颈内动脉共享相同的骨壁。

在颅底的下表面，骨管的前端收缩，并在咽鼓管的后部开放。

骨部的黏膜内衬与中耳相同：纤毛上皮，少量黏液分泌细胞。

通过 CT 图像可见，近一半颞骨的骨尖是气化的，其中 92% 为咽鼓管周围气房，似乎直接与咽鼓管管腔连通[19]。这些气房可以在 ET 沿线的任何一个点打开，尽管这最常见于后外侧。与 ET 腔相连的周围气房是颅底手术后脑脊液漏的潜在点，如前庭神经鞘瘤切除术[20]。

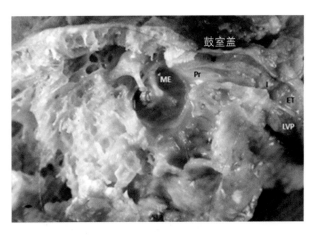

图 7-8 穿过左中耳（ME）的尸体解剖矢状面内侧图

显示骨性咽鼓管（Pr）和鼓膜张肌腱（*）、峡部（I）、软骨咽鼓管（ET）及其下部相关的腭帆提肌（LVP）。骨咽鼓管的上壁是由鼓室盖管形成的。

手术应用

大部分的颞骨岩尖骨质有咽鼓管周围气房，可直接进入 ET 腔（图 7-9 和图 7-10）。这就解释了在经迷路进入小脑角手术时，当咽鼓管阻塞不够充分，从而发生脑脊液鼻漏的可能[21]。

7.3.2 连接段或峡部

ET 的软骨部分和骨部分在瓶颈区连接，形成 ET 的连接段。

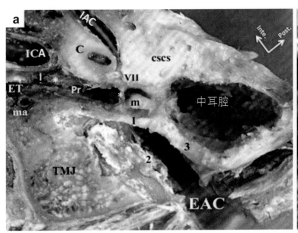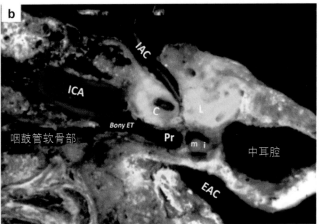

图 7-7 左耳横切面

a. 显示骨咽鼓管（Pr：前鼓室），包括鼓膜张肌（*）、软骨咽鼓管（ET）和峡部（I）。注意咽鼓管与耳蜗（C）和颈内动脉岩骨段（ICA）和颞下颌关节（TMJ）和脑膜中动脉（ma）的关系。EAC：外耳道；1：上鼓室外侧壁；2：EAC 前壁；3：EAC 后壁；m：锤骨；Ⅶ：面神经鼓室段；CSCS：上半规管；IAC：内耳道。b. 同一个截面内耳（L）和颈动脉（C）用特殊颜色突出显示。请注意骨性 ET 峡部与颈动脉的密切关系。

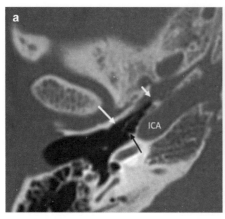

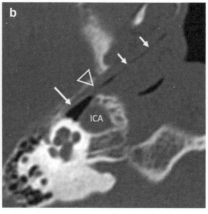

图 7-9　右耳 ET 的 CT 图像及其与耳内颈动脉（ICA）的关系

a. 轴向标准图为（a），只有 ET 的骨部出现在鼓室口（长白色箭头）和峡部（短白色箭头）之间。在内侧，ET 与颈内动脉（ICA）被咽鼓管周围气房分离（黑色箭头）。

b. 沿着 ET 软骨部分的轨迹进行倾斜重建，可以沿着可见的薄腔朝向咽腔（短箭头）。峡部（箭头），骨部分（白色箭头）直至鼓室口。

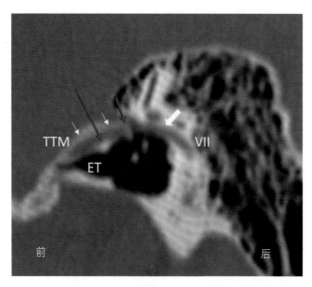

图 7-10　矢状面斜 CT 重建显示 ET 骨部（咽鼓管，长红色箭头）的末端，位于 TTM（鼓膜张肌，白色小箭头）下方，一直持续到匙突（短红色箭头）Ⅶ（白色宽箭头，面神经）。

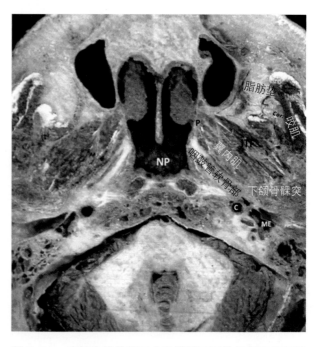

图 7-11　头部在蝶骨翼下方的横断面尸体解剖显示咽鼓管软骨（CartET）

沿颅底从与咽鼓管的骨部分的交界处延伸到翼突内侧板。ITF：颞下窝；P：翼突内侧板；C：颈动脉岩骨段；cor：下颌骨喙突；NP：鼻咽部。

这一段长 3 mm、高 2 mm、宽 1 mm。它位于颈动脉管内侧与颞下颌关节之间，并位于脊椎孔之间，外侧为脑膜中动脉（图 7-7）。ET 的连接部分可能是颅底鼻内镜手术中识别和保护 ICA 的安全标志[22]。

由于其口径减少，该节段对中耳在防止鼻咽分泌物和微生物回流进入中耳腔方面起着保护作用。

7.3.3　纤维软骨部

ET 的纤维软骨部长 20～24 mm，它沿着颅底从与管的骨部分的交界处一直延伸到翼突内侧板（图 7-11）。ET 的这一部分延伸到骨部分约

3 mm，并通过纤维带牢固地附着在颅骨基部。它与横切面的角度为 30°～40°，与颅底矢状面的角度为 45°[12]。在这个水平上纤维软骨松散地附着在蝶骨沟（管状沟）中，位于蝶骨大翼和颞骨岩部之间（图 7-12）。咽鼓管软骨的鼻咽端穿过咽缩肌的上缘进入鼻咽部，它被翼突内侧板后缘的一个宽阔的结节紧密固定[18]。

纤维软骨管由两个部分组成：软骨部分，主要部分是完整的外侧，和下面的纤维膜部分（图 7-13 和图 7-14）。

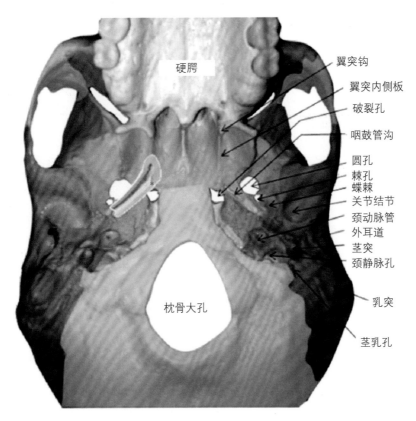

图 7-12　咽鼓管软骨部颅底部：下面观

（图中标注文字）

硬腭

翼突钩
翼突内侧板
破裂孔
咽鼓管沟
圆孔
棘孔
蝶棘
关节结节
颈动脉管
外耳道
茎突
颈静脉孔
乳突
茎乳孔

枕骨大孔

7.3.3.1　软骨部分（图 7-14）

ET 的软骨部分由一块软骨组成，软骨顶部呈低凹的三角形。这个三角形的顶端或后外侧端与峡部的骨部分相连，较宽的前内侧端位于鼻咽部的黏膜下。

咽鼓管软骨是一种弹性软骨，这种弹性对 TVP 收缩后的复位力至关重要。软骨在横截面上呈倒 J 形。它就像一个穹窿，有两个不同长度的臂，被称为薄板，被描述为一个短的外侧板和一个细长的内侧板，在两个板的连接处有一个铰链。软骨穹顶周围弹性纤维的径向组织表明，外侧壁相对于软骨内侧壁的运动是可能的。

- 内侧板比外侧板大得多，峡部开始是一个 9 mm 高的短结构，在软骨附着到内侧翼状板后迅速增加到 13 mm[18]。内侧板比外侧板更向下延伸，突出到鼻咽部，为咽鼓管圆枕提供骨性结构。内侧板在其鼻咽端可相对移动，在咽鼓管扩张时主要通过腭帆提肌的作用向内侧旋转。

- 外侧板在其整个延伸处的恒定高度为 2 mm。由于外侧板比内侧板短，一个纤维膜构成了咽鼓管剩余的外侧壁（图 7-13 和图 7-14）。

- 上方的铰链部分富含弹性蛋白，通过 TVP 肌肉收缩主动打开管后，使侧板恢复到原来的位置。

咽鼓管的鼻咽端位于硬腭平面上方约 20 mm 处。外侧板在鼻咽部黏膜下突出，形成咽鼓管圆枕。

ET 的软骨部分形成一个瓣膜，保护中耳免受咽部压力波动的影响，并减少声音向中耳腔的传输。软骨为咽鼓管提供结构支架，同时仍然允许活动，而 ET 的功能与软骨的结构、组成和附着密切相关。

7.3.3.2　纤维部分

纤维部分形成纤维软骨 ET 的侧壁和下壁，称为咽鼓管 von Tröltsch 筋膜。它具备较强的抵抗力。在外侧，它作为 TVP 肌肉的插入部位。

Von Tröltsch 筋膜的外侧部分在岩蝶裂处插入颅底（Proctor 韧带），靠近棘孔、卵圆孔和翼状突基部（图 7-11 和图 7-12）。

Von Tröltsch 筋膜的内侧部分固定在咽鼓管软骨外侧板的下弯的上方。在筋膜和 ET 黏膜之间的区域，前面是腺体组织，后面是脂肪组织。

7.3.3.3　Ostmann 脂肪垫

两种不同的 Ostmann 脂肪垫已被解剖学描述为外侧和内侧的 Ostmann 脂肪垫。

- 外侧 Ostmann 脂肪垫（LOFP）。它是最重要的脂肪垫，在其功能解剖学方面受到了主要的关注。它是一个淋巴脂肪体，走行于咽鼓管咽端下外侧的软骨 ET 的长轴。它占据了 ET 膜和 TVP 肌肉之间的空间（图 7-13 和图 7-14）。

在 Würzburg 的研究[25]中，Ostmann 脂肪垫的横切面平均最大厚度为 2.4 mm（到咽口后外侧该值达 20 mm）。脂肪垫在咽鼓管的咽部变薄。

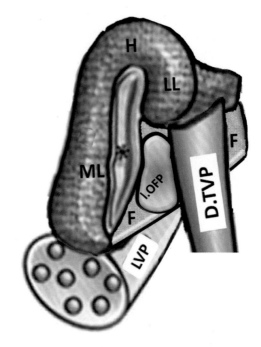

图 7-14　正常左咽鼓管中软骨部分示意图

显示咽鼓管软骨两部分。ML：内侧板；LL：外侧板，由 H 铰链（*）连接管腔；LVP：腭帆提肌；D.TVP：腭帆张肌深部；I.OFP：Ostmann 脂肪垫侧面；F：纤维膜。

Ostmann 脂肪垫在儿童时期体积增加，在成人中最丰富，在老年人中退化。Schuknecht 报道了重要的体重减轻，脂肪垫大小缩小以及咽鼓管扩张之间的关系[26]。

在营养不良的人中，这一脂肪垫消失，导致 ET 扩张。

- 外侧 Ostmann 脂肪垫的两种不同的作用已被描述：
  - LOFP 的静压支持腭帆张肌松弛后 ET 的被动闭合，以保护中耳免受上升分泌物和从鼻咽到中耳的噪声。它也有助于鼻吸气时中耳压力调节。
  - 它作为腭帆张肌深层的支点，将腭帆张肌的压力转移到咽鼓管的下部。因此，Ostmann 脂肪垫限制了 ET 的上部开口（Rüdinger 安全管）（图 7-16）[27]。
- 内侧 Ostmann 脂肪垫（MOFP）（图 7-16）。它位于外侧和内侧悬韧带之间，可能被基底纤维软骨和内侧悬韧带的大量纤维束渗透。
- Ostmann 脂肪垫的成像。

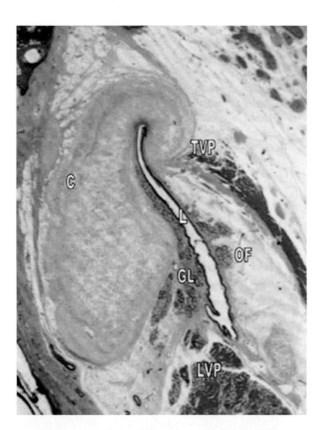

图 7-13　正常成人颞骨标本左咽鼓管中软骨部分

C：软骨；L：管腔；GL：黏膜下腺；LVP：腭帆提肌；TVP：腭帆张肌；OF：Ostmann 脂肪垫（由 I. Sando 医学博士提供）。

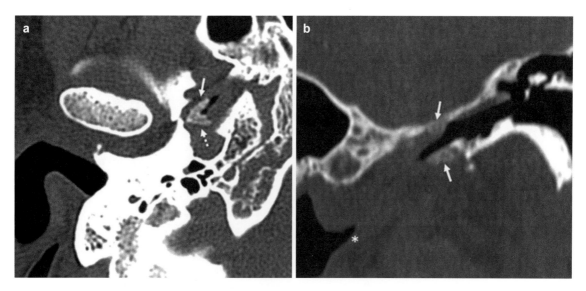

图 7-15 一例咽鼓管软骨钙化的颞骨 CT

a. 经过 ET 软骨后部轴位 CT 图像，显示铰链、外侧板（白色箭头）和内侧板（虚线箭头）大量钙化。b. 冠状位 CT 重建，在沿 ET 轴平面的钙化中，钙化几乎完全围绕 ET 腔，完全位于 ET 的软骨部分，没有腔内阻塞。

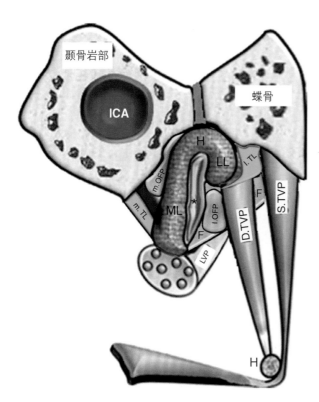

图 7-16　左侧咽鼓管中软骨部分及其与颅底的附着示意图

咽鼓管通过管内侧韧带（m.TL）和咽鼓管外侧韧带（L.TL）附着在颅底上。在咽鼓管周围，存在两个脂肪垫，一个位于中间（内侧 Ostmann 脂肪垫，m.OFP），位于咽鼓管软骨内侧板和咽鼓管内软骨内侧韧带之间，一个位于外侧（外侧 Ostmann 脂肪垫，I.OFP）位于咽鼓管软骨外侧板和咽鼓管外侧软骨韧带之间。*：管腔；LVP：腭帆提肌；D.TVP：腭帆张肌深束；S.TVP：腭帆张肌浅束深部；F：纤维膜。

CT 和 MR 在三维重建时，都有能力显示脂肪垫。一旦沿着咽鼓管轴获得图像，沿着咽鼓管方向几乎总是可以看到一个非常薄的咽鼓管腔（图 7-17b、c）。在 CT 上，当聚焦于该区域时，外侧脂肪垫是公认的（密度测量为典型负值：为 -20 ～ -80 UH），内侧脂肪垫也可以定位（图 7-17）。

在 MR 上，尤其是 T1 加权图像显示，被等信号肌肉包围的脂肪的高信号方面与几乎塌陷的 ET 腔内的低信号空气之间形成良好的对比（图 7-18 和图 7-19）。

7.3.3.4　咽端

ET 的咽端在上收缩肌上方通过 Morgagni 窦，位于鼻咽部黏膜下。咽口大约位于犁骨的后部，下鼻甲后端大约 1.25 cm，硬腭平面上方约 2 cm（图 7-20）[12]。

咽口呈三角形，外侧为基部，高 8 ～ 10 mm，宽 3 ～ 5 mm（图 7-6 和图 7-21）。咽口在休息时关闭，在开口时变成有上尖部的椭圆或三角形[28]。

前外侧边界是一个垂直的褶皱，称为 salpingo-palatine crease of Troeltsch。它对应于咽鼓管软骨的外侧板和腭帆张肌。

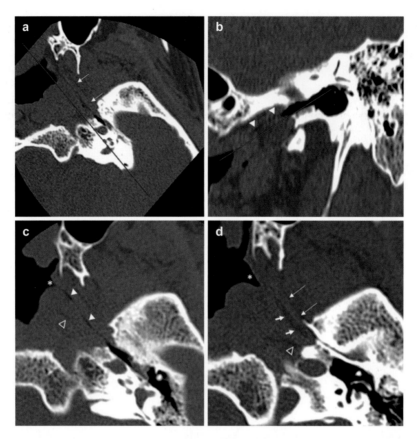

图 7-17　咽鼓管 CT 3D 重建

a. 标准轴向平面，单独的腭帆张肌（小箭头）。b. 沿 a 红色参考线的矢状面重建：用一条细的通气线（平箭头）划分 ET 管腔。c、d. 沿 b 红色参考线的连续轴向图像，咽鼓管的咽口（＊）：在 c 中，ET 的一个薄腔（箭头）在咽鼓管腔的内侧可见一条与内侧脂肪垫（空箭头）相对应的细低密度线。在 d 中，图像不同于 c，外侧 Ostmann 脂肪垫被视为一个长低密度梭状结构（短箭头），密度测量为典型脂肪值（−20～−80 UH），可以在 TVP 肌肉内侧明显显示（长箭头）。

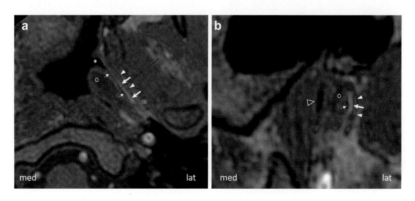

图 7-18　MR 图像 3D T1 加权

a. 沿咽鼓管斜轴倾斜后重建轴向切面：（＊）咽鼓管的咽口，ET 管腔是虚拟的（细箭头），外侧 Ostmann 脂肪垫被视为高强度梭状结构（两个长箭头），位于腭帆张肌内侧（箭头）。咽鼓管软骨内侧板（圆形）。b. 垂直于咽鼓管轴的重建，如图像中的红线所示：ET 的虚拟管腔（小箭头）侧面被脂肪垫包围，脂肪垫是脂肪组织的纵向边缘，与腭帆张肌（箭头）非常接近。咽鼓管软骨内侧板（圆形），咽 Rosenmüller 隐窝（空箭头）。

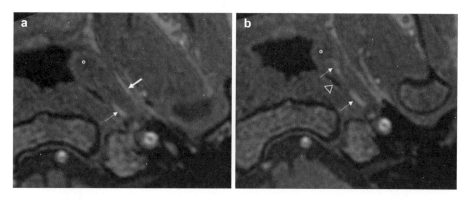

图 7-19 沿左咽鼓管轴重建的 0.5 mm 厚的质子密度加权 T1 MR 图像的两个轴向视图

a. ET 软骨的内侧板（圆形）、外侧 Ostmann 脂肪垫（厚箭头）、内侧 Ostmann 脂肪垫（薄箭头）。b. 内侧 Ostmann 脂肪垫（箭头），向前延伸至内侧板下部后端（圆形）。

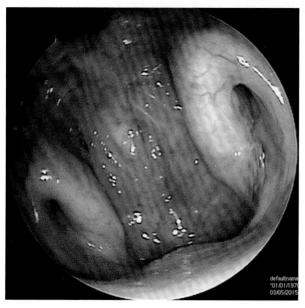

图 7-20 鼻内镜检查显示咽鼓管鼻咽开口与腭的关系

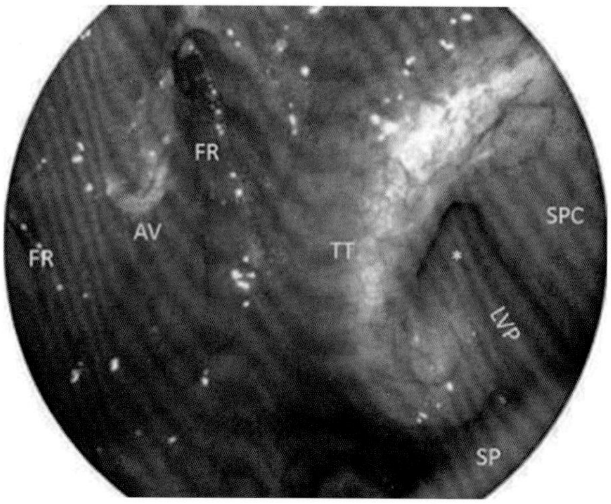

图 7-21 鼻内镜下的左侧咽鼓管咽口

FR：咽隐窝；AV：肥大的腺样体；TT：咽鼓管圆枕；SPC：包含腭帆提肌的咽鼓管皱襞；LVP：位于咽鼓管底部的腭帆提肌；SP：软腭；*：咽鼓管管腔。

后内侧边界突出，对应于咽鼓管软骨的内侧椎板，压迫鼻咽部黏膜。这种明显的黏膜突出被称为咽鼓管圆枕（图 7-21）。咽鼓管圆枕厚度为 10～15 mm[18]。咽鼓管圆枕富含腺体和淋巴组织，形成 Gerlach 扁桃体。咽鼓管咽口的下界以腭帆提肌为界。

就在环面的内侧和后面，有一个被称为 Rosenmüller 隐窝的凹槽，这是一个大约 1.5 cm 深的三角形凹槽。它的顶端与颈动脉管，基底与颅底密切相关，破裂孔位于内侧。腺体组织通常延伸到这个凹槽中，为咽鼓管提供软组织支持（图 7-21）。

7.4 ET 和 ICA 的局部解剖学

- 在蝶骨和棘孔的平面上，颈内动脉（横向岩部的部分）与咽鼓管管腔上部距离的平均长度仅为 4.4 mm（1.4～8 mm）。

- 在颈内动脉的岩部段，只有一个薄薄的、偶尔开裂的骨层将动脉与咽鼓管黏膜分开[29]。

- ICA 的存在对于颈动脉骨管的发展是必要的。在 ET 的鼓室开口区域，在管前壁和颈动脉的上升部分之间有一块薄薄的骨板。13% 的患者出现颈动脉明显突出进入鼓室[30]。有颈动脉异位侵入 ET 腔内的病例报告[31]。

- ICA 可能与咽鼓管的咽部密切相关。咽口附近的位置变异可能特别危险。Poe 等人已经提出，在 ET 疾病中，主要焦点应集中在功能瓣膜区，位于软骨 ET 的中上部，长度为 10～15 mm[32]。因此，当 ICA 越来越接近 ET，向软骨和骨性 ET 连接点上方进展时，并发症的可能性增加[33]。
- 因此，颈内动脉位置变异的手术影响是不言而喻的，当沿着咽鼓管出现组织增强时值得特别考虑。

7.5 咽鼓管内的肌肉

四种肌肉与 ET 相关：腭帆张肌（TVP）、腭帆提肌（LVP）、咽鼓管咽肌和鼓膜张肌。

咽鼓管在休息时关闭，在吞咽或打哈欠时打开。腭帆张肌肌肉收缩可诱导 ET 的主动开放[34~36]。咽鼓管关闭是一种被动的现象，而不是肌肉收缩的结果。其次是由周围的变形组织和铰链部分所施加的外在力和弹性纤维的反冲引起的[18]。

7.5.1 腭帆张肌（TVP）

腭帆张肌起源于舟状窝的骨壁和软骨管的短外侧板的整个长度，向下汇聚成一个短肌腱，环绕翼突钩。然后，它在软腭中展开，并与中缝中线另一侧的纤维混合。腭帆张肌将咽鼓管与耳神经节、下颌神经及其分支、鼓索和脑膜中动脉分开。

TVP 肌肉由两束不同的肌纤维束组成：外侧束（浅层）和内侧束（深层），它们被纤维弹性层分开（图 7-22）。

7.5.1.1 外侧束

外侧束与 ET 功能无关。它是一个倒三角形，有一个上基部和一个下顶端。它从 ET 软骨外侧蝶骨舟状窝开始，向前、外侧和向下汇集，形成环翼突内侧板翼突钩的肌腱突起。从翼突钩开始，

它逐渐插入硬腭后缘和腭腱膜[18]。

TVP 肌的侧束确保了软腭的张力。

7.5.1.2 内侧束

内侧束，又称扩张管肌，其上端起源于 ET 软骨外侧板的后半部分。它的纤维急剧下降并汇聚在翼突内侧板的肌腱上。

内束通过软骨管外侧板的偏侧化，负责纤维软骨管的主动扩张。外侧层压迫管的下部（膜壁），因此内侧层支持通气，外侧层支持引流和保护（Leuwer）[37~39]。

内束的次级附着有时出现在上颌结节和腭舌弓。这些附着表明，即使在腭裂手术中翼钩收缩，TVP 功能也可以通过保留其上颌附着来维持[40]。

两束均由下颌神经（V3）支配。

TVP 有三个旋转点：

- 翼钩。
- 外侧的 Ostmann 脂肪垫。
- 内侧翼状肌。

内侧翼状肌是一种合嘴咀嚼肌，帮助突出下颌骨。它的收缩导致 TVP 向软骨的后内侧运动，增加咽鼓管的开放[41]。

7.5.2 腭帆提肌（LVP）（图 7-22）

LVP 起源于颞骨岩尖的下部。它的圆形主体向下穿过，平行并位于纤维软骨管腔的底部下方。这种肌肉的纤维通过扇形张开并与软腭的背侧表面混合而插入[12, 42]。LVP 仅通过一个松散的结缔组织与咽鼓管相连[34, 43]。

它本质上是一种服务于软腭的肌肉，但它也可以通过抬高咽口的软骨内侧板来支持 ET 功能[44, 45]。此外，LVP 位于 ET 下外侧，该部分的横截面积大，可与咽鼓管的泵送清除（引流）功能有关，咽鼓管的远端首先关闭，然后逐渐朝向咽口移动，从而泵出中耳分泌物[46]。

腭上提肌受舌咽神经（CN Ⅸ）支配。其主要功能仅限调节软腭。

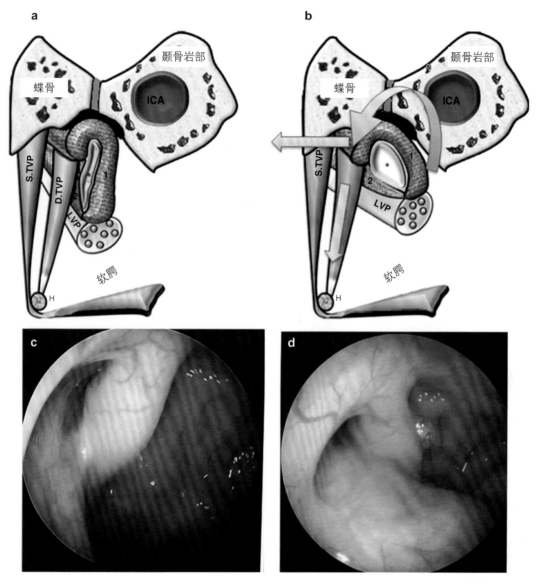

图 7-22 咽鼓管旁肌示意图（a、b）及腭帆张肌的作用及相应的 ET 管腔开口（c、d）

a、c. 放松期间。b、d. 收缩期间。S.TVP：腭帆张肌浅束；D.TVP：腭帆张肌深束；LVP：腭帆提肌；
L：咽鼓管韧带；1：咽鼓管软骨；2：咽鼓管纤维膜；*：咽鼓管腔；H：翼钩；ICA：颈内动脉。

7.5.3 咽鼓管咽肌

咽鼓管咽肌自咽鼓管软骨的内侧和下边界，通过肌肉和肌腱纤维滑动。然后，肌肉向下运动，与腭咽肌团块融合。咽鼓管咽肌不参与 ET 的功能，它可保持在 ET 咽口的位置。

它由舌咽神经（CN Ⅸ）支配[12, 43]。

7.5.4 鼓膜张肌（TTM）

鼓膜张肌起源于咽鼓管软骨部分的上表面、蝶骨大翼和颞骨岩部。肌肉向后外侧通过，并且始终在 ET 的上方，延伸到中耳内侧壁的匙突的骨性突起。它的肌腱钩绕在匙突周围，横向运行，并插入锤骨颈的内侧。鼓膜张肌的收缩拉动鼓膜内侧，限制了其活动。因此，当鼓膜张肌收缩时，通过中耳的声音传递就会减弱。

TTM 由下颌神经 V3 的一个分支支配。

7.6 咽鼓管血管

ET 的动脉血供来源于咽升动脉和脑膜中动

脉。静脉引流被输送到咽部和翼突静脉丛。淋巴引流入咽后淋巴结。

7.7 咽鼓管神经

ET 的开口和软骨部分是由来自上颌神经（V2）的蝶腭神经节的咽支支配的。ET 的骨部分由来自舌咽神经（CN Ⅸ）的鼓室神经丛支配。

7.8 咽鼓管腔及黏膜的生理学

7.8.1 咽鼓管腔

在 ET 的鼓室口，腔高 2 mm，宽 5 mm。峡部是最窄的部分，作为一个 0.5～2 mm 的垂直凹槽。这种变化对中耳通气没有影响。从峡部向下延伸，管腔不断扩张，在其咽口处高 8～10 mm，宽 1～2 mm。

7.8.2 咽鼓管黏膜

ET 管腔内有假复层纤毛柱状上皮，其可以把物质从中耳扫到鼻咽部。

杯状细胞约占 ET 黏膜细胞的 20%。杯状细胞在鼓室端更为突出，有助于分泌物（包含卵磷脂、脂质和黏多糖）的表面活性剂性质，降低表面张力并保持管状[47]。

纤毛的密度随着导管向背侧开放进入鼻咽而增加，促进黏液和其他物质的运动和引流。

管腔黏膜在底部或顶部不同：

- 管底黏膜包含大量的杯状细胞、丰富的纤毛细胞和腺体。
- 管顶黏膜有稀疏的杯状细胞和长方体状纤毛细胞，无浆液腺体。

因此，在 ET 管腔内可以识别出两种不同的形态功能通道（图 7-23）。

（1）上通道（Rüdinger 安全通道）：这是 ET 的上部致力于通风的隔室。ET 的管腔长为 6.2 mm。Rüdinger 描述了位于软骨槽上部的一个直径为

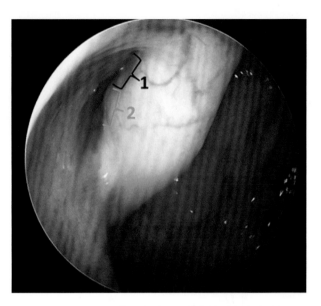

图 7-23　内镜显示右 ET 腔内的两个走廊

上走廊（1）或管顶主要为通风功能，下走廊（2）或管底主要为黏液纤毛清除功能。

0.4～0.5 mm 的空间，持续通畅，并被空气占据。这个地区被称为 Rüdinger 安全通道[48]。它的平均直径为 0.4 mm，开始于咽口后约 10 mm。它并不能总是被追踪到咽鼓管软骨部分的全长。

（2）后通道：底部，主要被咽鼓管的肌肉壁或膜壁所包围，部分被软骨的内侧板所包围。它经常显示褶皱或微管，这似乎有助于黏液纤毛清除和咽鼓管的保护功能[49]。

7.8.3 咽鼓管动力学

ET 的主动通气功能（主动开放）在很大程度上依赖于 TVP 与 ET 软骨外侧板以及 ET 腔侧膜壁之间的功能合作。ET 管腔被认为是通过横向移动侧腔壁伴 TVP 收缩而主动打开的，这些结果表明 ET 软骨侧板发育不良和（或）TVP 不插入侧板中，可导致 ET 主动开放受损。

由于开口时，TVP 的前外侧运动，翼内肌的舒张促进了 ET 的开放。在 TVP 和翼内肌之间，有 Weber-Liel 筋膜。在这个筋膜的两侧，Wenzel 发现了纤维肌肉互连[50]。因此，ET 内侧 1/3 的两块肌肉不仅被动地相互移动，而且代表了一个机械功能单元。

由 TVP、咽鼓管软骨外侧板、Ostmann 脂肪垫和外侧悬韧带组成的功能单元可扩张咽鼓管上部，同时压迫管腔下部。这就产生了一种双向机制，将空气输送到咽鼓管的鼓室端，将黏液输送到咽端。这种机制在咽鼓管中 Ostmann 脂肪垫最突出的节段特别活跃，即在峡部前软骨管的后外侧部分。管顶区域缺乏纤毛和管下部丰富的杯状细胞支持了这一理念[51]。

综上所述，ET 开放的作用是 TVP 外侧部分的前压诱导外侧板的后尾牵引和内侧板的中颅旋转的结果。

黏膜、黏膜下层、Ostmann 脂肪垫和 TVP 的组合作为咽鼓管软骨腔内的瓣膜，通过保持外侧黏膜与内侧黏膜相对的静息状态发挥保护功能。当鼓室有正压时，Ostmann 脂肪垫可防止静息状态下空气进入鼻咽部。即使在休息时，脂肪垫也被认为会对咽鼓管管腔施加一定程度的闭合压力。

7.8.4　ET 的功能

ET 有三种主要作用，它们共同促进中耳内稳态和声音从鼓膜传递到耳蜗。

- 中耳压力与环境大气压力的均衡：由于外部压力波动和黏膜气体交换而造成。
- 中耳分泌物的黏膜纤毛清除情况。
- 防止语音和病原体分泌物从鼻咽部向上逆行传播（反流）。

虽然 ET 的骨部分是明显固定的，并且不是活动的，但 ET 的软骨部分通常是关闭的，只打开很短的时间。这种情况可以阻止鼻咽分泌物或胃液反流进入中耳，也可以防止自声过强。

正常人会出现短暂间歇性的 ET 开放期，以确保中耳通气。ET 每分钟打开 1.5 次。每次开放约 0.5 s，所以 ET 每天开放约 1 分钟[52]。这些开放是 TVP 收缩的结果。

此外，ET 还保证了中耳黏液纤毛清除的功能。管腔底的纤毛上皮细胞提供了一个黏液纤毛"电梯"，将碎片和分泌物从 ET 向下推入鼻咽。

临床应用

咽鼓管功能障碍可分为两大类：管不能正常打开时咽鼓管功能障碍和咽鼓管异常打开的咽鼓管异常开放。

咽鼓管功能障碍（ETD）

典型的 ETD 是由于黏膜炎症伴阻塞，解剖性的外源性阻塞，或由肌肉问题使扩张失败导致的扩张性动力功能障碍。

ET 的扩张性动态功能障碍是婴儿 ETD 的重要因素[55, 56]。

必须始终排除解剖性外源性阻塞（腺样体肥大等）。

对于出现单侧 ETD 的成人，必须排除鼻咽或颞下窝肿瘤（图 7-24）。

ET 的内源性阻塞比解剖性的外源性阻塞更常见。它通常是黏膜炎症（黏膜疾病）的结果，可能是由于过敏或喉咽反流。吸烟会导致黏膜正常纤毛清除能力的丧失，经常导致 ETD。

咽鼓管异常开放（症）（PET）（图 7-25）

当 ET 在正常的短暂开放时间内长期保持通畅时，就会发生 PET。这种情况可能与 Ostmann 脂肪垫萎缩有关，这可能会在体重显著减轻或怀孕后发生。

PET 患者通常抱怨自鸣和耳胀感。患者躺下时，由于 ET 黏膜静脉充盈，症状通常会减轻。

婴儿咽鼓管

婴幼儿和成人之间 ET 解剖结构的差异解释了在中耳炎症病理及其并发症中发挥重要作用的功能差异。

ET 的扩张性功能障碍是导致婴儿 ET 功能障碍的一个重要因素。在婴儿中，浅咽鼓管角对 TVP 的肌肉载体产生不利影响，除了高度顺应咽鼓管软骨外，还使 TVP 肌肉收缩，导致 ET 的主动开放[56, 57]。

咽鼓管角度和软骨强度的变化负责更有效地主动打开 ET，改善保护作用，并改善清除功能（图 7-5，表 7-1）。

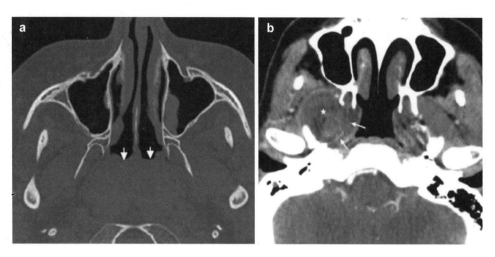

图 7-24　单侧分泌性中耳炎的病因

a. 一名 15 岁男孩双侧黏连性中耳炎的水平位 CT。鼻咽部有肥大的腺样体（白色箭头）。b. 一个成人的水平位 CT 显示右侧颞下窝（*）包膜完整的球形占位（神经鞘瘤），在咽鼓管上有挤压效应（白色箭头）。

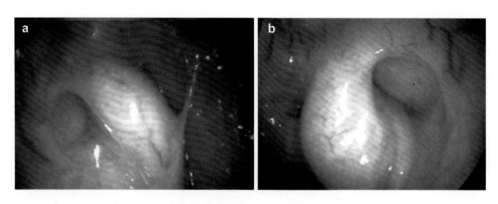

图 7-25　一名 6 个月前接受减肥手术患者的双侧耳咽鼓管

a. 右侧。b. 左侧。注意两侧 ET 的咽部开口不完全。

表 7-1　婴儿与成人咽鼓管解剖差异表（婴儿宽、短、水平）

项　目	婴　儿	成　人
长度（mm）	15～18	30～36
软骨部分	小于 1/2 的管	更长，24 mm（2/3）
小块部分	比成人时更长（超过 1/3）且更宽	短、窄，12 mm（1/3）
咽口	高度 4 mm，宽度 2 mm	高度 8 mm，宽度 2 mm
与颅底角度（°）	10	45
腭帆张肌功能	效率较低	更有效
Ostmann 脂肪垫	不那么突出	突出

7.8.5 咽鼓管功能的神经控制

在 ME 间隙的压力感受器和鼻咽区的压力感受器之间，有一个神经环，调节 ET 开放和 ME 气体交换的神经控制[53~55]。

例如，与鼻咽部压力相比，中耳压力的降低将通过脑桥的孤束核检测到启动命令，将开始命令咽鼓管肌肉收缩和打开 ET（增加通气），以及命令乳突黏膜血管收缩（减少黏膜气体扩散）。这两种机制都会增加中耳压力（图 7-26）。

7.9 结论

咽鼓管的解剖结构复杂，它连接着中耳和鼻咽部。

咽鼓管的影像学研究遇到了困难，因为它是一个几乎没有病理扩张的虚拟管腔。

由于 ET 具有多种组织结构、多维方向和微妙的邻近区域，在手术中仍难以很好地暴露。

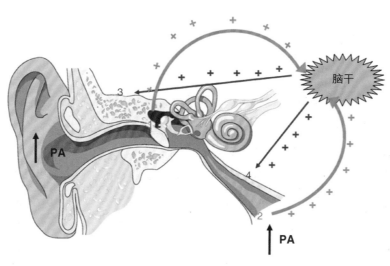

（1）鼓膜松弛部压力感受器　　　（3）乳突黏膜
（2）鼻咽部压力感受器　　　　　（4）腭帆提肌

图 7-26　在 ME 间隙（1）的压力感受器之间的神经回路，以及鼻咽部咽鼓管前区（2）的压力感受器连接（绿色箭头）脑干的孤束核，调节（红色箭头）ET 开放（4）的神经控制和乳突黏膜气体交换（3）

参考文献

[1] Cummings CW, Frederickson JM, Harker LA, et al. Anatomy and physiology of the Eustachian tube. In: Otolaryngology: Head and Neck Surgery. St. Louis, MO: C.V. Mosby; 1986.

[2] Proctor B. Embryology and anatomy of the Eustachian tube. Arch Otolaryngol. 1967; 86: 503−26.

[3] Swarts JD, Rood SR, Doyle WJ. Fetal development of the auditory tube and paratubal musculature. Cleft Palate J. 1986; 23: 289−311.

[4] Wolff D. The microscopic anatomy of the Eustachian tube. Ann Otol Rhinol Laryngol. 1934; 43: 483.

[5] Tos M. Growth of the fetal Eustachian tube and its dimensions. Arch Klin Exp Ohren Nasen Kehlkopfheilkunde. 1971; 198: 177−86.

[6] Todd JL, Todd NW. Conotruncal cardiac anomalies and otitis media. J Pediatr. 1997; 131(2): 215−9.

[7] Dewangan M. Association of congenital heart diseases with extracardiac anomalies. Int J Contemp Pediatr. 2017; 4(5).

[8] Sadler-Kimes D, Siegel MI, Todhunter JS. Agerelated morphologic differences in the components of the Eustachian tube/middle-ear system. Ann Otol Rhinol Laryngol. 1989; 98: 854−8.

[9] Siegel MI, Cantekin EI, Todhunter JS, Sadler-Kimes D. Aspect ratio as a descriptor of Eustachian tube cartilage shape. Ann Otol Rhinol Laryngol. 1988; 97(Suppl 133): 16−7.

[10] Siegel MI, Sadler-Kimes D, Todhunter JS. ET cartilage shape as a factor in the epidemiology of otitis media. In: Lim DJ, Bluestone CD, Klein JO, Nelson JD, editors. Recent advances in otitis media: proceedings of the Fourth International Symposium. Burlington: BC Decker; 1988. p. 114−7.

[11] Ishijima K, Sando I, Balaban C, Suzuki C, Takasaki K. Length of the Eustachian tube and its postnatal development: computer-aided three dimensional reconstruction and

measurement study. Ann Otol Rhinol Laryngol. 2000; 109: 542-8.

[12] Graves GO, Edwards LF. The Eustachian tube: review of its descriptive, microscopic, topographic, and clinical anatomy. Arch Otolaryngol. 1944; 39: 359-97.

[13] Matsune S, Sando I, Takahashi H. Comparative study of elastic at the hinge portion of eustachian tube cartilage in normal and cleft palate individuals. In: Lim DJ, Bluestone CD, Klein JO, et al., editors. Recent advances in otitis media: proceedings of the Fifth International Symposium. Burlington: BC Decker.

[14] Suzuki C, Balaban CD, Sando I, et al. Postnatal development of Eustachian tube: a computer-aided 3-D reconstruction and measurement study. Acta Otolaryngol (Stockh). 1998; 118: 837-43.

[15] Orita Y, Sando I, Hasebe S, Miura M. Postnatal change on the location of Ostmann's fatty tissue in the region lateral to Eustachian tube. Int J Pediatr Otorhinolaryngol. 2003; 67: 1105-12.

[16] Prades JM, Dumollard JM, Calloc'h F, Merzougui N, Veyret C, Martin C. Descriptive anatomy of the human auditory tube. Surg Radiol Anat. 1998; 20(5): 335-40.

[17] Sudo M, Sando I, Ikui A, Suzuki C. Narrowest (isthmus) portion of Eustachian tube: a computer-aided three-dimensional reconstruction and measurement study. Ann Otol Rhinol Laryngol. 1997; 106: 583-8.

[18] Bluestone CD, Bluestone MB, Coulter J. Eustachian tube: structure, function, role in otitis media. Hamilton/Lewiston: BC Decker; 2005. p. 25-50.

[19] Jen A, Sanelli PC, Banthia V, Victor JD, Selesnick SH. Relationship of petrous temporal bone pneumatization to the Eustachian tube lumen. Laryngoscope. 2004; 114: 656-60.

[20] Jadhav AB, Fellows D, Hand AR, Tadinada A, Lurie AG. Classification and volumetric analysis of temporal bone pneumatization using cone beam computed tomography. Oral Surg Oral Med Oral Pathol Oral Radiol. 2014; 117: 376-3.

[21] Jen A, Sanelli PC, Banthia V, et al. Relationship of petrous temporal bone pneumatization to the Eustachian tube lumen. Laryngoscope. 2004; 114: 656-60.

[22] Ozturk K, Snyderman CH, Gardner PA, Fernandez-Miranda JC. The anatomical relationship between the eustachian tube and petrous internal carotid artery. Laryngoscope. 2012; 122(12): 2658-62. https: //doi. org/10.1002/lary.23679. Epub 2012 Nov 14.

[23] Buch K, Nadgir RN, Qureshi MM, Ozonoff A, Sakai O. Clinical significance of incidentally detected torus tubarius calcification. J Comput Assist Tomogr. 2017; 41: 828-32.

[24] Morshedi MM, Mafee MF. Calcification of the cartilaginous Eustachian tube. Neuroradiology. 2012; 54: 525-7.

[25] Pahnke J. Morphology, function, and clinical aspects of the eustachian tube. In: Jahnke K, editor. Middle ear surgery (current topics in otolaryngology—head and neck surgery). Stuttgart: Thieme. p. 1-22.

[26] Schuknecht HF, Gulya AJ. Anatomy of the temporal bone with surgical implications. Philadelphia: Lea & Febiger; 1986.

[27] Rodolph Lauwer. Endoscopic ear and eustachian tube surgery. An issue of Otolaryngologic Clinics of North America. October 2016.

[28] Rood SR, Doyle WJ. The nasopharyngeal orifice of the auditory tube: implications for tubal dynamics anatomy. Cleft Palate J. 1982; 19: 119-28.

[29] Pahnke J. Function, and clinical aspects of the Eustachian tube. Current topics in otolaryngology— head and neck surgery. Middle ear surgery: recent advances and future directions.

[30] Savic D, Djeric D. Anatomical variations and relations in the medial wall of the bony portion of the eustachian tube. Acta Otolaryngol. 1985; 99(5-6): 551-6.

[31] da Costa SS, et al. One case, two lessons: an aberrant internal carotid artery causing acquired cholesteatoma. Braz J Otorhinolaryngol. 2014; 80(5): 453-4.

[32] Poe D, Pyykkö I, Valtonen H, Silvola J. Analysis of eustachian tube function by video endoscopy. Am J Otol. 2000; 21: 602-7.

[33] Olander H, Järnstedt J, Poe D, Kivekäs I. Critical distance between the cartilaginous eustachian tube and the internal carotid artery (Syventävien opintojen kirjallinen työ Tampereen yliopisto Lääketieteen ja biotieteiden tiedekunta Syyskuu). Eur Arch Otorhinolaryngol. 2017; 274(1): 73-7.

[34] Rich AR. A physiological study of the Eustachian tube and its related muscles. Bull Johns Hopkins Hosp. 1920; 31: 3005-10.

[35] Cantekin EI, Doyle WJ, Reichert TJ, et al. Dilation of the Eustachian tube by electrical stimulation of the mandibular nerve. Ann Otol Rhinol Laryngol. 1979; 88: 40-51.

[36] Honjo I, Okazaki N, Kumazawa T. Experimental study of the Eustachian tube function with regard to its related muscles. Acta Otolaryngol (Stockh). 1979; 87: 84-9.

[37] Simkins C. Functional anatomy of the Eustachian tube. Arch Otolaryngol. 1943; 38: 476.

[38] Goss C, editor. Gray's anatomy of the human body. Philadelphia: Lea & Febiger; 1967.

[39] Canalis RF. Valsalva's contribution to otology. Am J Otolaryngol. 1990; 11: 420-7.

[40] Abe M, Murakami G, Noguchi M, et al. Variations in the tensor veli palatini muscle with special reference to its origin and insertion. Cleft Palate Craniofac J. 2004; 41: 474-84.

[41] Leuwer R. Otolaryngol Clin North Am. 2016; 49: 1097-106.

[42] Bryant WS. The Eustachian tube: its anatomy and its movement: with a description of the cartilages, muscles, fasciae, and the fossa of Rosenmüller. Med Rec. 1907; 71: 931.

[43] McMyn JK. The anatomy of the salpingopharyngeus muscle. J Laryngol Otol. 1940; 55: 1-22.

[44] Swarts JD, Rood SR. The morphometry and three-dimensional structure of the adult Eustachian tube: implications for function. Cleft Palate J. 1990; 27: 374-81.

[45] Sudo M, Sando I, Suzuki C. Three dimensional reconstruction and measurement of human Eustachian tube structures: a hypothesis of Eustachian tube function. Ann Otol Rhinol Laryngol. 1998; 107: 547-54.

[46] Ishijima K, Sando I, Miura M, et al. Postnatal development of static volume of the Eustachian tube lumen. Ann Otol Rhinol Laryngol. 2002; 111: 832-5.

[47] Tos M, Bak-Pedersen K. Goblet cell population in the normal middle ear and Eustachian tube of children and adults. Ann Otol Rhinol Laryngol. 1976; 85(Suppl 25): 44-50.

[48] Rüdinger N. Ein Beitrag zur Anatomie und Histologie der Tuba Eustachii. Ärztl Intelligenz-Blatt. 1865; 37: 1-16.

[49] Sando I, Takahashi H, Matsune S, et al. Localization of function in the Eustachian tube: a hypothesis. Ann Otol Rhinol Laryngol. 1994; 103: 311-4.

[50] Wenzel S. Die Verschlussinsuffizienz der Tuba Auditiva— Neue Aspekte zur Pathogenese, Diagnostik und Therapie von

Mittelohrprotektionssto rungen. Hamburg: Habilitationsschrift; 2004.

[51] Jahnke K, editor. Middle ear surgery: recent advances and future directions. Current topics in otolaryngology—head and neck surgery. Stuttgart: Thieme.

[52] Mondain M, Vidal D, Bouhanna S, Uziel A. Monitoring Eustachian tube opening: preliminary results in normal subjects. Laryngoscope. 1997; 107: 1414−9.

[53] Eden AR. Neural control of middle ear aeration. New York: Mount Sinai School of Medicine; 1987.

[54] Ceylan A, et al. Impact of Jacobson's (tympanic) nerve sectioning on middle ear functions. Otol Neurotol. 2007; 28(3): 341−4.

[55] Eden AR, Gannon PJ. Neural control of middle ear aeration. Arch Otolaryngol Head Neck Surg. 1987; 113(2): 133−7.

[56] Bylander A, Tjernstrom O, Ivarsson A. Pressure opening and closing functions of the Eustachian tube by inflation and deflation in children and adults with normal ears. Acta Otolaryngol (Stockh). 1983; 96: 255−68.

[57] Bylander A, Tjernstrom O. Changes in Eustachian tube function with age in children with normal ears: a longitudinal study. Acta Otolaryngol (Stockh). 1983; 96: 467−77.

人类中耳系统发育
Human Middle Ear and Phylogenetic Impacts

汪际云，胡建道，康骋 译

人类的听觉系统是各种动物祖先听觉系统发展的结果。约在 3.5 亿年前，鱼类是第一种进化出听觉的脊椎动物，原始鱼类有一个包括听觉接收装置的内部平衡器官。原始迷路包括弯曲的半规管和淋巴液，以及球囊和壶腹。壶腹是球囊的延伸，被认为是脊椎动物内耳的前身。两栖动物是脊椎动物中最早的陆地居民。起初，它们的耳朵对空气传导听力的能力很差。听觉传导的进化是脊椎动物为了应对陆地的生活进化的伟大里程碑之一。两栖动物利用鱼类遗传的现有结构，将它们进化成鼓膜和小骨，即中耳，可将空气中的振动能量传递到内耳。

爬行动物大约出现在 3 亿年前。现存最常见的爬行动物是蛇、蜥蜴、海龟和鳄鱼，但它们最出名的成员是恐龙。恐龙已经灭绝，约在 1.5 亿年前，恐龙的主要继承者鸟类出现了。哺乳动物约在 2 亿年前出现。人类听觉系统拥有所有动物听觉基本设计，所以人对自己的听觉系统非常熟悉。爬行动物有几块颌骨和一块听骨：多块颌骨中，一块变成了下颌骨，另一块被改造成了哺乳动物听骨[1, 2]，与这些发育步骤有关。本专题概述了中耳由于其特殊的免疫状态而造成的免疫缺陷，并报道了其对攻击的特殊防御机制。

8.1 中耳听骨链的比较解剖学与系统发育

非哺乳脊椎动物（包括蜥蜴、鳄鱼及其后代，鸟类）中耳中唯一的听小骨是镫骨。在爬行动物中，鼓膜通过唯一的一块骨（耳柱骨）与内耳相连，而上、下颌骨包含很多块在哺乳动物中没有发现的骨头。

最早脊椎动物的颌关节由关节骨（下颌骨后部的一块小骨）和方骨（上颌骨后部的一块小骨）组成。在哺乳动物的进化过程中，一块来自下颌的骨头和一块来自上颌的骨头（关节骨和方骨）在颌骨关节中失去了它们的作用，逐渐与中耳结合，与已经存在的镫骨连接起来，形成了一个由三块听小骨组成的链条状结构（听骨链），这个结构传递声音的效率更高，听力也更准确。哺乳动物的特征之一就是中耳有三块听小骨。

经典的 Reichert-Gaupp 理论认为爬行动物的头骨和颌骨与哺乳动物中耳听小骨的同源性如下（表 8-1）[3~6]。

这些同源性在比较解剖学和胚胎学领域的大量研究中得到了很好的证实。例如，它可以解释为什么鼓膜张肌由三叉神经支配，因为这块肌肉在爬行动物中是咀嚼肌。然而，爬行动物和哺乳动物之间的区别并不是那么清楚。新的系统发育

表 8-1　与哺乳动物听小骨相对应的爬行动物不同颅骨和颌骨之间同源性的举例

爬行动物的颅骨和颌骨	哺乳动物听小骨
关节骨	锤骨
关节前骨	锤骨短突
角骨	鼓骨
方骨	砧骨
耳柱骨	镫骨

分类认为哺乳类爬行动物（如犬齿动物）和"真正的"哺乳动物属于同一类：下孔类，特征是拥有单一的颞窝。

在爬行动物和鸟类中，下颌悬吊在关节-方关节。颌骨由许多骨头组成（有牙齿、角、上隅骨、关节前骨、冠状突、关节等），颌骨与一块颅骨（方骨）通过关节相连，方骨本身就是第一代脊椎动物翼方骨的残留物。

在进化过程中，"爬行动物"下颌悬吊和"哺乳动物"下颌悬吊（齿-鳞关节）之间的过渡并不是立即发生的。在犬齿动物（犬齿动物可能在大约2亿年前进化成哺乳动物，然而，它们本身并不被认为是哺乳动物）中，颌骨的后部骨骼逐渐退化，牙齿与鳞骨有了新的接触。很多化石中物种保持着"双关节"（关节-方关节和齿-鳞关节），因此很难将这些物种划分为爬行动物或哺乳动物。但从系统发育分类来看，这个问题今天已经过时了。

现在的一些哺乳动物，被认为是"原始的"（单孔目动物，有袋目动物），在它们的胚胎发育过程中，表现出一些短暂的特征，让人联想到爬行动物的模式。

此外，爬行动物颌骨的发育似乎与哺乳动物中耳听小骨胚胎发育非常相似（图 8-1）[7~9]。作为哺乳动物中耳系统起源的残留物，人类颞下颌关节盘延续至中耳，并保持锤骨前韧带的连续性[10, 11]。颞下颌关节和锤骨之间的其他联系在

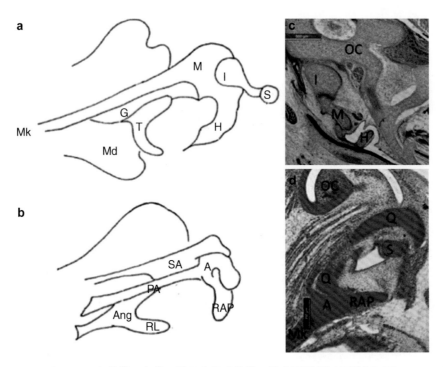

图 8-1　有袋类、犬类、跳足爬行动物类胚胎中耳及邻近区域切面图

a、b. 有袋类胚胎（Didelphis）的中耳听小骨示意图与犬齿动物（Diademodon）的下颌-耳区示意图的比较（Hopson 重新绘制）[7]。c、d. 有袋类（Didelphis）中耳的前部切面和跳足类爬行动物胚胎（Mabuia Megalura）颞下颌关节的矢状切面。关节骨（A）的关节后突（RAP）被认为与锤骨柄（H）的同源，但最近几位学者也将这一结构与锤骨短突联系在一起。近期的一些研究认为这一突起与锤骨短突是同源的。A：关节骨；G：锤骨短突；M：锤骨；MD：下颌骨；Mk：Meckel 软骨；OC：耳囊；PA：关节前骨；Q：方骨；RAP：关节后突；RL：方骨反射板（今后的鼓环）；S：砧骨；SA：角状突起。

3.1.1.4 中讨论。

鲸目动物（鲸鱼、海豚等）和海燕（生活在沼泽、河流、河口、海洋湿地和沿海海域的水生食草性哺乳动物），它们的鼓骨与声音传导装置相连[11]。从比较解剖学的角度来看，这很容易解释。鼓骨相当于爬行动物的角状骨，由锤骨短突原基附近的膜内骨块发育而来（"下颌角"骨，相当于关节前骨）。

原始颌骨关节与哺乳动物中耳的结合是可能的，因为随着人类颌鳞关节（TMJ）的形成，一种新的上下颌骨关节方式的进化才是可能的。这一重要的过程导致了听觉带宽对高频的敏感性增加[12]，从而构成了进化过程中选择的达尔文优势。

哺乳动物三块听小骨的进化与新的颌骨关节的进化错综复杂地联系在一起，这两种结构共同进化形成了独特的哺乳动物头颅结构[13]。

8.2 中耳系统发育与功能

8.2.1 中耳力学

8.2.1.1 三块听骨系统的优势

哺乳动物的中耳在四足动物（哺乳动物、两栖动物、爬行动物和鸟类）中是独特的，因为它包含三块独特的听小骨（锤骨、砧骨和镫骨），它们组成了一个在鼓膜和耳蜗之间间接的、可活动的链接结构。听骨链主要位于远离耳蜗入口轴线的地方。这与非哺乳动物四足动物的中耳结构明显不同，后者的鼓膜振动通过棒状小柱样结构直线传递到耳蜗（图 8-2）。已经有很多理论提及这一独特听骨排列的功能重要性和可能具有的优势。

- 首先，最重要的是，它使哺乳动物比非哺乳动物能听到更高的频率（＞100 kHz vs. ＜12 kHz）[14~16]。
- 它允许听小骨在较高的频率下采用较低频率的惯性振动模式[17, 18]。
- 它为听骨系统提供灵活性，从而保护耳蜗免受耳道高压或冲击刺激的影响[18~20]。
- 它可以利用离轴质量分布杠杆作用和关节的灵活性来减少听骨传递给耳蜗的惯性作用，进而减少自体发声、呼吸和泵血等产生的声音影响颅骨振动，从而使更多的注意力集中在外部声音上，这种优势对于生存至关重要[18]。

由于进化的进步，中耳同时获得了一个复杂而高效的结构，但在多种侵犯面前却高度敏感和脆弱。

8.2.1.2 空气作为隔离器和载体

中耳系统进化的另一个创新是使用空气作为隔离器：将听骨链与颞骨骨壁隔离开来，使外界空气环境的声波能通过耳膜和听骨链有效地传递到内耳淋巴液环境（无声能损失）。听骨链的小柱效应由两个环状结构（鼓膜和镫骨底板环状韧带）

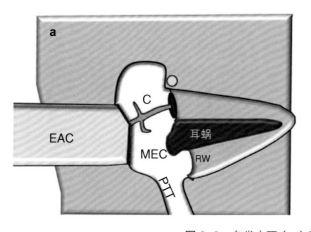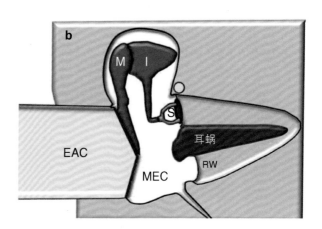

图 8-2　鸟类中耳（a）和人类中耳（b）解剖比较
c：小柱；S：镫骨；I：砧骨；M：锤骨；RW：圆窗；EAC：外耳道；MEC：中耳腔；PTI：咽鼓管。

连接而悬浮在"空中",中耳腔内空气充当隔声器。因此,耳硬化症会导致镫骨环状韧带的隔声功能丧失。

空气在外耳道的作用并不像在中耳腔中的一样:在外耳道中,空气传递声音;在中耳腔,空气隔绝了声波,使其不会扩散到颅骨。

因此,中耳中空气的作用主要是保证声音的传播(顺应性),而中耳的呼吸功能主要是辅助听功能和保证其动态平衡(分泌性中耳炎会导致听力损失)。

8.2.2　气体交换

在进化过程中,脊椎动物离开水生活在空气和陆地上,需要鳃-中耳这一器官在解剖构造中来做出一些改变,以适应和生存在有害的空气环境中。

中耳腔在充满空气的空间成为阻抗匹配变压器,完成声音传输的作用。因此,中耳的主要功能是在大气压下提供和维持"气穴",乳突气化增加了用于气体交换的黏膜面积。

胚胎学发现肺在环绕心脏的鳃弓的末端发育,中耳在这些鳃弓的上级末端发育,位于颅底,与耳囊连接。另外,中耳是由第一个咽囊的扩张发展而来,侵入颞骨间质,随后被空气填充。随着乳突(气化)的发育,空气在颞骨的定植将在出生后继续,以促进气体交换。

中耳和肺的发育位置相近,它们肩负着将空气输送到身体的类似任务。中耳和肺的结构是由相似的黏膜覆盖的:与气管一样的结构是咽鼓管,与支气管和细支气管类似的是中耳的各鼓室和间隙,与肺泡对应的是气化的乳突。这些结构中的每一个都由相同的呼吸上皮排列,这些上皮逐渐去分化,在其最远端仅成为一个薄的单细胞层,以促进空气-血液气体交换。

然而,咽鼓管的通气和引流功能只适合健康的中耳黏膜,在炎症过程中,增生的黏膜的气体交换是不一样的(虽然气体交换增加,但气体不足)。因此咽鼓管变得无法满足需求(咽鼓管功能障碍),随后出现整体通气障碍和清除障碍并伴有

黏液潴留。实际上,传统的咽鼓管功能障碍被认为更可能是继发于中耳的内在病理变化,而不是咽鼓管本身。

在呼吸系统中空气的存在和更新是一个至关重要的环节,它允许肺-血的水平上的气体交换。中耳和乳突也需要空气进行黏膜-血气交换。咽鼓管通气每天有 1 mL 的空气更新,以确保在健康条件下鼓室黏膜的气体平衡。这种基本但足够的呼吸功能是通过狭窄的咽鼓管峡部(0.5~2 mm)实现的,并允许咽鼓管在大多数时间保持关闭(这种现象保护耳朵免受内部身体声音和气道-消化道的返流聚集)。然而,肺通气的范围要大得多:在一个 75 m² 的空气-血液交换面,它必须确保每次吸-呼气时更新 250 mL 空气。

为了说明这两个器官之间的"呼吸需求差异",我们可以比较用于中耳通气的细长鼓室外管(TT)和用于辅助肺通气的气管内管的管径大小。

中耳和肺都使用空气作为气体交换的介质。另外还有第二个用途,中耳的原始用途:听觉和下呼吸道的第二个作用:发声。

8.3　中耳免疫

从进化发展以及系统发生来看,免疫系统是出现在进化早期阶段的非常古老的系统。适应性免疫随着进化出特异性免疫细胞和抗体的脊椎动物同步出现,要远远早于中耳系统形成,因为中耳大约是在动物从水生转移到陆地的时候才进化形成的。

由于中耳在晚期阶段才出现,这导致了中耳是免疫缺陷器官。中耳防御病原体的主要机制依赖于有效的天然免疫,缺乏特异性的适应性免疫。正常的中耳黏膜不含有具有免疫活性的淋巴细胞以及相关的淋巴组织,这也是为什么中耳鼓室腔黏膜不是一个免疫诱导位点。

无效的免疫反应加上侵入导致的过度炎症反应对于中耳来说是非常有害的。比如,外伤或者侵入会导致中耳黏膜增生(hyperplasia),甚至会

化生（metaplasia）并转变为具有大量杯状细胞（goblet cells）的分泌性上皮，增加黏液分泌，最终可能会导致胶耳（glue ear）。

8.3.1 中耳固有免疫

固有免疫（innate immunity）（也称为天然免疫）提供了对抗微生物的早期防线。中耳黏膜免疫防御有好几种机制，包括黏膜上皮细胞通过紧密连接构成的物理化学屏障功能，以及通过梯度浓度炎症因子、炎症细胞浸润和抗微生物蛋白分泌共同调节的炎症反应（图 8-3）。

中耳固有免疫包括以下几种重要组成部分。

8.3.1.1 物理以及化学屏障

覆盖在黏膜上皮的黏液层提供了第一层物理以及生物化学屏障。上皮细胞之间的紧密连接网络提供了额外的物理保护来预防微生物入侵黏膜（图 8-4）。

分布在黏膜表面的黏液纤毛层通过其外层的黏蛋白捕获细菌，并随纤毛运动而向咽鼓管移动来清除它们。

8.3.1.2 抗微生物分子

那些通过黏蛋白（黏液素）屏障的微生物将会接触到一系列存在于黏膜内的可溶性介质，比如溶菌酶、乳铁蛋白以及由上皮细胞分泌的防御素。这些物质的产生可以直接破坏入侵的病原体（图 8-4）。

8.3.1.3 细胞

单核-吞噬细胞系统通过巨噬细胞、自然杀伤细胞（NK）和树突状细胞等吞噬细胞吞噬微生物，是另一个重要的防御机制。事实上，这些细胞对微生物的吞噬和杀伤作用对于维持中耳处于清洁和无菌状态起着至关重要的作用。在炎症过程中，这些细胞被上皮细胞、树突状细胞、自然杀伤细胞和其他先天淋巴样细胞分泌的细胞因子和趋化因子大量招募并浸润到固有层[3]。

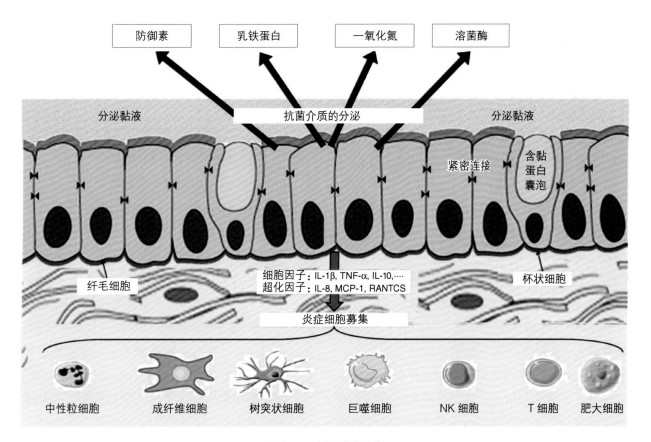

图 8-3 中耳黏膜免疫

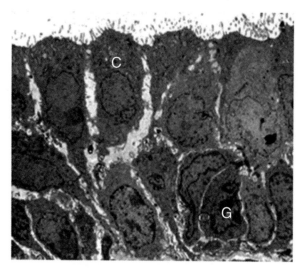

图 8-4 中耳黏膜电镜切片非常清晰地展示了不同类型的黏膜细胞

C：纤毛细胞；G. 含有黏液空泡的杯状细胞。

- 树突状细胞（Dendritic cells，DC）以及朗格汉斯细胞（Langerhans cells，LC）能够内吞多种病原体，并且迁移、活化和激活鼻咽部的 T 细胞，从而在连接固有以及适应性免疫反应之间发挥不可或缺的作用。树突状细胞以及朗格汉斯细胞是固有免疫和适应性免疫系统的连接器。
- 成纤维细胞是结缔组织中最为常见的细胞。它们是能够分泌各种免疫调节因子的前哨细胞。
- 肥大细胞与组胺的分泌有紧密的联系。肥大细胞主要见于松弛部（而不是紧张部）。肥大细胞与慢性化脓性中耳炎的肉芽组织形成、炎症反复发作及病程迁延不愈有关[4]。

呼吸道黏膜的先天免疫系统探测微生物的感染并使用模式识别受体（pattern recognition receptors，PRRs）来识别"病原体的分子标签"，这种病原体的分子标签被称为病原相关分子模式（pathogen-associated molecular patterns，PAMP）。模式识别受体（PRRs）包括了 Toll 样受体（Toll-like receptors，TLR）[5]。在人类中耳上皮细胞表面至少发现了十种不同的 TLR。TLR 分子通过保守的病原相关分子模式识别入侵的病原体，并启动适当的免疫防御反应。TLR 与配体的结合能够激活巨噬细胞和中性粒细胞吞噬细菌或者释放抗病毒的干扰素。

值得注意的是，TLR 是一种在昆虫到人类进化过程中维持或保存的 PRR，在感染信号传递中具有独特而重要的作用。中耳炎时 TLR 表达的下调可导致宿主防御能力的减弱[24]。通过微生物模式识别受体（PRR）、识别耳道病原体，以及阐明复杂的信号级联的最新进展，加深了人们对中耳黏膜的协同调控的理解。这些研究进展支持通过开发疫苗来减少儿童中耳炎的反复发作的观点[25]。

8.3.2 适应性免疫与免疫记忆

适应性免疫系统（也被称为特异性、获得性免疫）的特征是具有识别不同物质的能力。对于重复遇到的微生物发起强烈反应的能力，被称为免疫记忆。适应性免疫的特有组成是淋巴细胞（T细胞与 B 细胞），适应性免疫只出现在脊椎动物和软骨鱼类当中。

适应性免疫出现在鼻咽部，并在接近咽鼓管黏膜时减少。中耳黏膜在系统发生中并不具备完整的适应性免疫功能。中耳黏膜缺少适应性免疫所需的大量免疫细胞或滤泡。在急性中耳炎期间检测到的抗体主要来自血清的渗出及鼻咽分泌物的返流，并无证据显示中耳本身有独立的局部抗体分泌功能。

鉴于此，中耳并不是一个适应性免疫的诱发位点。

8.3.3 中耳黏膜对微生物的反应

在微生物越过中耳黏膜以后，可能会引起两个反应阶段，急性期与慢性期。

- 在急性期，中耳通过产生炎症调节因子而产生的免疫反应通常是非常迅速的，比如通过 NF-κB 信号通路释放的细胞因子 IL-8 可刺激中性粒细胞浸润进入炎症位点[26]。细菌很快被杀死，感染通常在 7～10 天左右被清除。
- 在慢性期，淋巴细胞变成主要的浸润炎症细胞。其中自然杀伤细胞（Natural killer，NK）分泌干扰素 γ（Interferon γ，IFN-γ），巨噬细胞分泌肿瘤坏死因子 α（tumor necrosis factor，TNF-α）。

– IFN-γ 是一种细胞因子，在固有免疫中对防御细菌病毒有重要作用。在慢性中耳炎时，IFN-γ 在中耳黏膜中的表达明显上调，并在激活巨噬细胞的免疫反应中发挥重要作用（IFN-γ 的极高表达与慢性中耳炎及其并发症相关）[27]。

– 与此同时，IFN-γ 与 TNF-α 对中耳黏膜纤毛屏障有负面作用，会削弱部分固有免疫能力。

– β 转化生长因子（Transforming growth factor-β，TGF-β）在慢性中耳炎积液中高水平表达，这表明 β 转化生长因子参与抑制中耳免疫系统及结缔组织增生[28]。

– 研究发现，大鼠中耳病原体会诱导 Id1（Inhibitors of DNA binding and cell differentiation，Id）与 Id3 的表达，其中 Id1 可增加中耳上皮细胞表达 TNF-α 与 IFN-γ[29]。

8.3.4 中耳免疫耐受

由于中耳仅处于天然免疫状态，且其黏膜中缺乏 T 细胞和 B 细胞，因此出现以下现象：

● 对感染耐受：中耳不具有免疫记忆来对抗感染源的再次侵袭，导致了复发性中耳炎（rAOM）、慢性疾病及并发症。导致复发性急性中耳炎的病原体与导致急性中耳炎（AOM）的病原体一致。

● 对同源移植的耐受，无需免疫抑制（J. Marquet 做的同种移植鼓室成形术）。在身体的其他器官，同种移植会出现免疫排斥，在中耳不会，我们称为中耳的外周免疫耐受[30]。

8.4 外耳道形成的最新研究成果

近期关于哺乳动物在进化过程中外耳道的形成方面的研究成果，是主要形态系统发生研究史上不容错过的创新。第一外胚层沟形成外耳道的起始部位，通过空化现象在胎儿体内进行，在出生后完成。骨性外耳道长度的增加受两种动态现

象的控制：

● 大脑发育以及颞骨咀嚼肌的肌张力引起的顶叶扩张。

● 颈部肌肉对乳突的张力。

在外耳道的底部，外耳道皮肤的去分化是由外到内的空化过程，与该部位皮肤免疫缺陷有关。这里用皮肤这个术语不是特别恰当，因为皮肤以表皮和其下真皮为特征，但骨性外耳道皮肤是具有其特殊性质的多层角化上皮（中耳黏膜这个概念也一样，主要为单细胞上皮层，均为外耳道和中耳腔基本的保护层）：在胎儿期，它出现空化现象，出生后通过细胞的横向迁移来实现鼓膜的自清洁过程。

当炎症发生时，角化上皮细胞诱导反方向朝中耳内部移动的增生，导致表皮内陷至鼓室，这些都曾见于胎儿阶段。因此，关于中耳胆脂瘤（又称珍珠瘤，cholesteatoma）的形成被认为是炎症活动期间胎儿空化过程的再次激活。

8.5 结论

本专题概述了中耳是如何从非听觉结构起源，通过适应性进化成一个重要的听觉器官。中耳结构的形成增加了对声音传导的敏感度和听觉的频率范围的感应能力。系统发生和胚胎发育很好地说明了中耳的特殊状态和行为。

在物种从水生到陆生的进化过程中，系统发生说明了陆地生物中耳重要功能的产生：听觉和气体交换。

为了使中耳能够完成如此伟大的功能，胚胎发育的过程中形成复杂和高度整合的结构，由多个起源组成：第一鳃弓、第二鳃弓、外胚层、内胚层和中胚层。由于这种复杂的原始结构，胚胎发育使中耳在出生后面临组织和结构上的困难或挑战。

由于在系统发生上中耳出现的较晚，中耳不具有很强的免疫诱导潜能，因此是一个比较脆弱的器官。仅仅依赖原始的固有免疫，中耳对抗微生物的入侵产生大量的炎症调节因子，使其成为一个自我防卫机制的受害者。

参考文献

[1] Allin EF, Hopson JA. Evolution of the auditory system in Synapsida ('mammal-like reptiles' and primitive mammals) as seen in the fossil record. In: Webster DB, Fay RR, Popper AN, editors. The evolutionary biology of hearing. New York: Springer; 1992. p. 587−614.

[2] Kardong KV. Vertebrates. Comparative anatomy, function, evolution. 6th ed. New York: McGraw Hill; 2012.

[3] Westoll TS. New lights on the mammalian ear ossicles. Nature. 1944; 154: 770−1.

[4] Goodrich ES. Studies on the structure and development of vertebrates, vol. 1. New York: Dover; 1958.

[5] Allin EF. Evolution of the mammalian middle ear. J Morphol. 1975; 147: 403−38.

[6] Louryan S. Morphogenèse et phylogenèse de l'oreille motenne des mammifères: quelques considérations. Rev Méd Bruxelles. 1987; 8: 141−4.

[7] Hopson JA. The origin of the mammalian middle ear. Am Zool. 1966; 6: 437−50.

[8] Louryan S. Développement des ébauches squelettiques du complexe mandibulo-otique chez *Mabuia Megalura (Lacertilia: Scincidae)*. Ann Soc R Zool Belg. 1989; 119: 47−57.

[9] Luo ZX. Developmental patterns in mesosoic evolution of mammal ears. Annu Rev Ecol Evol Syst. 2011; 43: 465−80.

[10] Smeele LE. Ontogeny of relationship of human middle ear and temporomandibular (squamomandibular) joint. I. Morphology and ontogeny in man. Acta Anat. 1988; 131: 338−41.

[11] Rodriguez-Vazquez JF, Merida-Velasco JR, Merida-Velasco JA, Jimenez-Collado J. Anatomical considerations on the discomalleolar ligament. J Anat. 1998; 192: 617−21.

[12] Fleischner G. Evolutionary principles of the mammalian middle ear. Berlin: Springer; 1978.

[13] Josbi L, Tucker AS. Evolution of the mammalian middle ear and jaw: adaptations and novel structures. J Anat. 2013; 222: 147−60.

[14] Heffner RS, Heffner HE. Hearing. In: Greenberg G, Haraaway MM, editors. Comparitive psychology, a handbook. New York: Routledge; 1998. p. 290−3330.

[15] Dooling RJ, Lohr B, Dent ML. Hearing in birds. In: Dooling RJ, Fay RR, Popper AN, editors. Comparative hearing: birds and reptiles. New York: Springer; 2000. p. 308−59.

[16] Heffner HE, Heffner RS. High-frequency hearing. In: Dallos P, Oertel D, editors. Audition. San Diego: Elsevier; 2008. p. 55−60.

[17] Willi UB, Ferrazzini MA, Huber AM. The incudomalleolar joint and sound transmission losses. Hear Res. 2002; 174(1−2): 32−44.

[18] Puria S, Steele C. Tympanic-membrane and malleusincus-complex co-adaptations for high-frequency hearing in mammals. Hear Res. 2009; 263(1−2): 183−90. https: //doi.org/10.1016/j.heares.2009.10.013.

[19] Gottlieb PK, Vaisbuch Y, Puria S. Human ossicularjoint flexibility transforms the peak amplitude and width of impulsive acoustic stimuli. J Acoust Soc Am. 2018; 143(6): 3418.

[20] Mason MJ. Of mice, moles and guinea pigs: functional morphology of the middle ear in living mammals. Hear Res. 2013; 301: 4−18. https: //doi.org/10.1016/j. heares.2012.10.004.

[21] Mittal R, et al. Role of innate immunity in the pathogenesis of otitis media. Int J Infect Dis. 2014; 29: 259−67.

[22] Pajor A, Danilewicz M, Jankowski A, Durko T. Participation of mast cells in chronic otitis media. Folia Histochem Cytobiol. 2011; 49: 479−85.

[23] Sasai M, Yamamoto M. Pathogen recognition receptors: ligands and signaling pathways by toll-like receptors. Int Rev Immunol. 2013; 32: 116−33.

[24] Mittal R, Kodiyan J, Gerring R, Mathee K, Li J-D, Grati M'h, Liu XZ. Role of innate immunity in the pathogenesis of otitis media. Int J Infect Dis. 2014; 29: 259−67.

[25] Mestecky J, Strober W, Russell MW, Cheroutre H, Lambrecht BN, Kelsall BL, editors. Mucosal immunology. 4th ed; 2015.

[26] Juhn SK, et al. The role of inflammatory mediators in the pathogenesis of otitis media and sequelae. Clin Exp Otorhinolaryngol. 2008; 1(3): 117−38. https: //doi. org/10.3342/ceo.2008.1.3.117. Epub 2008 Sep 30.

[27] Zhou F. Molecular mechanisms of IFN-gamma to upregulate MHC class I antigen processing and presentation. Int Rev Immunol. 2009; 28: 39−60.

[28] Lee YW, Chung Y, Juhn SK, Kim Y, Lin J. Activation of the transforming growth factor beta pathway in bacterial otitis media. Ann Otol Rhinol Laryngol. 2011; 120: 204−13.

[29] Avens Publishing Group. Inviting innovations. Int J Otorhinolaryngol. 2014; 1(1).

[30] Lin J, Xu Y, Zhao Y. Adaptive immunity in the middle ear mucosa with chronic otitis media. Int J Otorhinolaryngol. 2014; 1(1): 5.

索引
Index
（按术语首字汉语拼音排序）

C

匙突　15，31，33，37，38，41-45，62，67，76-80，82，87，90-94，102，110-114，148-150，164，171

窗前裂　39，41，45，46，83

锤骨　2-4，6，15，17-19，21-23，28，31，32，34，35，41，43，47，57-59，61-70，72-74，76，77，79，80，83，84，86-94，100，102-105，109-119，129，132，142，148，149，155，159，162，163，171，180，181

锤骨柄　3，4，16，18，19，42，57-59，61-63，65-70，73，77，78，86，88，93，100，112，116，118，119，143，153，180

锤骨襞　19

D

蝶骨　1，5，10，67，68，76，160，164，167，169-171

窦腔　32，34，121，128，129

E

腭帆提肌　13，159，160，162，163，165-167，169-171，175

耳后动脉　20，83，85，155，156

耳蜗　2，8，10，15，16，22，23，28，30，31，33，37-42，44，46-52，68，72，73，75，76，78，80，102-104，108，109，129，137，142，145-148，163，173，181

耳蜗导水管　12

G

鼓沟　4，6，16-19，21

鼓骨　2-7，10，13，17，19，24，36，38，58，102，144，150，180，181

鼓环　3，4，6，7，15-19，21-23，27，29，38，58，132，151-153，180

鼓鳞裂　6，7，33，36

鼓膜张肌　11，26，35-38，41-45，48，49，66，67，76-80，85-87，89-94，99-103，109-111，113，115，116，148，149，153，155，156，162-164，170，171，179

鼓乳裂　6，7，128，150

鼓室　2-4，6，7，9，10，12，13，15-21，24-52，57-59，62，63，66-68，70，72-74，76-86，88，89，91-94，99-117，119-121，125，129-137，139，142，143，148-155，159-164，169，172，173，182，185

鼓室壁　15，36，100，102

鼓室棘　17-19，87，116

鼓室前动脉　6，18，20，21，83，85

鼓室上隐窝　38，66，68，73，79，81，85，87，89，91，93，94，101，102，110，113

鼓室下动脉　24，25，41，81，82，84-86

鼓索嵴　29，30

H

后半规管　8，9，26-28，34，51，52，103，104，
　106-108，130，131，133，136，148，153，154
后组脑神经　26，27

J

岬角　78，100，110
岬末脚　109
岬小桥　29-31，42，44，47，49
茎突　1，3-7，10，12，13，26，29-31，46，47，
　50，58，78，103，105，107，108，128，137，
　153，165
茎突骨　6
茎突乳突　11，85
颈动脉管　5，9，11，12，36，86，100，102，
　103，137，163-165，169
颈内动脉　1，5-7，10，12，13，15，25-27，
　36-39，48，49，52，81-86，109，115，129，
　160，163，164，169-171

L

镰状嵴　145，146
鳞骨　2-11，101，180
卵圆窗　22，23，25，28，29，39，45，57，59，
　60，65，70-74，76，79，83，85，100，105，
　107，118，131，137，143，144，148，149，
　151，156

N

脑膜后动脉　12，26，27
脑膜中动脉　7，9，13，68，81-86，129，155，
　156，163，164，170
颞骨　1-13，15，16，24-26，31-33，35，37，
　38，41，44，62，63，74，80，82，90-94，
　100，101，103，120，125-132，134，135，
　137，139，145，146，150，151，160-164，
　166，167，170，171，181，182，185
颞骨裂　6

颞下颌关节　3，5，7，13，62，129，163，164，
　180

Q

前庭　1，9，26，27，29，30，33，34，37-46，
　49-52，59，72，74，78，104，125，130，
　141-143，145-147，163

R

乳突　2-8，10，12，13，15，16，21，25-29，
　31-35，43，63，73，83，86，93，99-101，
　103-109，113-117，119-122，125-139，141，
　143-145，148-155，159，165，175，182，185
乳突骨　2，142

S

鳃弓　1，3，29，39，57-59，61，64，76，81，
　99，141，143，160，182，185
上鼓室　3，15-17，25，27，29，33，34，37，41，
　43，44，48，49，58，62，63，66-70，72，
　85-87，89-94，99-101，106，109-121，127，
　129，135，146，149，156，163

T

听小骨　3，4，16，22，51，57-59，61，62，65，
　68-70，72，74，85，86，112，116，179-181

W

外耳道　2-8，13，15-20，22，25-27，34，35，
　42，44，51，62，66，73，75，92，104，106，
　113-115，117，125，128-137，143，152-
　154，159，162，163，165，181，182，185

Y

咽后峡　87
咽前峡　87
咽升动脉　24，25，81，82，84-86，171
咽升动脉脑膜支　26，27

岩骨　2-11，13，27，33，36-38，52，87，100，101，103，111，137，163，164

岩鳞裂　4，6，7，9，32，33，125，127，128，130，144

岩浅大神经　9，10，80，82，85，146，148-150，155，156

岩下窦　8，12，24，26，27，79，132，133

乙状窦　8，9，13，24-27，103，104，125，129-136，138，145，148，152，153

Z

枕骨　1，5，10，24，26，27，132，137，165

砧骨　2，3，15，18，19，22，23，27-29，31，32，35，40，41，43，47，52，57-59，61-70，72-74，77，78，80，85-94，100-102，104-106，109-112，116-118，129，131，132，135，136，142，148，150，152-155，162，180，181

中耳　1，2，5，7-9，15，16，18，19，21-29，31，32，35-37，39，41-44，47-49，51，57，58，62，65，67-69，72-88，90-94，99-108，111，113，115-117，119-122，125，127，129，134-137，139，141-143，149-155，159-166，170-175，179-185

锥体嵴　29，30，105

锥突　47